筚路蓝缕启杏林
百年峥嵘育英才

近代广东中医教育历史图册

张永慧　蓝韶清　林　彬　编著

SPM 南方传媒
广东科技出版社
全国优秀出版社
·广州·

图书在版编目（CIP）数据

筚路蓝缕启杏林，百年峥嵘育英才 ：近代广东中医教育历史图册 / 张永慧,蓝韶清,林彬编著. -- 广州 ：广东科技出版社，2025. 1. -- ISBN 978-7-5359-8387-9

Ⅰ. R2-4

中国国家版本馆 CIP 数据核字第 2024YG7694 号

筚路蓝缕启杏林　百年峥嵘育英才：近代广东中医教育历史图册

Bilulanlü Qi Xinglin　Bainian Zhengrong Yu Yingcai: Jindai Guangdong Zhongyi Jiaoyu Lishi Tuce

出 版 人：严奉强
责任编辑：邹　荣
装帧设计：友间文化
责任校对：李云柯　吴玉婷
责任印制：彭海波
出版发行：广东科技出版社
（广州市环市东路水荫路11号　邮政编码：510075）
销售热线：020-37607413
https://www.gdstp.com.cn
E-mail:gdkjbw@nfcb.com.cn
经　　销：广东新华发行集团股份有限公司
印　　刷：广州市彩源印刷有限公司
（广州市黄埔区百合三路8号）
规　　格：889mm × 1194mm　1/16　印张11.75　字数280千
版　　次：2025年1月第1版
2025年1月第1次印刷
定　　价：118.00元

序言

2022年，广东中医药博物馆策划并举办了“筚路蓝缕启杏林，百年峥嵘育英才——近代广东中医教育专题展”。该展览是全国首个展示近代广东中医教育发展历史的原创专题展览，梳理了相关领域专家的学术研究成果。通过馆藏文物、档案照片、图文展板、互动场景等形式，展示了近代广东地区中医学校的创办历程和办学成就，以此纪念百年前广东中医药界仁人志士抗争图存、弘扬国粹的峥嵘岁月，使观众感受到中医药界前辈们为国为民、鞠躬尽瘁的初心与坚守。

该展览在筹备期间获得了广东省博物馆事业发展基金会的公益资助，开展后收获了诸多好评，并荣获第四届（2021—2022年度）广东省博物馆精品陈列展览“最佳学术研究推介奖”。

为了将展览内容与相关展品进一步研究总结，我们编撰了这本《筚路蓝缕启杏林　百年峥嵘育英才：近代广东中医教育历史图册》，打造永不落幕的展览。我们补充因展览时间、空间限制而未能展出的部分藏品，修复因保存状况较差未能展出的藏品，将其整理至本图册，作为呈现近代广东中医教育发展历史的佐证。

展览筹备和图书编写得到了广州中医药大学领导的高度重视与大力支持，得益于众多专家、学者、友人和相关单位的支持和帮助，以及策展团队全体成员的通力合作和无私付出。在此向关心、支持本次展览筹备及图书编写的所有人员致以崇高的敬意和衷心的感谢！

书中有不尽完善之处，敬请专家批评斧正！

广东中医药博物馆

2024年3月

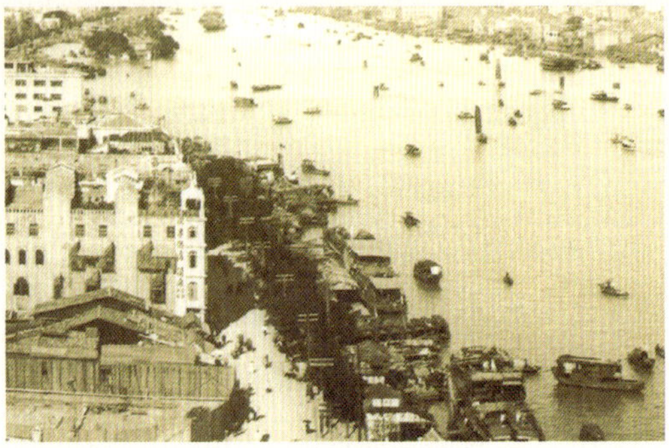

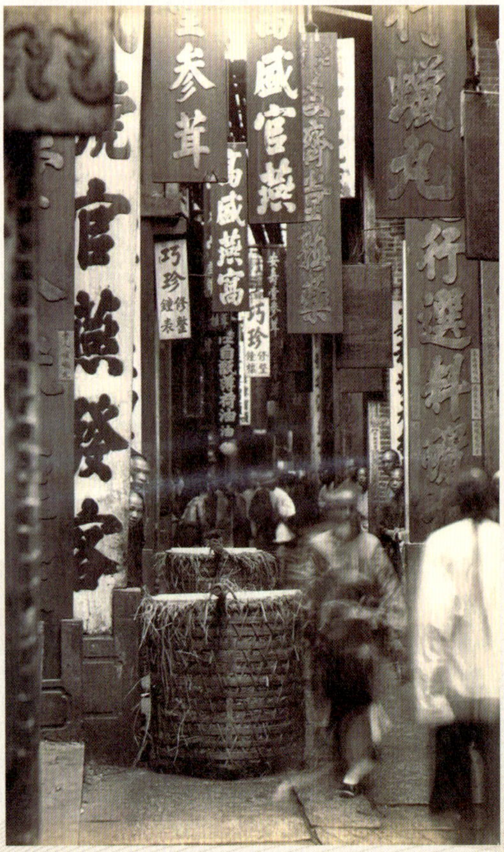
参茸
威官燕
威燕窝

目录

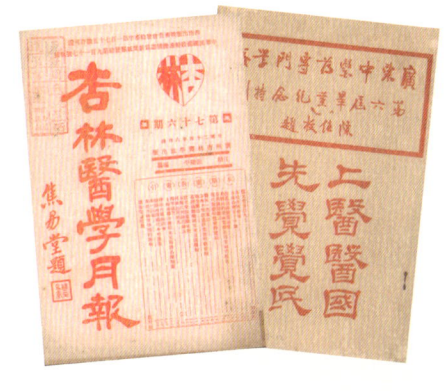

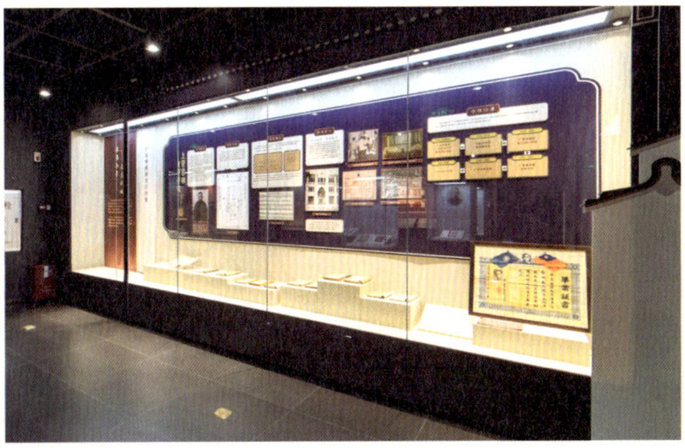

引言

近代，是中国传统医学经历沧桑巨变的历史时期，也是中医教育发展的高峰时期。西学东渐，中西碰撞，中医式微，风云激荡。西方医学在中国的传播和发展对中医学产生了巨大冲击，使中医学面临被排斥在国家教育体系之外，遭受“废止”“取缔”的危机。百余年前，为弘扬中国医学，中医药界仁人志士抗争图存，思考中医出路，兴办中医学校，传播中医药知识，培养中医药人才，为发展中医教育进行了艰辛的探索，为传承中医药事业积极地奔走呼号。广东开启了中医新式教育的先锋，创办了一批医学学校，培养了一批中医药名家，奠定了百年来中医药教育事业的根基，为继承和弘扬国粹作出了突出贡献，具有重要的纪念意义。

第一部分

西医东渐 / 南粤先声

1840年鸦片战争以来，西方列强以坚船利炮强行打开了中国的国门，西方传教士纷纷来到中国传教。西方医学与天文学、历法、地理学、数学等其他西方自然科学与文化一起被传教士引入中国。自明清以来，广州就是对外贸易的重要口岸，因此也较早地接触到西方医学。面对西方医学与文化的强烈冲击，中医学出现了第一次生存危机。

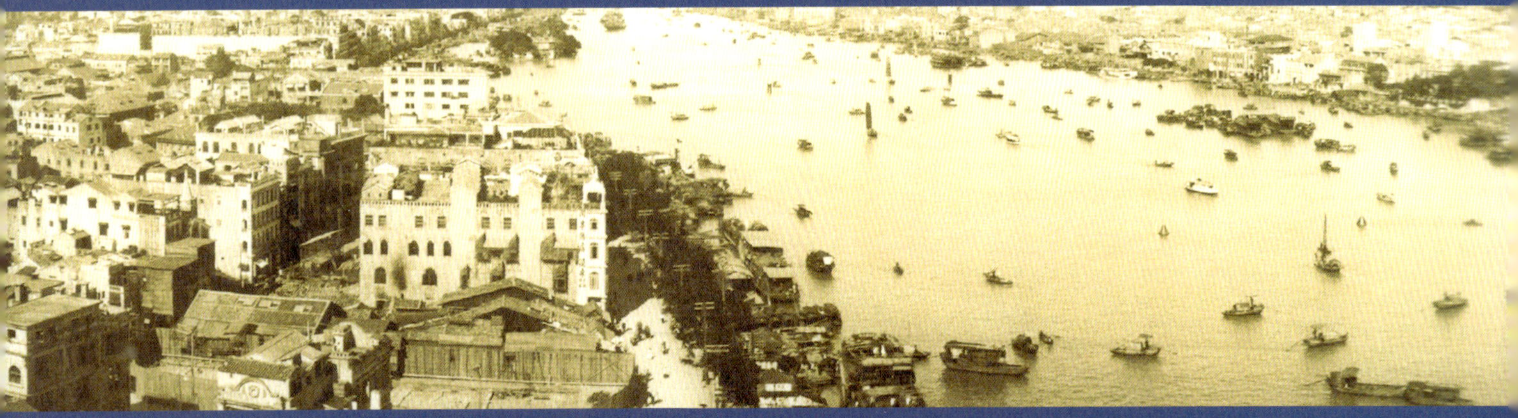

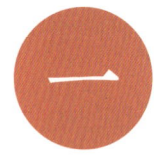

一

来粤传教士与西方医学传入

自西方的牛痘接种术传入中国后，西方传教士开始在中国大规模建立教会医院、教会医学校，成立医学团体，译著医书，传播西方科学知识和西方宗教文化，即“以医传教”。在近代西医东渐的进程中，西方医学凭借显著的疗效和赠医施药，日益被中国民众所接受，得到了进一步的传播和发展。随着大批西医综合医院的建立、教会医院就诊人数的逐渐增多、西医医生需求量的加大，西医教育随之兴起。教会医院和教会医学校都是西方传教士传教的主要场所（表1）。

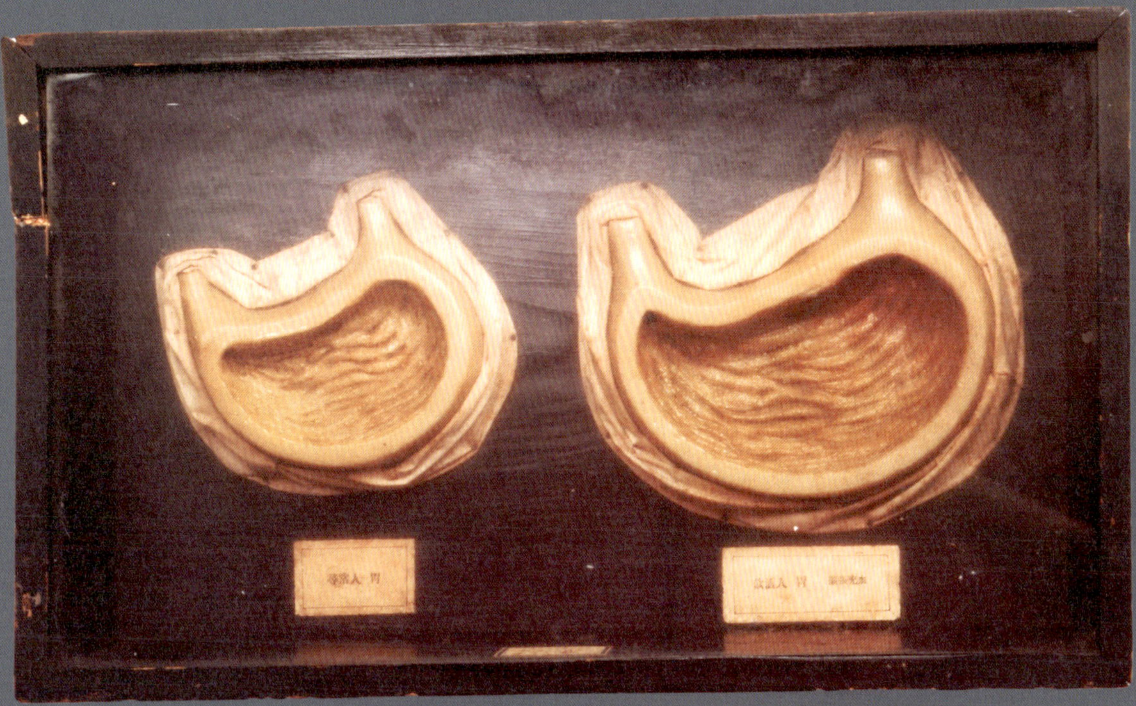

展品1

民国“寻常人　胃”与“饮酒人　胃（扩张充血）”西医教学模具

长48.4厘米，宽28.3厘米，高11.7厘米

木质

表1　西方传教士在广东的传医路径

时间	国家	传教士	地点	传医活动
1805年	英国	亚历山大·皮尔逊（Alexander Pearson）	澳门	传播牛痘接种术
1820年	英国	罗伯特·马礼逊（Robert Morrison）、约翰·李文斯敦（John Livingstone）	澳门	开设眼科诊所
1827年	英国	郭雷枢（Thomas Richardson Colledge）	澳门	开设眼科诊所，翌年扩充为澳门眼科医院
1828年	英国	郭雷枢	广州	开办附属药房（广东医局）
1835年	美国	彼得·帕克（Peter Parker，伯驾）	广州	开办眼科医局（新豆栏医局）
1838年	英国、美国	郭雷枢、伯驾等人	广州	发起成立教会医事组织“中国医学传教会”
1843年	英国	塔克（A.Tocker）、合信（Benjamin Hobson）等人	香港	成立“中国内外科学会”、创办香港第一个教会医院
1848年	英国	合信（Benjamin Hobson）	广州	开办“惠爱医局”
1851年	英国	合信	广州	编译出版了第一本中文西医著作《全体新论》
1859年	美国	嘉约翰（John Glasgow kerr）	广州	建立“博济医院”
1866年	美国	嘉约翰	广州	成立博济医学堂（中国最早的教会医学校）
1868年	美国	嘉约翰	广州	编印《广州新报》宣传医疗卫生知识，1880年复刊改名《西医新报》，这是中国最早的中文西医刊物
1899年	美国	富马利（Mary Fulton）	广州	创办了中国第一所女子医学院——广东女子医学校，后改名为“夏葛女子医学校”，1904年成立柔济医院

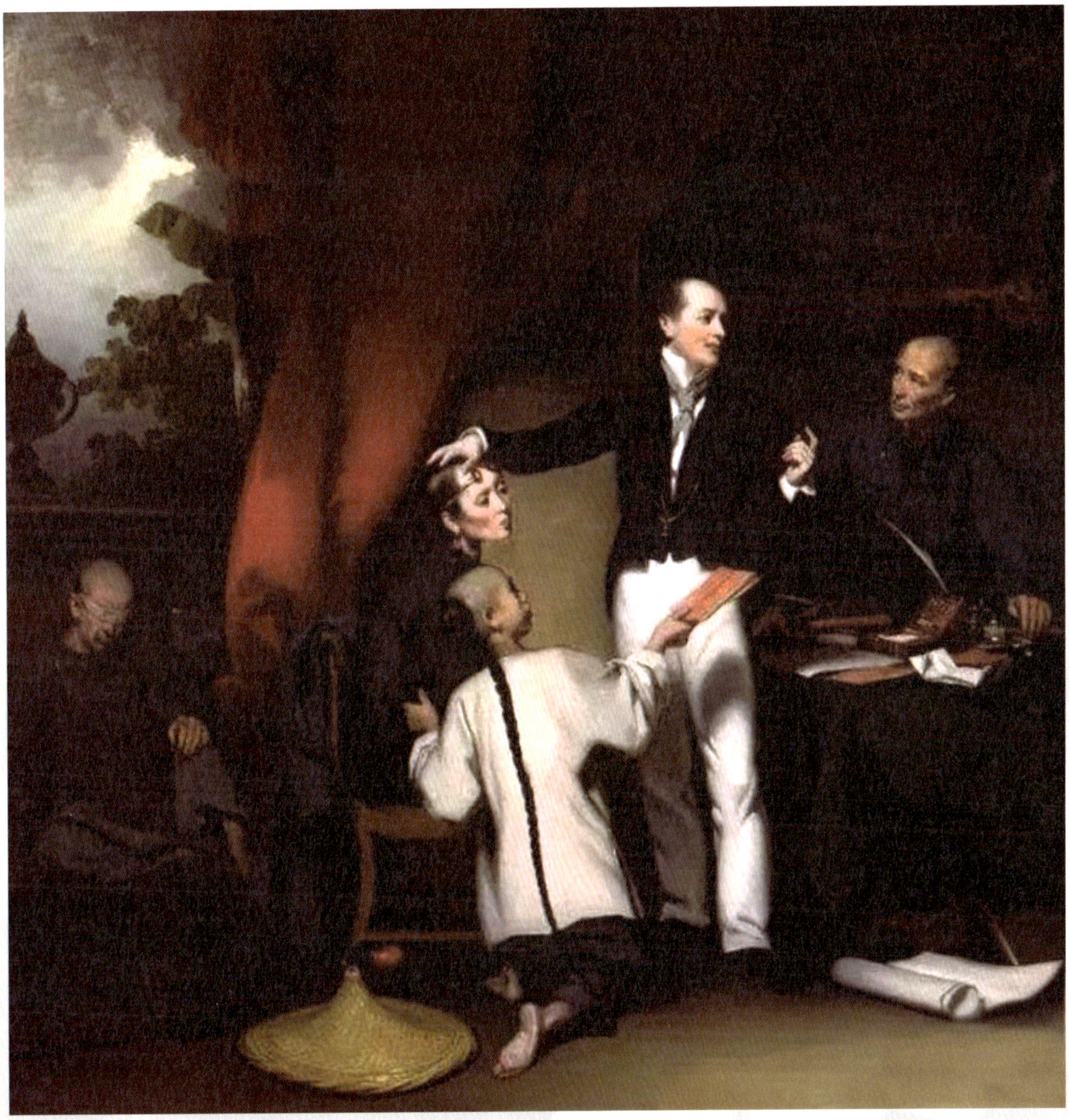

郭雷枢医生在他的诊所中
乔治·钱纳利（1774–1852）绘

说明：

郭雷枢医生在澳门眼科诊所为中国病人治疗的场景。郭雷枢医生一手扶着老妇挂于前额的眼镜，面向他的中国翻译亚芬，请他向老妇传译如何使用眼镜。老妇坐着，在她膝下的儿子向郭雷枢递上谢柬。诊室的角落里还有一个包着眼的穷人在候诊。

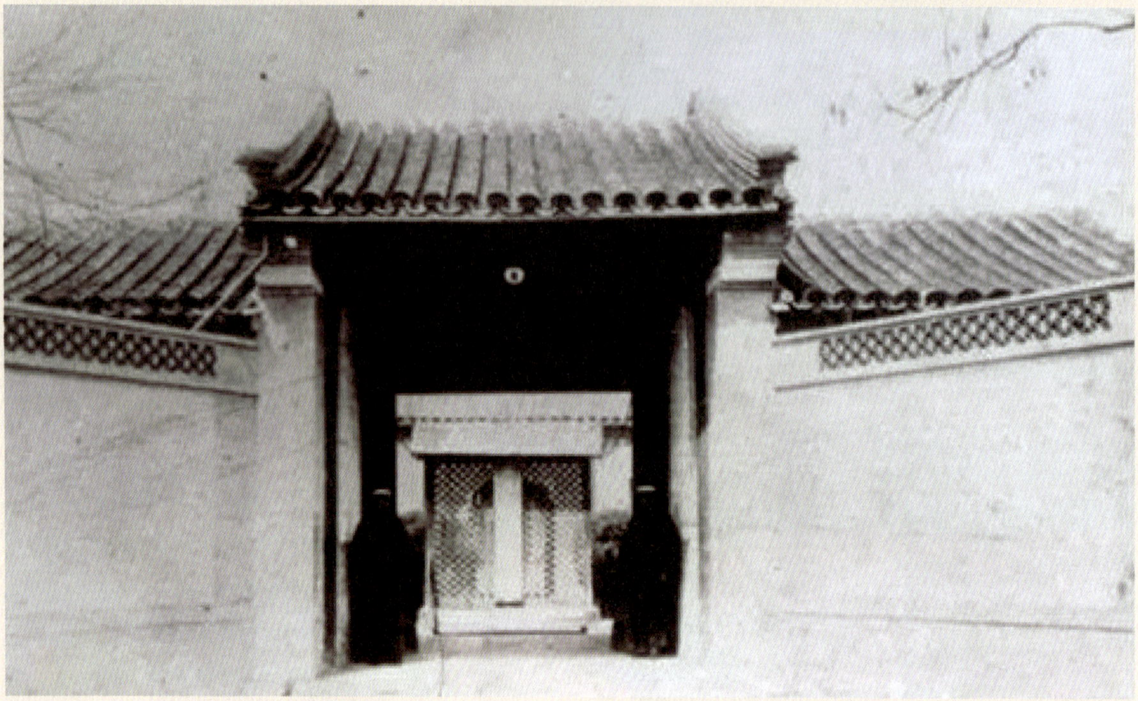

伯驾创办的广州眼科医局（新豆栏医局）

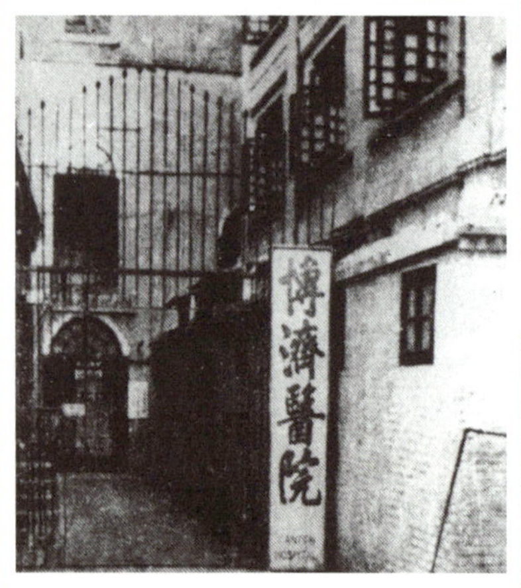

博济医院

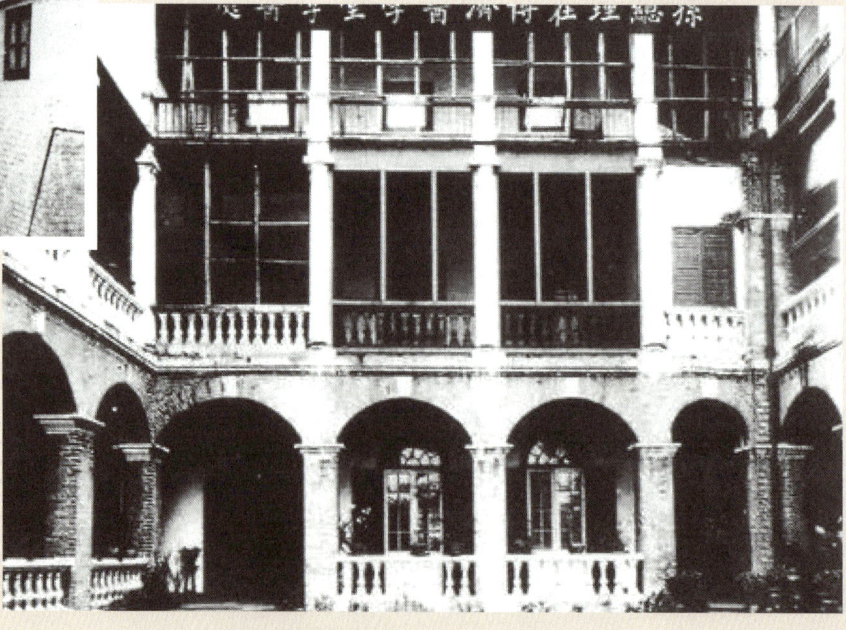

博济医学堂

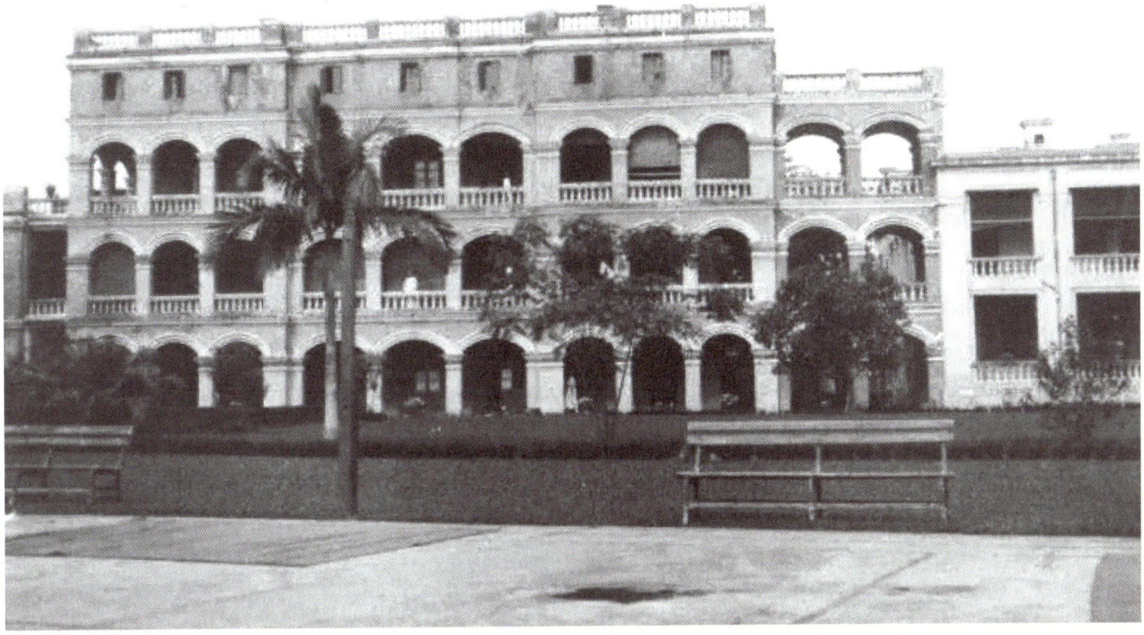

夏葛女子医学院

柔济医院

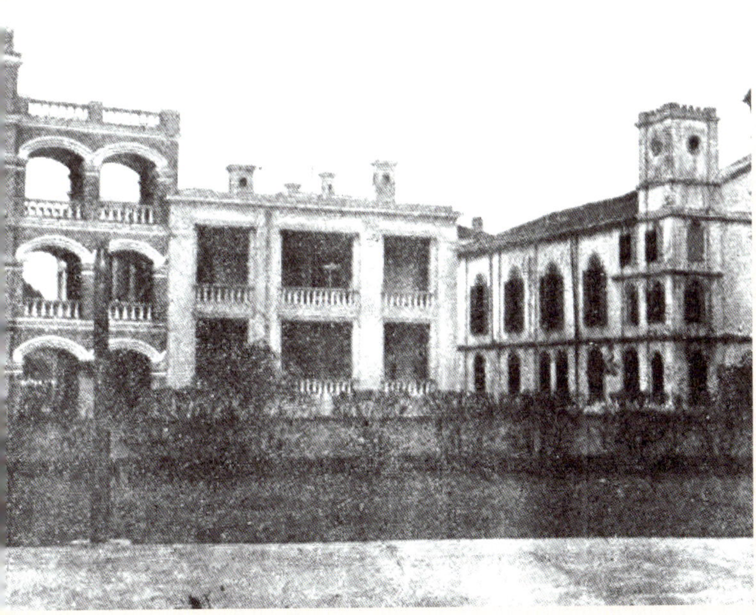

柔济医院病房

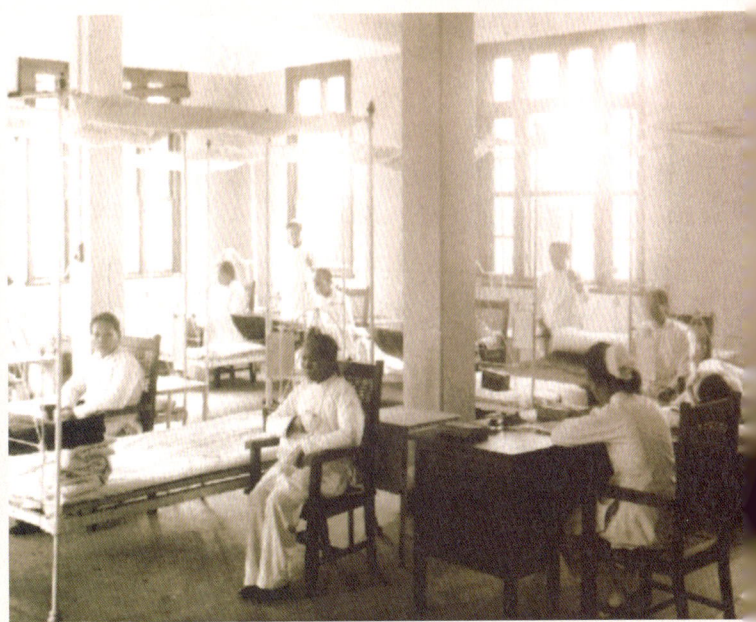

展品2

民国上海仁济医馆英国合信著《西医略论》

长24厘米，宽15厘米，厚1.7厘米，一册

纸质

说明：

要使行医传教广泛传播，必须扫除语言障碍，西方传教士将西文医药书籍翻译成中文传授给华人。英国传教士合信以西方生理、解剖教材为蓝本，编译成《西医略论》《全体新论》，与《妇婴新说》《内科新说》《博物新编》组合成为一套完整的西医教科书《西医五种》。《西医略论》中附有大量手绘解剖图，展现了外科手术工具与西医的治疗方式，直观形象，便于读者理解。

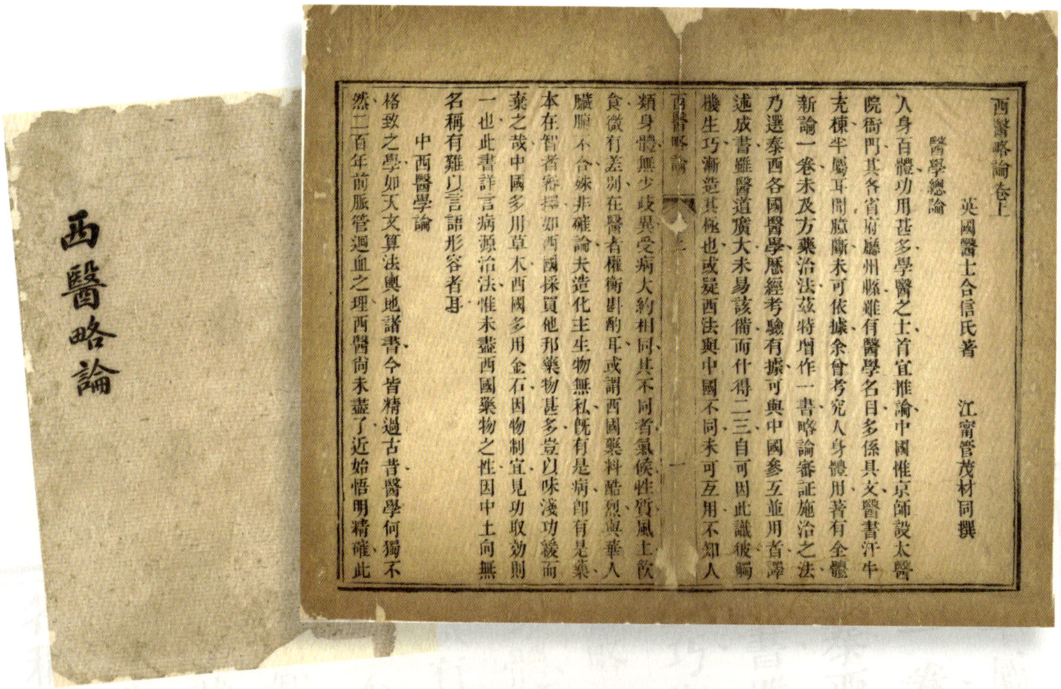

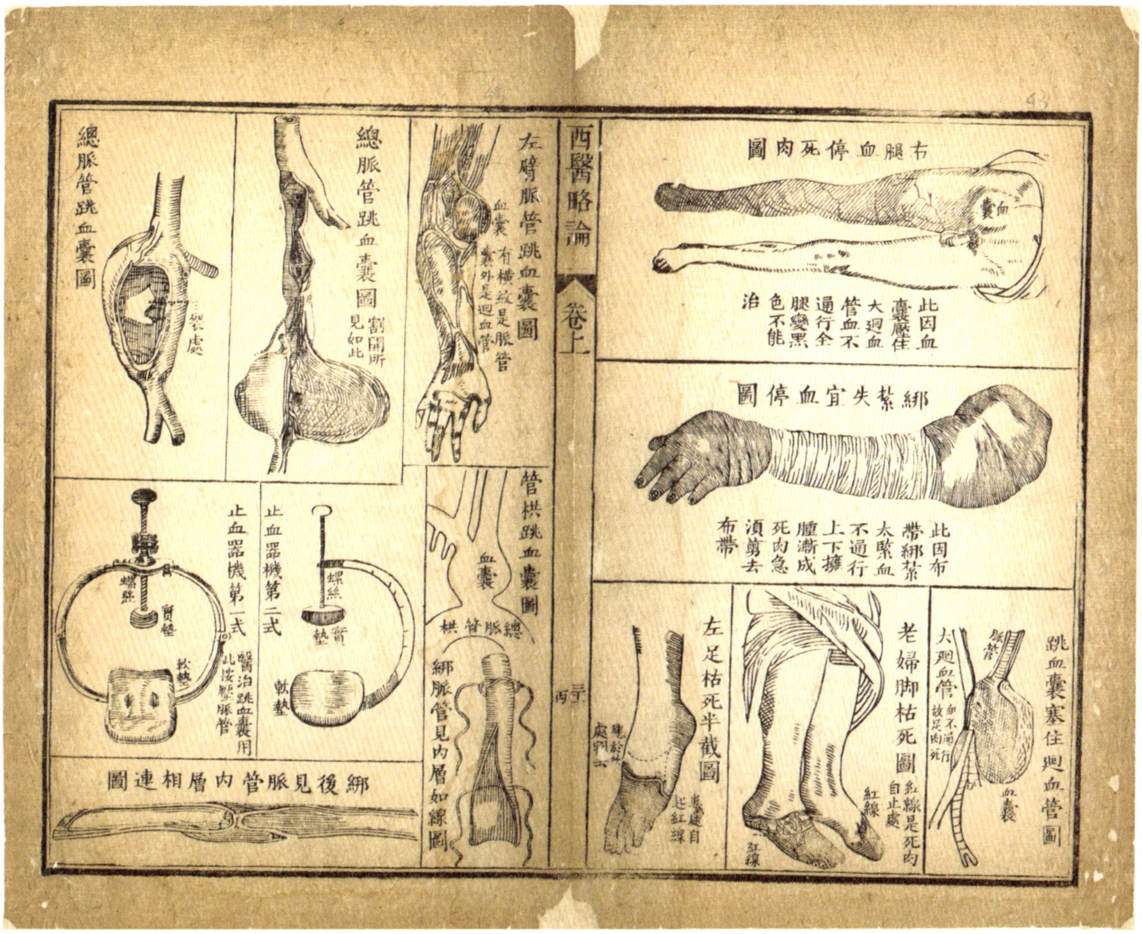
西醫略論
卷上
右腿血停死肉圖
此因血囊壓住大迴血管血不通行全腿變黑色不能治
綁紮失宜血停圖
此因布帶綁紮太緊血不通行上下擁腫漸成死肉急須剪去布帶
跳血囊塞住迴血管圖
大迴血管
血囊
老婦腳枯死圖
紅線是死肉自止處
紅線
左足枯死半截圖
左臂脈管跳血囊圖
總脈管跳血囊圖
割開所見如此
總脈管跳血囊圖
裂處
管拱跳血囊圖
血囊
總脈管拱
綁脈管見內層如線圖
止血器機第二式
螺絲
實墊
軟墊
止血器機第一式
螺絲
實墊
軟墊
綁後見脈管內層相連圖

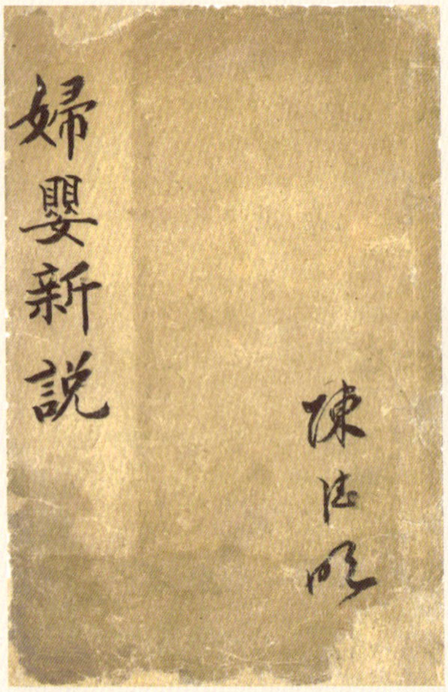

展品3

1858年英国合信著《妇婴新说》

长19.8厘米，宽13.0厘米，厚0.9厘米，一册

纸质

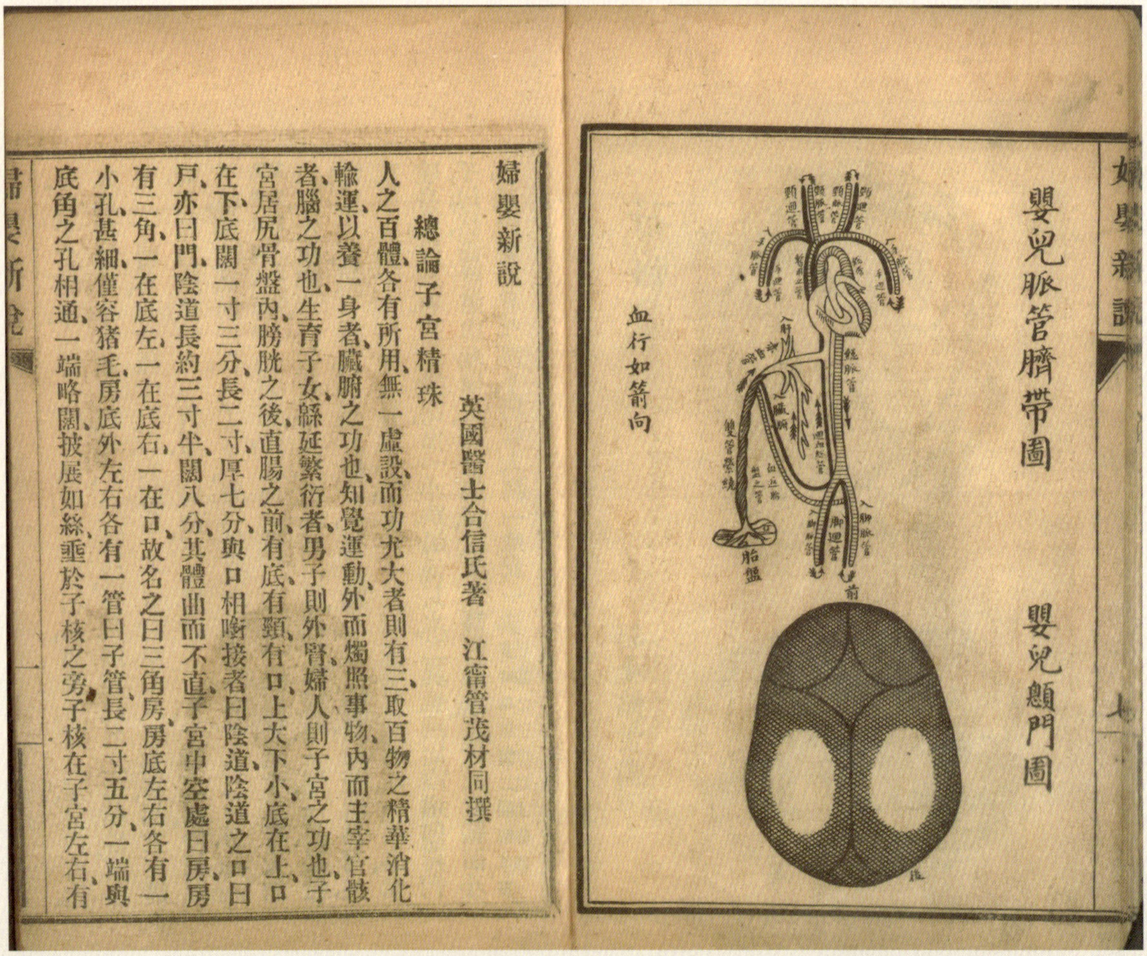

婦嬰新說

總論子宮精珠　英國醫士合信氏著　江甯管茂材同撰

人之百體、各有所用、無一虛設、而功尤大者則有三、取百物之精華消化輸運、以養一身者、臟腑之功也、知覺運動、外而燭照事物、內而主宰官骸者、腦之功也、生育子女、緜延繁衍者、男子則外腎、婦人則子宮之功也、子宮居尻骨盤內、膀胱之後、直腸之前、有底、有頸、有口、上大下小、底在上、口在下、底闊一寸三分、長二寸、厚七分、與口相嚙接者曰陰道、陰道之口曰戶、亦曰門、陰道長約三寸半、闊八分、其體曲而不直、子宮中空處曰房、房有三角、一在底左、一在底右、一在口、故名之曰三角房、房底左右各有一小孔、甚細、僅容猪毛、房底外左右各有一管曰子管、長二寸五分、一端與底角之孔相通、一端略闊、披展如絲、垂於子核之旁、子核在子宮左右、有

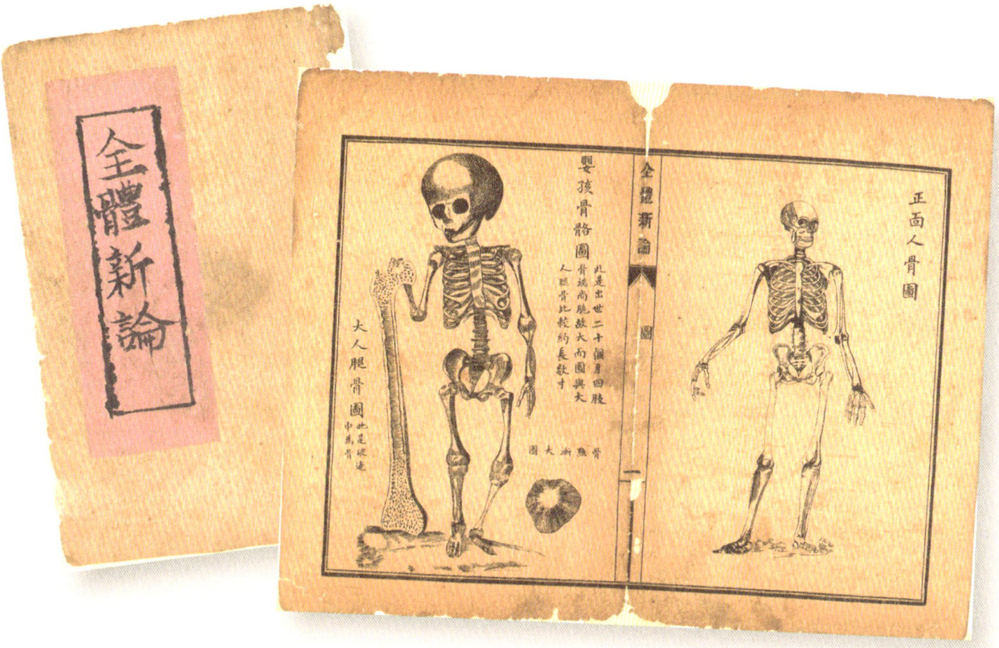

展品4

民国合信著《全体新论》

长20厘米，宽13.2厘米，厚1.2厘米，一册

纸质

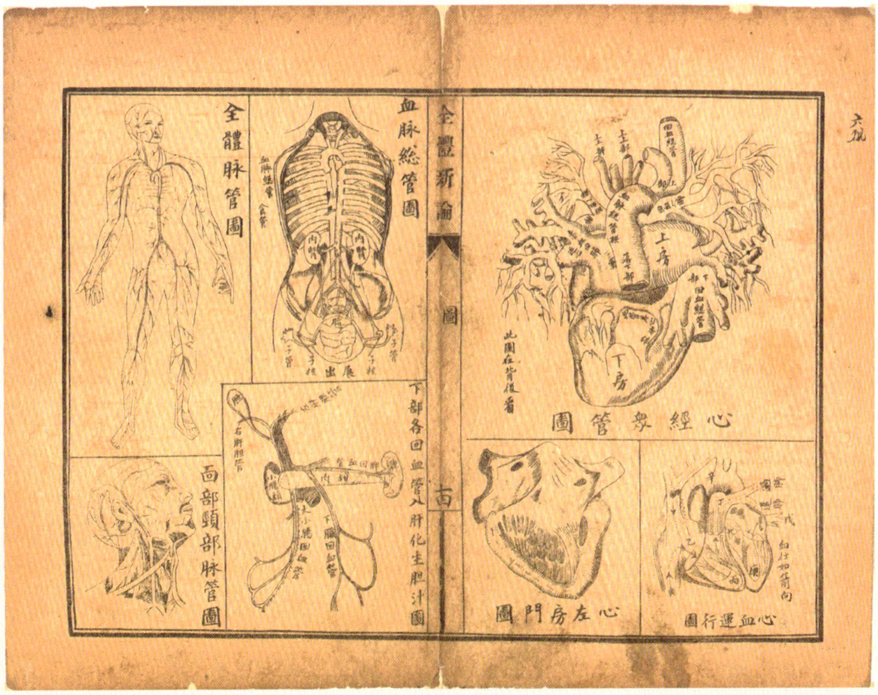

二

近代广东西医学堂

西方传教士以广东为起点，开始在中国传播西方医学，并逐步被接纳和吸收。仿照西方宗教学校的体例，国人自主创办高等医学堂，兴办西医教育，开启了西方医学中国化的进程。

广东陆军军医学堂

1905年，两广总督岑春煊创办了两广新军军医学堂，附设于北较场陆军医院内。1909年更名为“广东陆军军医学堂”，1911年更名为“广东陆军军医学校”，1913年改编为“广东公立医药专门学校”。

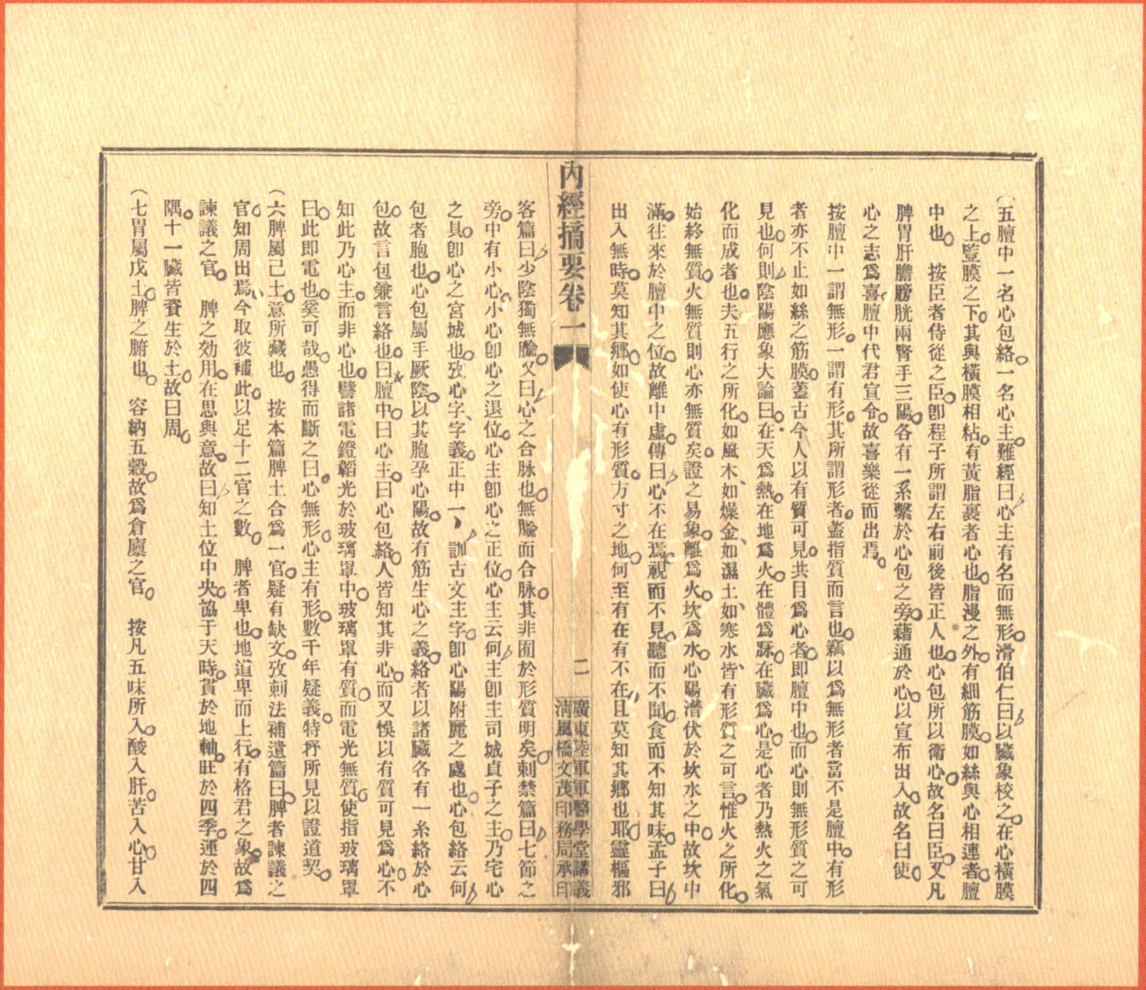
（五膻中一名心包絡一名心主難經曰心主有名而無形滑伯仁曰以臟象校之在心橫膜之上豎膜之下其與橫膜相粘有黃脂裹者心也脂漫之外有細筋膜如絲與心相連者膻中也　按臣者侍從之臣即程子所謂左右前後皆正人也心包所以衛心故名曰臣又凡脾胃肝膽膀胱兩腎手三陽各有一系繫於心包之旁藉通於心以宣布出入故名曰使心之志爲喜膻中代君宣令故喜樂從而出焉

按膻中一謂無形一謂有形其所謂形者蓋指質而言也竊以爲無形者啻不是膻中有形者亦不止如絲之筋膜蓋古今人以有質可見共目爲心者即膻中也而心則無形質之可見也何則陰陽應象大論曰在天爲熱在地爲火在體爲脈在臟爲心是心者乃熱火之氣化而成者也夫五行之所化如風木如燥金如濕土如寒水皆有形質之可言惟火之所化始終無質火無質則心亦無質矣證之易象離爲火坎爲水心陽潛伏於坎水之中故坎中滿往來於膻中之位故離中虛傳曰心不在焉視而不見聽而不聞食而不知其味孟子曰出入無時莫知其鄉如使心有形質方寸之地何至有在有不在且莫知其鄉也耶靈樞邪

內經摘要卷一　二　廣東陸軍軍醫學堂講義　清風橋文茂印務局承印

客篇曰少陰獨無腧又曰心之合脉也無腧而合脉其非囿於形質明矣刺禁篇曰七節之旁中有小心小心即心之退位心主即心之正位心主云何主即主司城貞子之主乃宅心之具即心之宮城也玆心字字義正中一、訓古文主字即心陽附麗之處也心包絡云何包者胞也心包屬手厥陰以其胞孕心陽故有筋生心之義絡者以諸臟各有一糸絡於心包故言包兼言絡也曰膻中曰心主曰心包絡人皆知其非心而又悞以有質可見爲心不知此乃心主而非心也譬諸電鐙韜光於玻璃罩中玻璃罩有質而電光無質使指玻璃罩曰此即電也奚可哉愚得而斷之曰心無形心主有形數千年疑義特抒所見以證道契

（六脾屬己土意所藏也　按本篇脾土合爲一官疑有缺文玆刺法補遺篇曰脾者諫議之官知周出焉今取彼補此以足十二官之數　脾者卑也地道卑而上行有格君之象故爲諫議之官　脾之効用在思與意故曰知土位中央協于天時貫於地軸旺於四季運於四隅十一臟皆資生於土故曰周

（七胃屬戊土脾之腑也　容納五穀故爲倉廩之官　按凡五味所入酸入肝苦入心甘入

展品5

民国《广东陆军军医学堂讲义·内经摘要·卷一》

长26.7厘米，宽16厘米，厚0.5厘米，一册

纸质

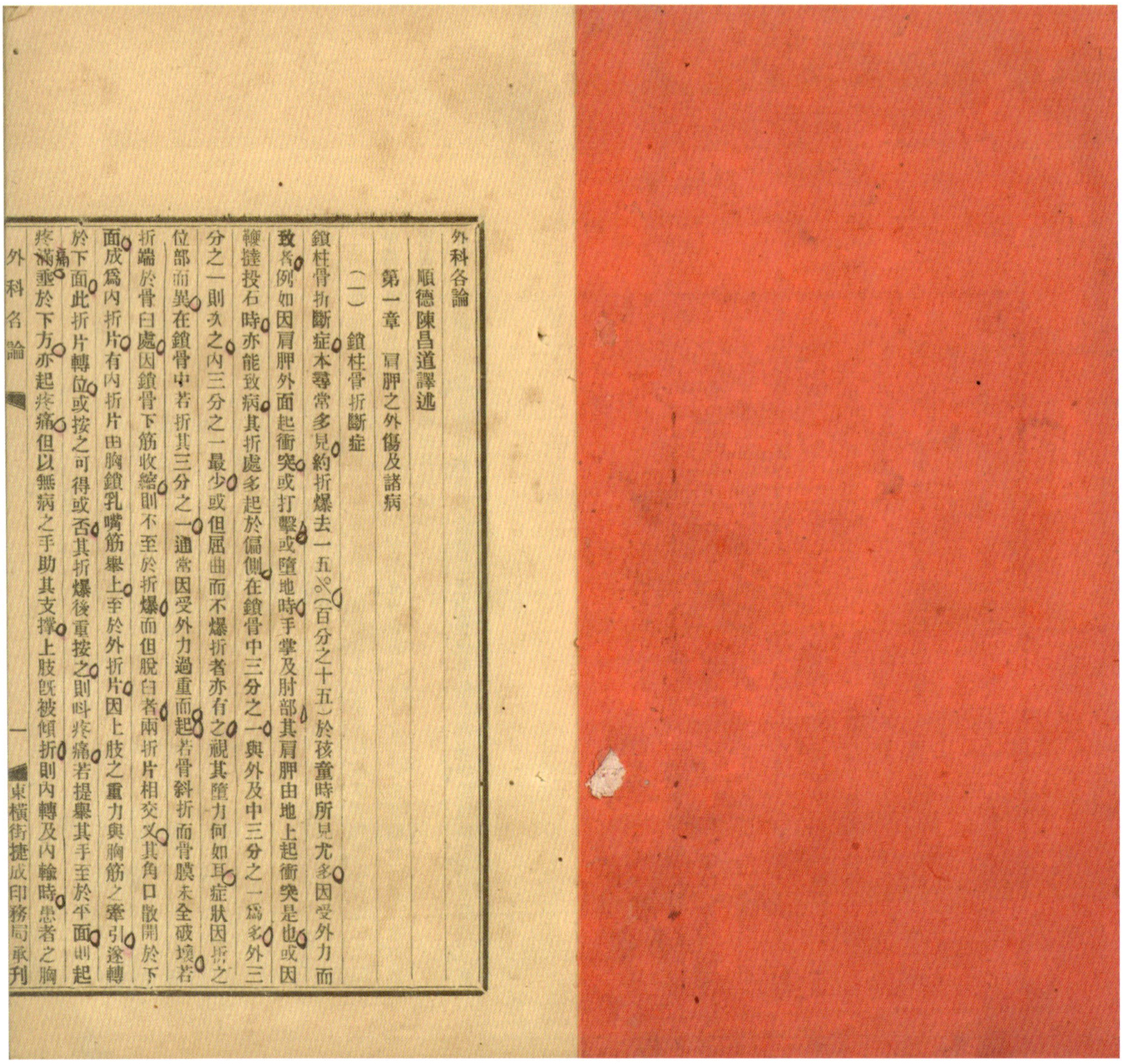
外科各論

順德陳昌道譯述

第一章　肩胛之外傷及諸病

（一）　鎖柱骨折斷症

鎖柱骨折斷症本尋常多見約折爆去一五%（百分之十五）於孩童時所見尤多因受外力而致各例如因肩胛外面起衝突或打擊或墮地時手掌及肘部其肩胛由地上起衝突是也或因鞭撻投石時亦能致病其折處多起於偏側在鎖骨中三分之一與外及中三分之一爲多外三分之一則次之內三分之一最少或但屈曲而不爆折者亦有之視其墮力何如耳症狀因折之位部而異在鎖骨中若折其三分之一通常因受外力過重而起若骨斜折而骨膜未全破壞若折端於骨臼處因鎖骨下筋收縮則不至於折爆而但脫臼者兩折片相交叉其角口散開於下面成爲內折片有內折片由胸鎖乳嘴筋舉上至於外折片因上肢之重力與胸筋之牽引遂轉於下面此折片轉位或按之可得或否其折爆後重按之則叫疼痛若提舉其手至於平面則起疼痛垂於下方亦起疼痛但以無病之手助其支撐上肢既被傾折則內轉及內輪時患者之胸

外科各論　一　東橫街捷成印務局承刊

展品6

民国《广东陆军军医学堂讲义·外科各论》

长26.7厘米，宽16厘米，厚2.5厘米，一册

纸质

广东光华医学堂

1908年，为挽回国人医权，陈子光、梁培基、郑豪等人在广州五仙门关部前创立光华医社和广东光华医院。1909年在医社基础上成立了中国第一家民办西医医学院“广东光华医学堂”。该校于1912年、1928年、1929年分别更名为“私立广东光华医学专门学校”“私立广东光华医科大学”“私立广东光华医学院”。

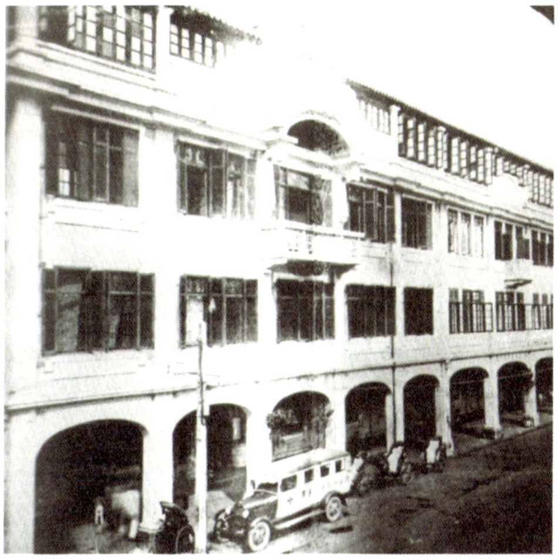

光华医学专门学校

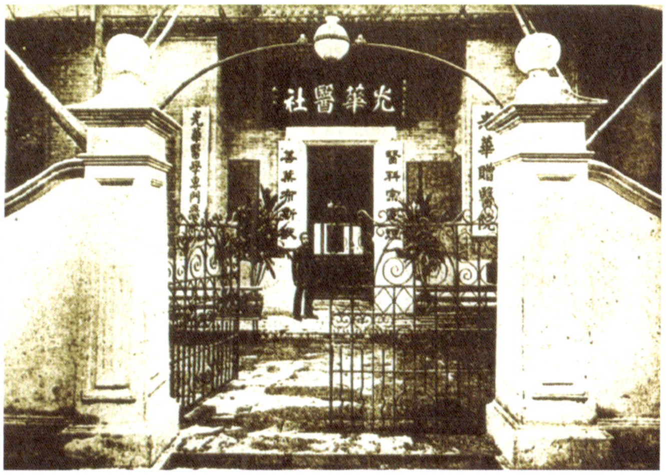

光华医社

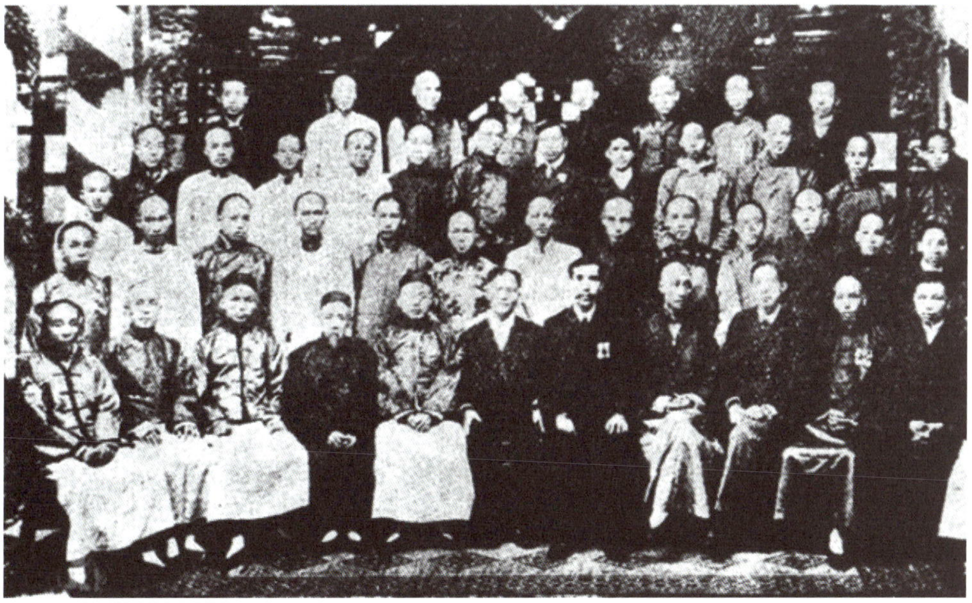

1908年，光华医学堂开课后第一次全体教员及学生合影

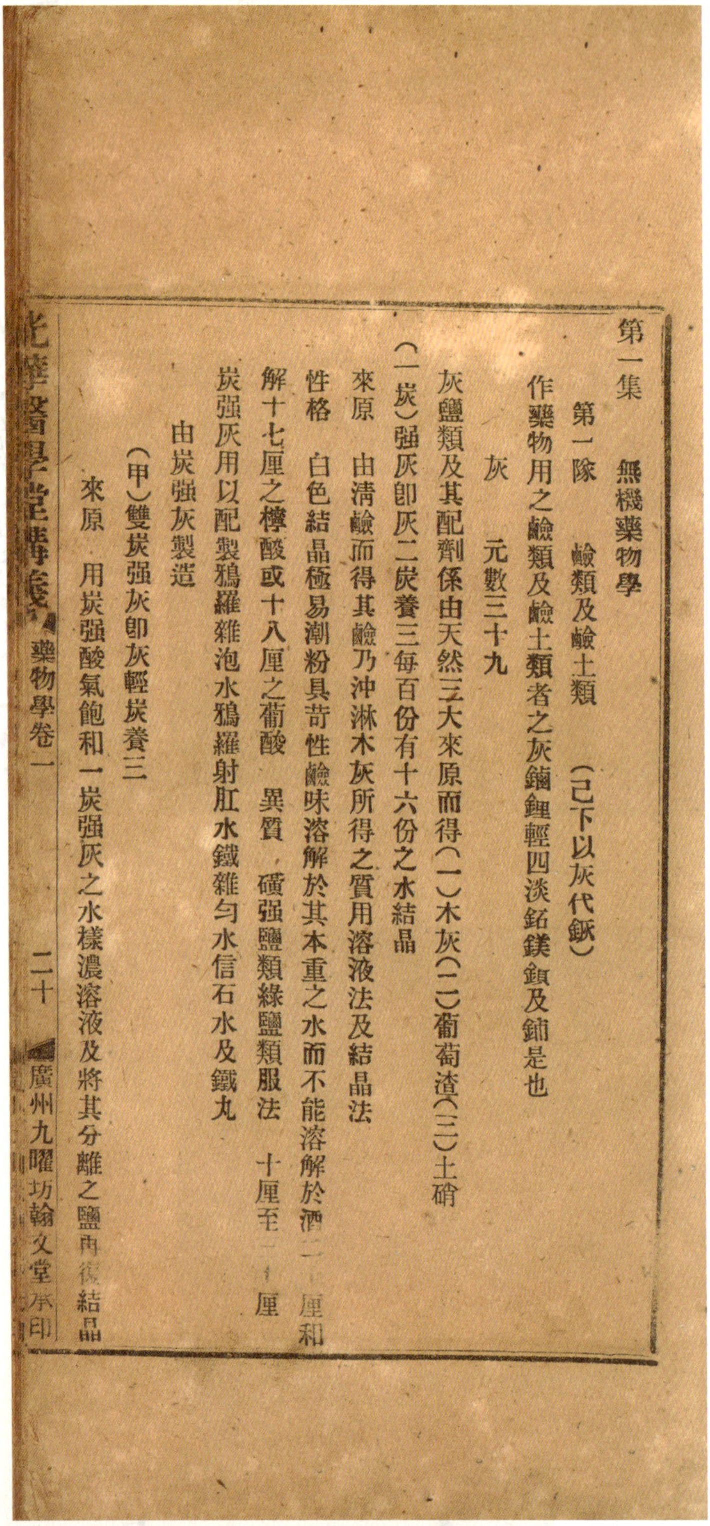
光華醫學堂講義　藥物學卷一　二十　廣州九曜坊翰文堂承印

第一集　無機藥物學

第一隊　鹼類及鹼土類　（己下以灰代鈹）

作藥物用之鹼類及鹼土類者之灰鏀鋰輕四淡鋁鎂鋇及鈣是也

灰　元數三十九

灰鹽類及其配劑係由天然三大來原而得（一）木灰（二）葡萄渣（三）土硝

（一炭）强灰卽灰二炭養三每百份有十六份之水結晶

來原　由清鹼而得其鹼乃沖淋木灰所得之質用溶液法及結晶法

性格　白色結晶極易潮粉具苛性鹼味溶解於其本重之水而不能溶解於酒一一厘和解十七厘之檸酸或十八厘之葡酸　異質　礦强鹽類綠鹽類服法　十厘至一十厘

炭强灰用以配製鴉羅雜泡水鴉羅射肛水鐵雜勻水信石水及鐵丸

由炭强灰製造

（甲）雙炭强灰卽灰輕炭養三

來原　用炭强酸氣飽和一炭强灰之水樣濃溶液及將其分離之鹽再復結晶

展品7

民国《光华医学堂讲义·药物学卷一》

长26.5厘米，宽15.3厘米，厚2.0厘米，一册

纸质

展品8

民国《广东光华医学专门学校讲义·调剂学》

长25厘米，宽14.8厘米，厚1.3厘米，一册

纸质

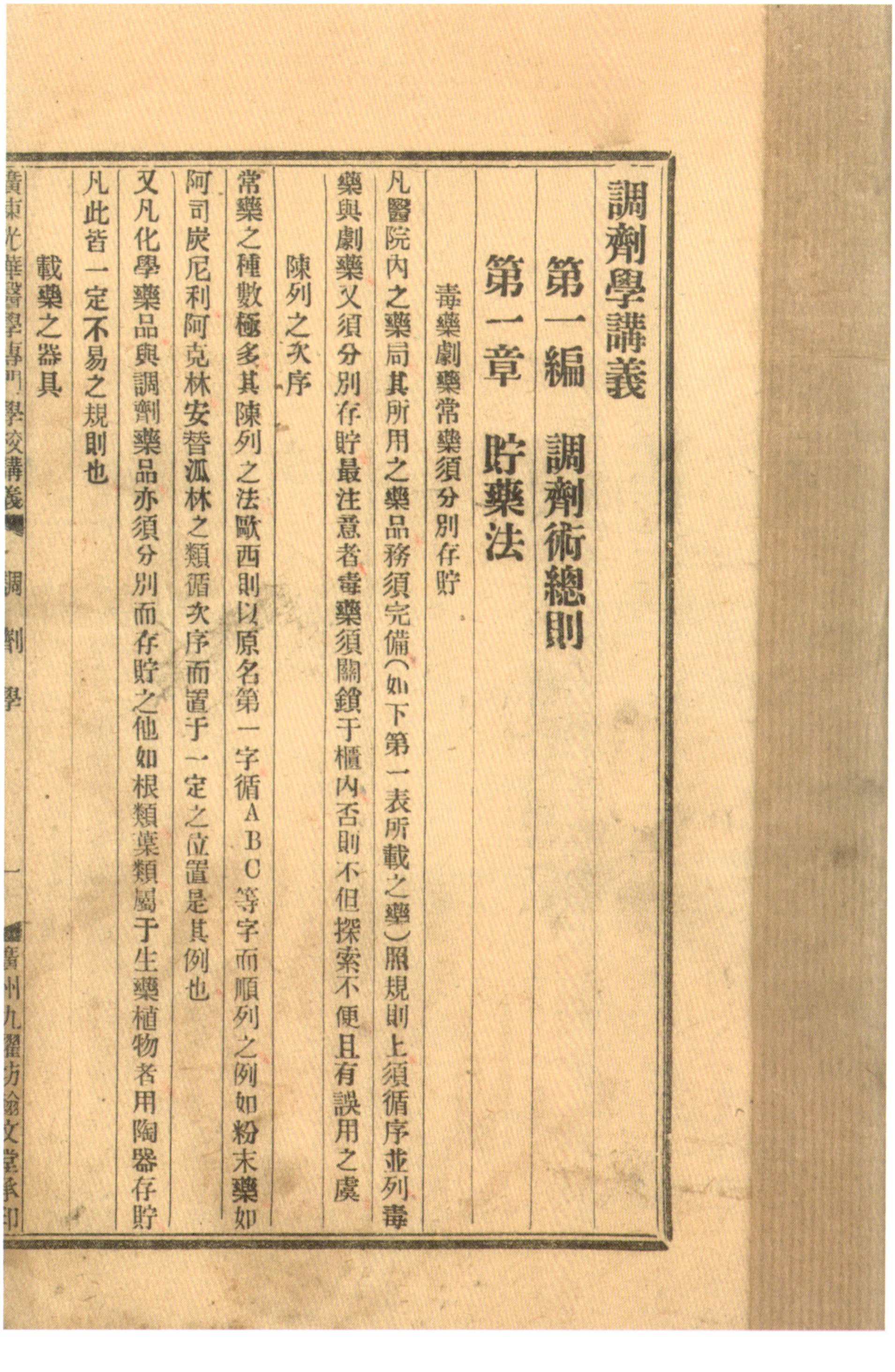

調劑學講義

第一編　調劑術總則

第一章　貯藥法

毒藥劇藥常藥須分別存貯

凡醫院內之藥局其所用之藥品務須完備（如下第一表所載之藥）照規則上須循序並列毒藥與劇藥又須分別存貯最注意者毒藥須關鎖于櫃內否則不但探索不便且有誤用之虞

陳列之次序

常藥之種數極多其陳列之法歐西則以原名第一字循ABC等字而順列之例如粉末藥如阿司炭尼利阿克林安替沠林之類循次序而置于一定之位置是其例也

又凡化學藥品與調劑藥品亦須分別而存貯之他如根類葉類屬于生藥植物者用陶器存貯凡此皆一定不易之規則也

載藥之器具

廣東光華醫學專門學校講義　調劑學　一　廣州九曜坊翰文堂承印

展品9

1930年光华医科学院学生自治会出版《光华特刊》

长25.7厘米，宽17.5厘米，厚0.6厘米，一册

纸质

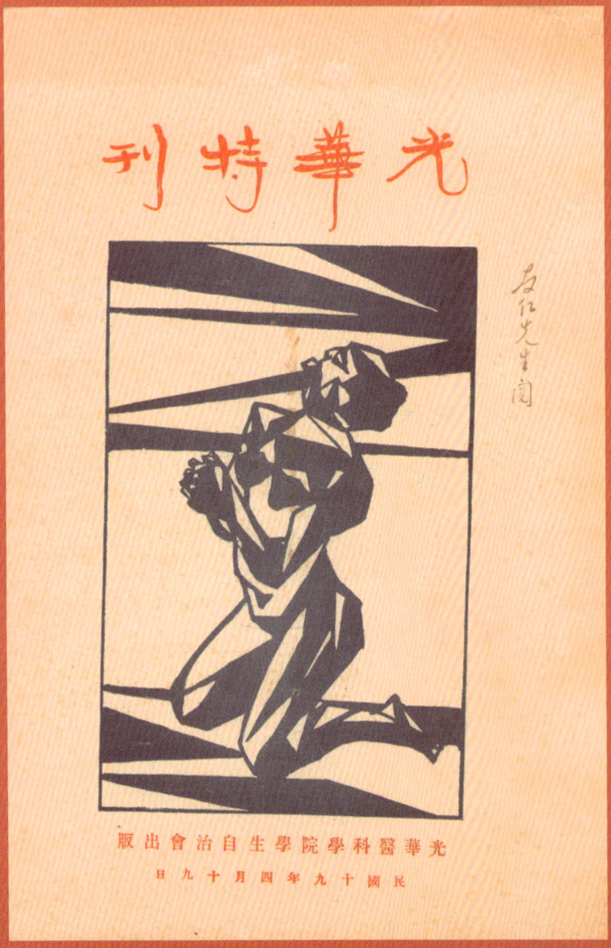

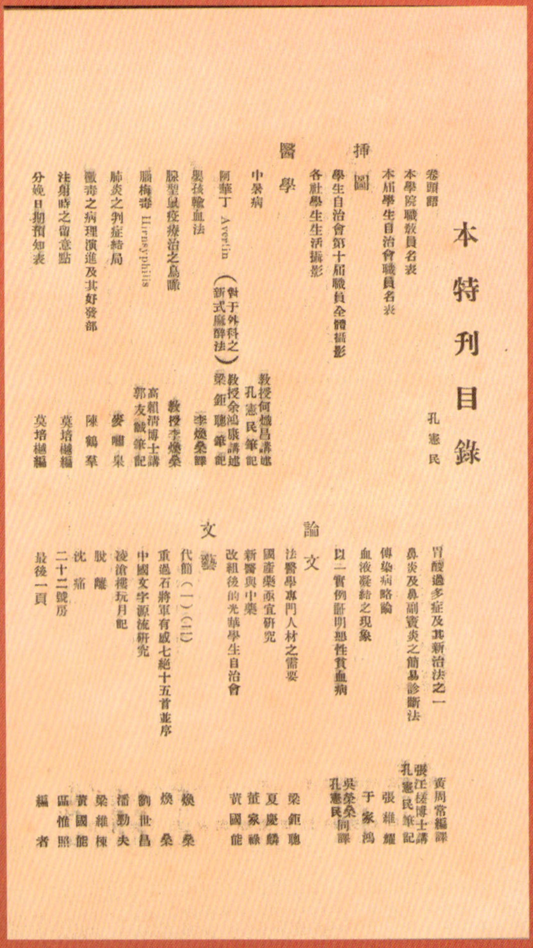

本特刊目錄

广东公医学堂

1909年，广州士绅40余人于广州西关十三甫捐建开办“广东公医学堂”。1915年更名为“广东公医医学专门学校”，1924年更名为“私立广东公医医科大学”，1925年并入广东大学。

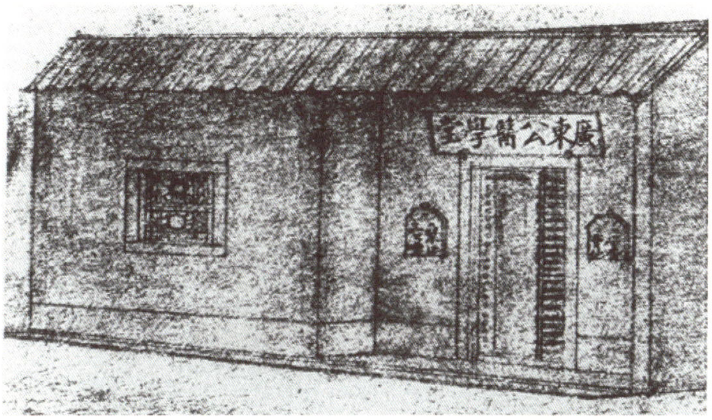

1909年，“广东公医学堂”创办于西关十三甫

展品10

1920年《广东公医医学专校规程》

长18.8厘米，宽13.0厘米，厚0.2厘米，一册

纸质

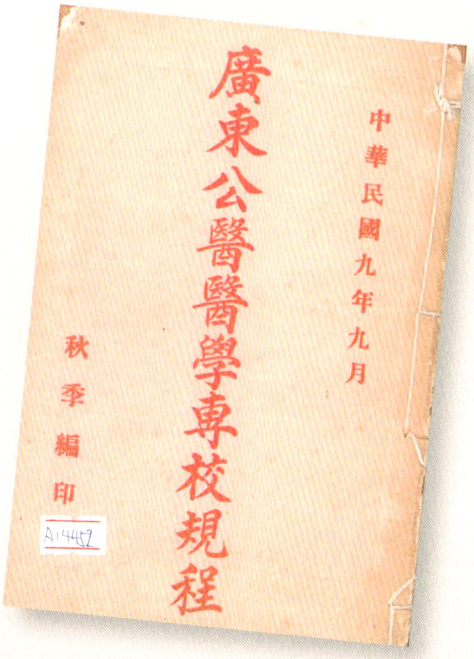

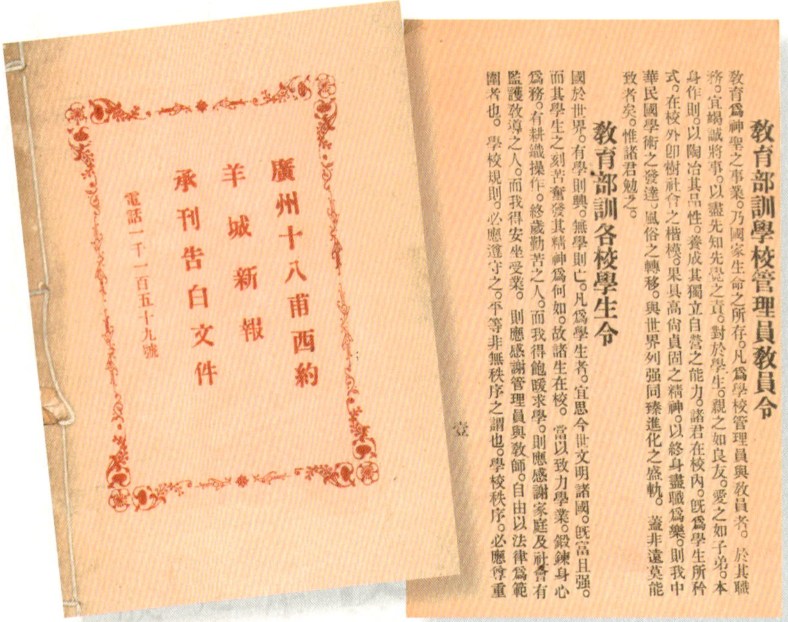

廣州十八甫西約
羊城新報
承刊告白文件
電話一千一百五十九號

教育部訓學校管理員教員令

教育爲神聖之事業。乃國家生命之所存。凡爲學校管理員與教員者。於其職務。宜竭誠將事。以盡先知先覺之責。對於學生。親之如良友。愛之如子弟。本身作則。以陶冶其品性。養成其獨立自營之能力。諸君在校內。既爲學生所矜式。在校外即樹社會之楷模。果具高尙貞固之精神。以終身盡職爲樂。則我中華民國學術之發達。風俗之轉移。與世界列强同臻進化之盛軌。蓋非遠莫能致者矣。惟諸君勉之。

教育部訓各校學生令

國於世界。有學則興。無學則亡。凡爲學生者。宜思今世文明諸國。既富且强。而其學生之刻苦奮發其精神爲何如。故諸生在校。當以致力學業。鍛鍊身心爲務。有耕織操作。終歲勤苦之人。而我得飽暖求學。則應感謝家庭及社會有監護教導之人。而我得安坐受業。則應感謝管理員與教師。自由以法律爲範圍者也。學校規則。必應遵守之。不等非無秩序之謂也。學校秩序。必應尊重

壹

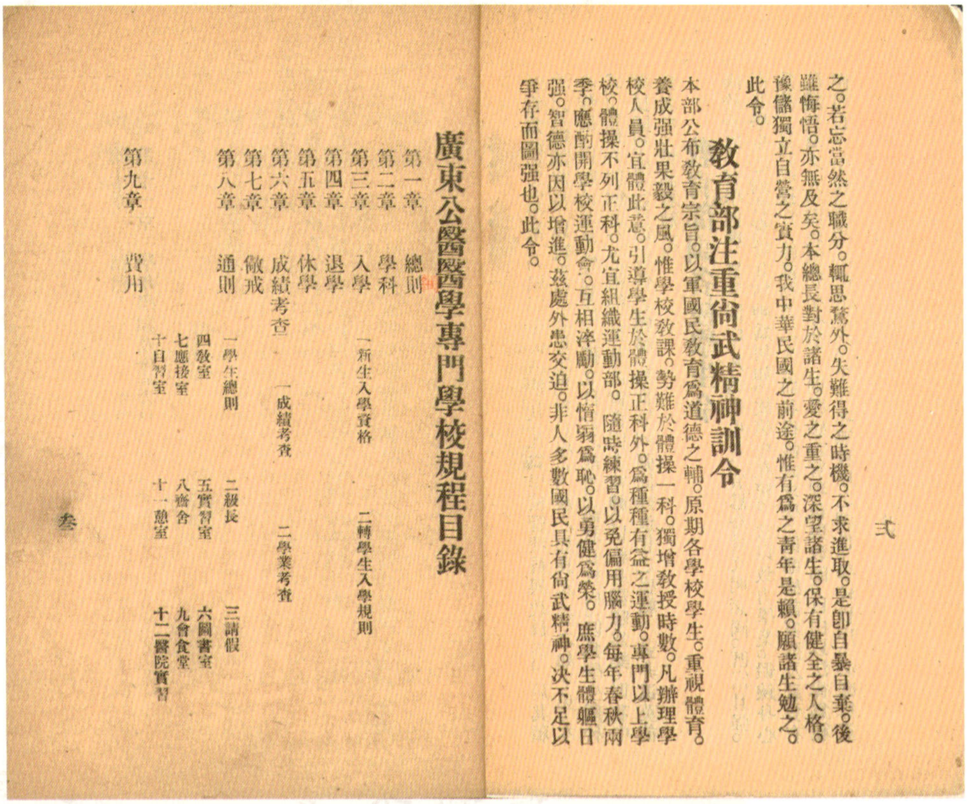

廣東公醫醫學專門學校規程目錄

第一章 總則
第二章 學科
第三章 入學 一新生入學資格 二轉學生入學規則
第四章 退學
第五章 休學
第六章 成績考查 一成績考查 二學業考查
第七章 儆戒
第八章 通則 一學年總則 二級長 三請假 四教室 五實習室 六圖書室 七應接室 八齋舍 九會食堂 十自習室 十一憩室 十二醫院實習
第九章 費用

叁

之。若忘當然之職分。輒思鶩外。失難得之時機。不求進取。是即自暴自棄。後雖悔悟。亦無及矣。本總長對於諸生。愛之重之。深望諸生。保有健全之人格。豫儲獨立自營之實力。我中華民國之前途。惟有爲之青年是賴。願諸生勉之。此令。

教育部注重尙武精神訓令

本部公布教育宗旨。以軍國民教育爲道德之輔。原期各學校學生。重視體育。養成强壯果毅之風。惟學校教課。勢難於體操一科。獨增教授時數。凡辦理學校人員。宜體此意。引導學生於體操正科外。爲種種有益之運動。專門以上學校。體操不列正科。尤宜組織運動部。隨時練習。以免偏用腦力。每年春秋兩季。應酌開學校運動會。互相淬勵。以惰弱爲恥。以勇健爲榮。庶學生體軀日强。智德亦因以增進。茲處外患交迫。非人多數國民具有尙武精神。决不足以爭存而圖强也。此令。

貳

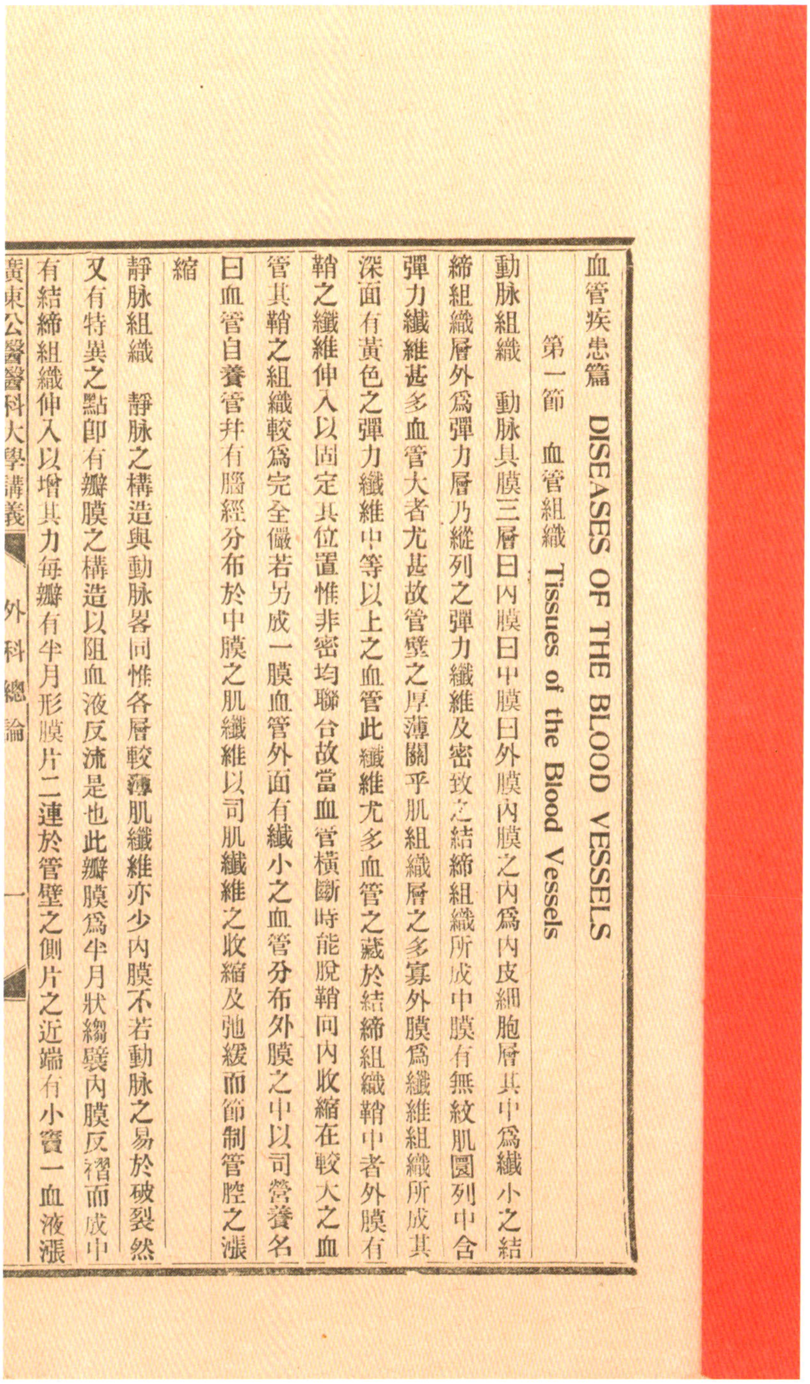

血管疾患篇 DISEASES OF THE BLOOD VESSELS

第一節 血管組織 Tissues of the Blood Vessels

動脈組織 動脈具膜三層曰內膜曰中膜曰外膜內膜之內爲內皮細胞層其中爲纖小之結締組織層外爲彈力層乃縱列之彈力纖維及密致之結締組織所成中膜有無紋肌圜列中含彈力纖維甚多血管大者尤甚故管壁之厚薄關乎肌組織層之多寡外膜爲纖維組織所成其深面有黃色之彈力纖維中等以上之血管此纖維尤多血管之藏於結締組織鞘中者外膜有鞘之纖維伸入以固定其位置惟非密均聯合故當血管橫斷時能脫鞘向內收縮在較大之血管其鞘之組織較爲完全儼若另成一膜血管外面有纖小之血管分布外膜之中以司營養名曰血管自養管并有腦經分布於中膜之肌纖維以司肌纖維之收縮及弛緩而節制管腔之漲縮

靜脉組織 靜脉之構造與動脉畧同惟各層較薄肌纖維亦少內膜不若動脉之易於破裂然又有特異之點卽有瓣膜之構造以阻血液反流是也此瓣膜爲半月狀綯襞內膜反褶而成中有結締組織伸入以增其力每瓣有半月形膜片二連於管壁之側片之近端有小竇一血液漲

廣東公醫醫科大學講義 外科總論 一

展品11

民国《广东公医医科大学讲义·外科总论》

长26厘米，宽15厘米，厚1.6厘米，一册

纸质

三

维护中医与废止中医的斗争

在近代西方科学主义思潮的冲击下，传统中医被打上了“落后”与“腐朽”的标签，被西医界大加批判，而1929年南京国民政府的“废止中医案”更是把中医推向了生死存亡的边缘。中医界仁人志士为了谋求生存与发展，进行了艰苦的斗争，从最初的请愿抗争到后来的寻求中医的内部革新，从最初的分散对抗到后来的团结一致，在这一过程中，中医也在不断地成熟壮大。

（一）北洋政府时期争取中医教育合法化

1912—1913年，北洋政府教育部颁布了《中华民国教育新法令》，史称“壬子癸丑学制”。其中关于医药学教育的规程分两批公布，1912年11月公布规程所列医药学校课目无中医内容。1913年1月公布规程中大学分文、理、法、商、医、农、工共7类，医类分为医学与药学两门，都没有把“中医药”列为教育学科，只提倡专门的西医学校。这就是“民国教育系统漏列中医案”（简称“漏列中医案”）。

“漏列中医案”引发了近代医学史上各地中医药界的首次抗争请愿活动。1913年11月23日，位于上海的神州医药总会联合全国19个省市中医界团体和同仁堂、西鹤年堂等药业团体，携带《神州医药总会请愿书》，派代表晋京请愿，力请提倡中医中药，并将中医纳入教育系统。

广州九大善堂假座爱育善堂集议筹办中医中药学堂，粤省省港医药两界假座张大昌行寿世会馆筹划创办中医学校事宜，由此促成了广东中医药专门学校、光汉中医专门学校等中医学校的建立。

全国中医药界第一次的联合，虽未实现将“中医药纳入国家教育系统”，但阻止了对中医学校的取缔，争取到立案办校的许可。1915年上海中医药学校获内务部批准立案。1917年广东中医药专门学校获内务部批准立案。

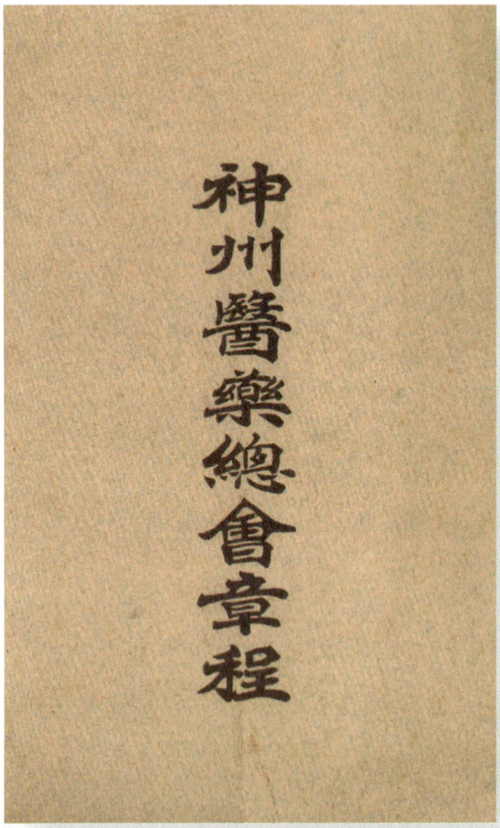

展品12

民国《神州医药总会章程》

长13.0厘米，宽19.0厘米，一册

纸质

说明：

1912—1913年间，北洋政府教育部颁布了《中华民国教育新法令》。颁布的规程所列医药学校课目无中医内容，也都没有把“中医药”列为教育学科。这就是“民国教育系统漏列中医案”。在这种背景下，1912年，由上海医药界名流颜伯卿、葛吉卿、余伯陶等人发起创办了神州医药总会。神州医药总会发行报刊，出版、代售许多医学类书籍，创办医学传习所、开办医院、筹办药品陈列所等，在传播医学知识、发展中医教育方面起了很大作用。1913年11月23日，神州医药总会联合全国19个省市中医界团体和药业团体，携带《神州医药总会请愿书》，派代表晋京请愿，迫使国民政府取消了“漏列中医案”，从速颁布“中医条例”，承认中医的合法地位。

《神州医药总会章程》包含神州医药总会总纲，及会务、会员、组织、经费、奖励和惩戒、分会、附则8章内容。

神州醫藥總會章程

中華民國十七年二月五日
全體會員大會通過

第一章 總綱

第一條 本會聯合全國醫藥兩界組織之定名爲神州醫藥總會

第二條 本會以研究醫藥原理發達神州天產講求公衆衛生交換同業智識爲宗旨

第三條 本會根據前條之宗旨應行之會務如左

一 定期開會研究醫藥原理

二 創辦醫藥專門學校

三 出版醫藥書報

（二）民国时期政府“废止中医案”与中医界的抗争

1929年2月23日至26日，南京政府卫生部召开第一届中央卫生委员会议。会上讨论了卫生行政建设提案，其中有关废止中医药的提案共4项：《废止旧医以扫除医事卫生之障碍案》（余云岫提）、《统一医士登录办法》（黄子方提）、《制定中医登记年限》（胡鸿基提）、《拟请规定限制中医生及中药材之办法案》（李达潮提），提案合并为《规定旧医登记案原则》。主要内容有3项：

甲：旧医登记限至民国十九年（1930年）底止。

乙：禁止旧医学校。

丙：取缔新闻杂志等非科学医之宣传品及登报介绍旧医等事，由卫生部尽力相机进行。

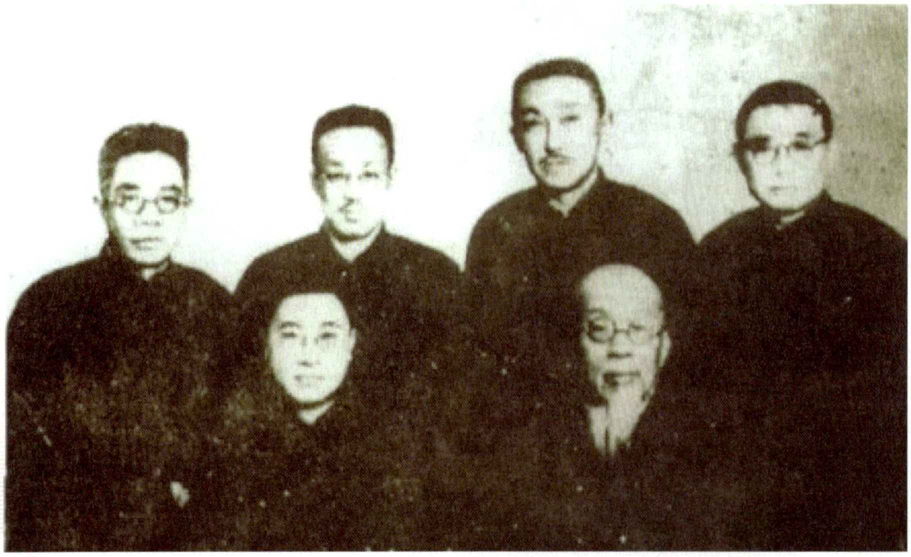

赴南京请愿团。后排左起：张梅庵、张赞臣、蒋文芳、岑志良。前排左起：陈存仁、谢利恒

“废止中医案”引发了全国性的中医抗争风潮。1929年3月17日，全国15省市共132个团体的262位代表云集上海总商会，召开全国医药团体联合代表大会。会场悬挂巨幅对联“提倡中医以防文化侵略，提倡中药以防经济侵略”。会议通过3项决议：

1. 定3月17日为中医中药团结斗争纪念日。
2. 成立全国医药团体联合总会。
3. 组织赴南京请愿团。

广东中医药专门学校校长陈任枚率领广东中医药界代表出席了此次大会。广东中医公会、广东中草药公会联合向国民党广州市政府请愿，以维护中医中药的合法地位。

“医无新旧，学无中西，要以实事求是能合真理为依归。”——卫生部部长薛笃弼

“中医中药只宜提倡，只宜整理，决不能取缔。”——上海市第八区党部

“废止中医中药，何异撤去人民生命保障？”——香港中药联商会电文

“因中药亡，则贩药商亡，植药农亡，制药工亡，恃药物为生治民众数千万人。”——广东中医药联合会电文

“中医虽旧，也能活人。”——《杏林医学月报》评论文字

“取缔中医，意欲打倒中药，推销西药，丧心病狂，贩卖中国，莫此为甚！”——广东中医公会电文

“废止中医案”遭到了全国中医药界及社会各界人士的强烈反对，最终国民政府迫于舆论压力表示废止中医提案暂不执行。

展品13

1931年余云岫著《皇汉医学批评》

长19.4厘米，宽13.4厘米，厚0.8厘米，一册

纸质

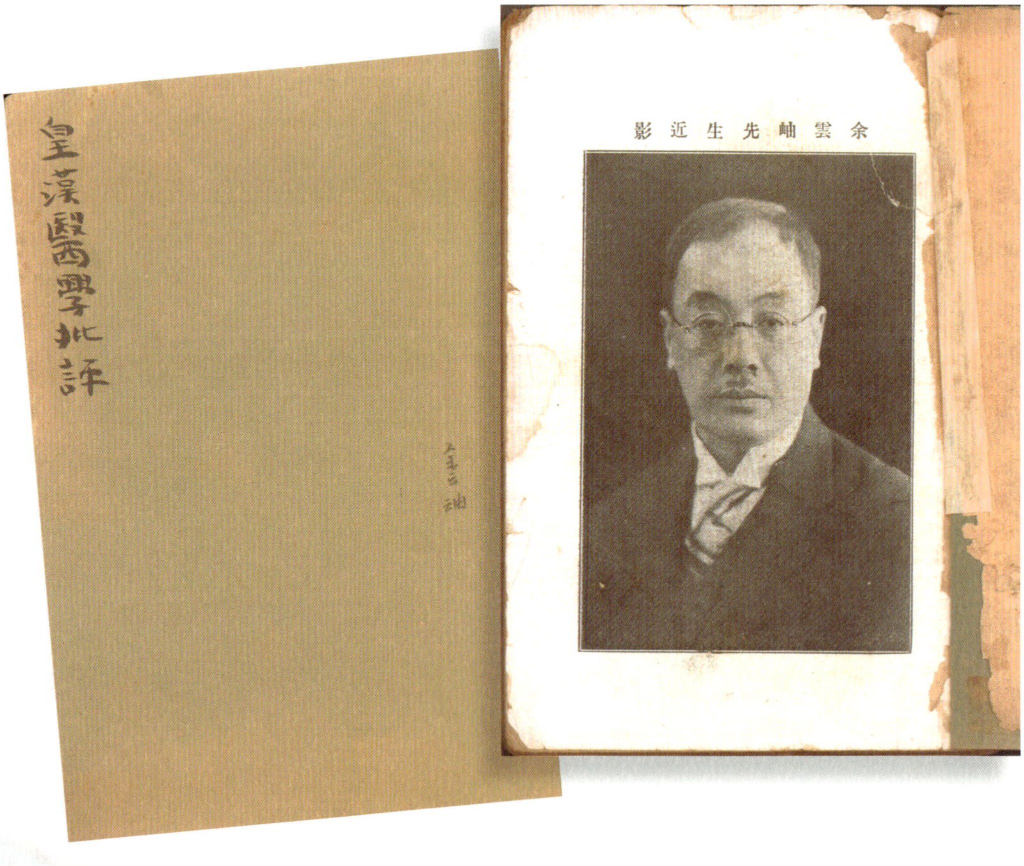

皇漢醫學批評

余巖雲岫著

皇漢醫學這部書。是日本人半新半舊的西洋流醫生著作的書中所說。是誇張我國舊醫、日本漢醫的好處。來攻擊現代醫術。我們中國的一般舊醫先生。以爲湯本這箇人。是從新醫出身。反學舊醫。來攻擊新醫。却巧和余雲岫們相反。（本研究舊醫。反學新醫。來攻擊舊醫）這部皇漢醫學。就是中國舊醫的救命符。大可助張反抗新醫之威勢。大可當作拒敵醫學革命軍之利器。更可迷朦大亨要人之頭腦。當作減退其革新思想之痲醉藥。回復其復古思想之返魂香。就此大捧特捧。費寶貴的光陰去譯了他。化有用的金錢去印了他。更大登特登其廣告。大吹特吹其法螺。果然社會上有許多半新半舊不三不四似科學非科學的人們。同聲稱贊。都說這部書的議論

展品14

民国梁湘岩撰《中医药关于全国存亡生死之宣言书·广东中医工会、医学卫生社全体同人为中央卫委余岩议废中医中药案宣言》

长80.3厘米，宽58厘米，一页

纸质

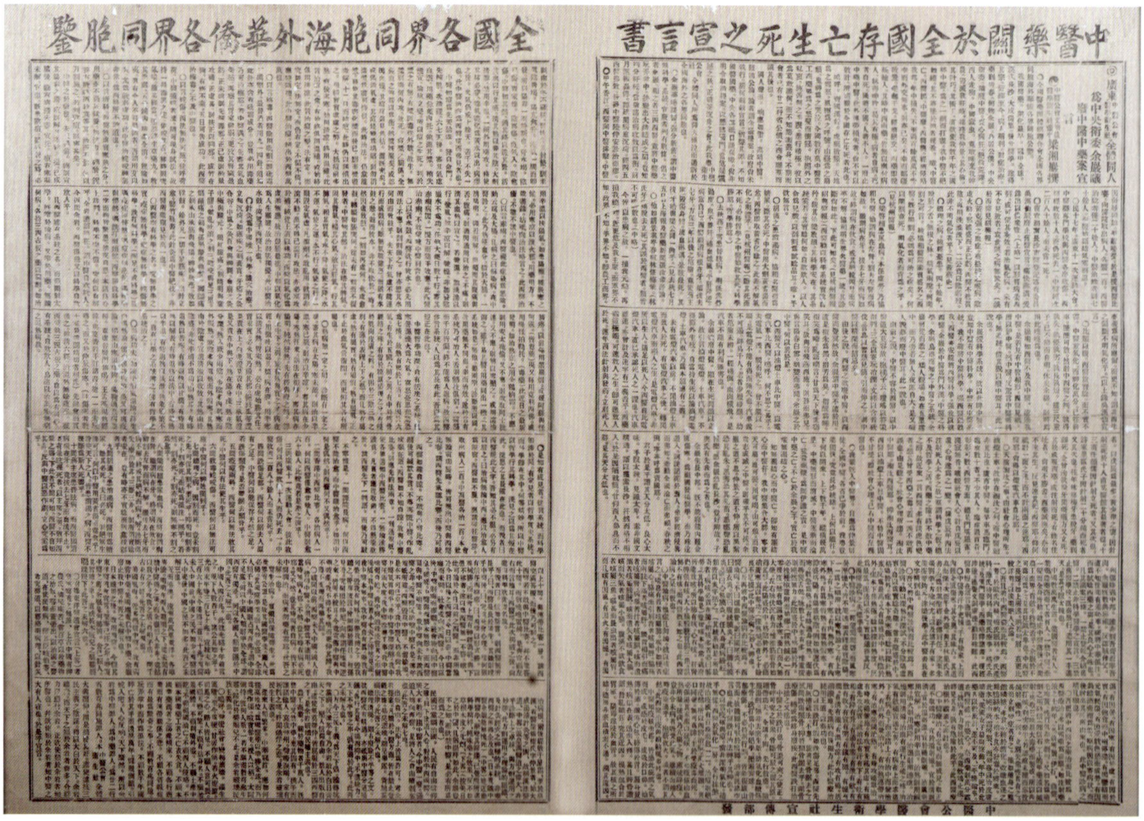
中醫藥關於全國存亡生死之宣言書

全國各界同胞海外華僑各界同胞鑒

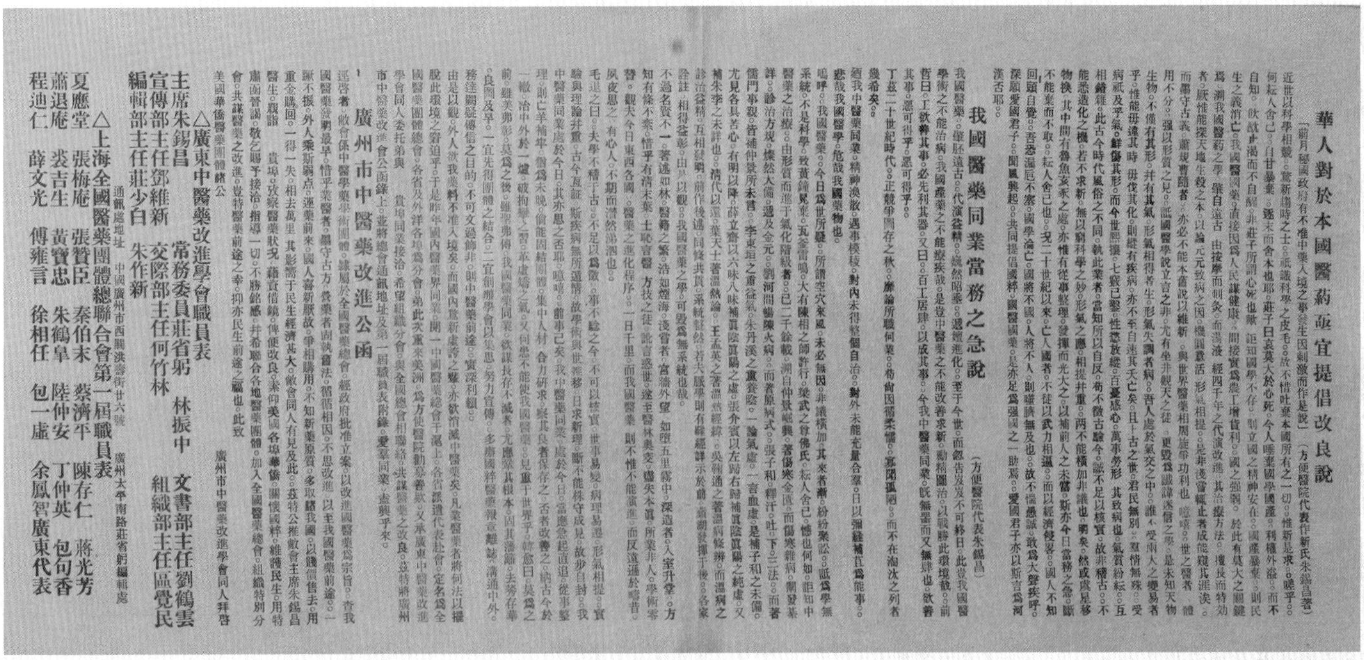

華人對於本國醫葯亟宜提倡改良說

（方便醫院代表朱錫昌）

我國醫藥同業當務之急說

（方便醫院代表朱錫昌）

廣州市中醫藥改進公函

△廣東中醫藥改進學會職員表

主席朱錫昌　常務委員莊省躬　林振中　文書部主任劉鶴雲
宣傳部主任鄧維新　交際部主任何竹林　組織部主任區覺民
編輯部主任莊少白　朱作新

△上海全國醫藥團體總聯合會第一屆職員表

夏應堂　張梅庵　張贊臣　蔡濟平　陳存仁　蔣光芳
蕭退庵　裘吉生　秦伯未　朱鶴皋　丁仲英　包句香
程迪仁　薛文光　黃寶忠　陸仲安　余鳳智　廣東代表
傅雍言　徐相任　包一盧

展品15

民国广州市中医药改进公函《华人对于本国医药亟宜提倡改良说》

长55厘米，宽25.5厘米，一页

纸质

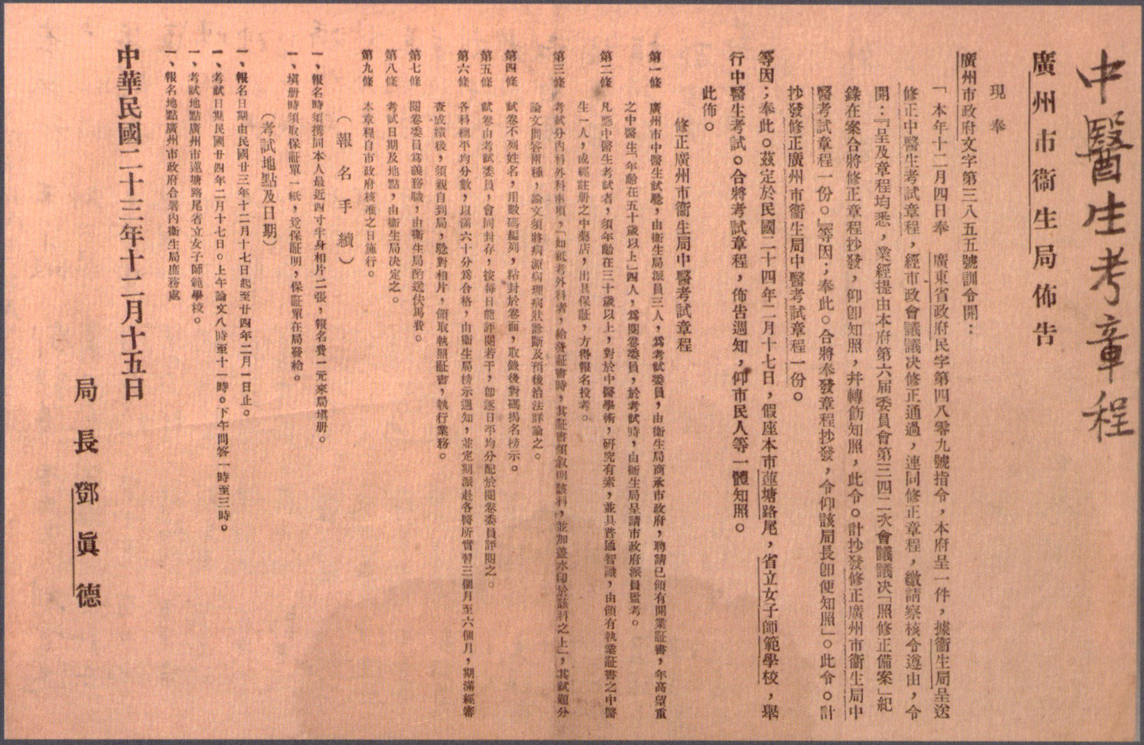

中醫生考章程

廣州市衞生局佈告

現奉

廣州市政府文字第三八五五號訓令開：「本年十二月四日奉　廣東省政府民字第四八零九號指令，本府呈一件，據衞生局呈送修正中醫生考試章程，經市政會議議决修正通過，連同修正章程，徼請察核令遵由，令開：『呈及章程均悉，業經提由本府第六屆委員會第三四二次會議議决「照修正備案」紀錄在案合將修正章程抄發，仰卽知照，并轉飭知照，此令。計抄發修正廣州市衞生局中醫考試章程一份。』等因；奉此。合將奉發章程抄發，令仰該局長卽便知照」。此令。計抄發修正廣州市衞生局中醫考試章程一份。等因；奉此。茲定於民國二十四年二月十七日，假座本市蓮塘路尾，省立女子師範學校，舉行中醫生考試。合將考試章程，佈告週知，仰市民人等一體知照。此佈。

修正廣州市衞生局中醫考試章程

第一條　廣州市中醫生試驗，由衞生局派員三人，爲考試委員，由衞生局商承市政府，聘請已領有開業証書，年高望重之中醫生「年齡在五十歲以上」四人，爲閱卷委員，於考試時，由衞生局呈請市政府派員監考。

第二條　凡應中醫生考試者，須年齡在三十歲以上，對於中醫學術，研究有素，並具普通智識，由領有執業証書之中醫生一人，或經註册之中藥店，出具保証，方得報名投考。

第三條　考試分內科外科兩項，「如祇考外科者，給發証書時，其証書須叙明該科，並加蓋水印於該科之上」，其試題分論文問答兩種，論文須將病源病理病狀診斷及預後治法詳論之。

第四條　試卷不列姓名，用數碼編列，粘封於卷面，取錄後對碼揭名榜示。

第五條　試卷由考試委員，會同封存，按每日能評閱若干，卽逐日平均分配於閱卷委員評閱之。

第六條　各科總平均分數，以滿六十分爲合格，由衞生局榜示週知，並定期派赴各醫所實習三個月至六個月，期滿經審查成績後，須親自到局，驗對相片，領取執照証書，執行業務。

第七條　閱卷委員爲義務職，由衞生局酌送伕馬費。

第八條　考試日期及地點，由衞生局决定之。

第九條　本章程自市政府核准之日施行。

（報名手續）

一、報名時須携同本人最近四寸半身相片二張，報名費一元來局塡册。

一、塡册時須取保証單一紙，覓保証明，保証單在局發給。

（考試地點及日期）

一、報名日期由民國廿三年十二月十七日起至廿四年二月一日止。

一、考試日期民國廿四年二月十七日。上午論文八時至十一時。下午問答一時至三時。

一、考試地點廣州市蓮塘路尾省立女子師範學校。

一、報名地點廣州市政府合署內衞生局庶務處

中華民國二十三年十二月十五日

局長鄧眞德

展品16

1934年广州市卫生局布告《修正广州市卫生局中医考试章程》

长34厘米，宽22厘米，一页

纸质

争取教育权利和全国中医教材会议

在余云岫提出《废止旧医以扫除医事卫生之障碍案》及“3·17”中医风潮之后，限于当时中医学校办学水平参差，教材庞杂，无统一学程标准，因此中医界先后于1925年和1929年两次在上海召开全国中医学校统一教材编写会议。全国10所中医药学校的教务负责人汇集上海参加会议，商定中医学校的入学资格、修业年限、学说采用标准、教材体例、各科课目及学时时数等内容。

1929年4月29日国民政府教育部下令各中医学校改称“传习所”，不得在教育机关立案。

1937年，在国民党五届三中全会上，焦易堂等53位中委提出“责成教育部明令制定中医教学规程编入教育学制系统以便兴办学校而符法令案”获会议通过。

经多方努力，重庆政府教育部于1938年颁布了《中医学校通则》，1939年5月公布五年全日制《中医专科学校暂行课目时数分配表》，中医界抗争数十年的中医教育合法化取得了初步成果。

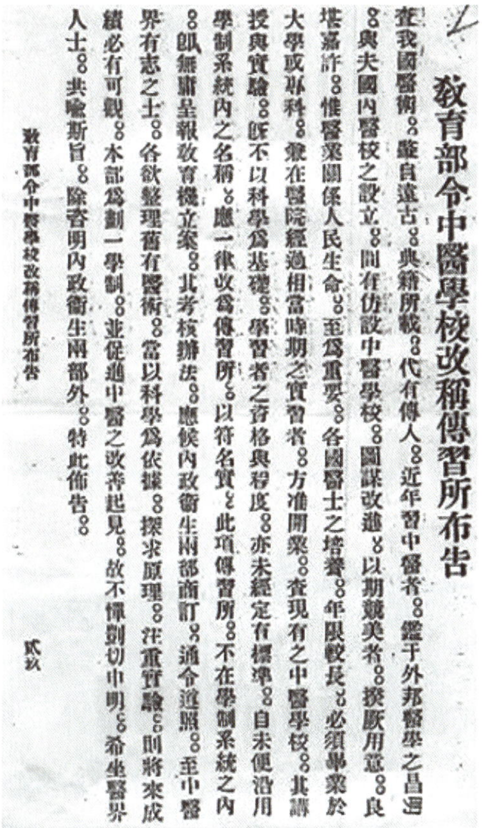
教育部令中醫學校改稱傳習所布告

查我國醫術。雖自遠古。典籍所載。代有傳人。近年習中醫者。鑑于外邦醫學之昌明。與夫國內醫校之設立。間有仿設中醫學校。圖謀改進。以期競美者。揆厥用意。良堪嘉許。惟醫藥關係人民生命。至爲重要。各國醫士之培養。年限較長。必須畢業於大學或專科。兼在醫院經過相當時期之實習者。方准開業。查現有之中醫學校。其講授與實驗。既不以科學爲基礎。學習者之資格與程度。亦未經定有標準。自未便沿用學制系統內之名稱。應一律改爲傳習所。以符名實。此項傳習所。不在學制系統之內。既無庸呈報教育機關立案。其考核辦法。應候內政衛生兩部商訂。通令遵照。至中醫界有志之士。各欲整理舊有醫術。當以科學爲依據。探求原理。注重實驗。則將來成績必有可觀。本部爲劃一學制。並促進中醫之改善起見。故不憚剴切申明。希坐醫界人士。共喻斯旨。除咨明內政衛生兩部外。特此佈告。

教育部令中醫學校改稱傳習所布告　貳玖

国民政府教育部令中医学校改称“传习所”布告

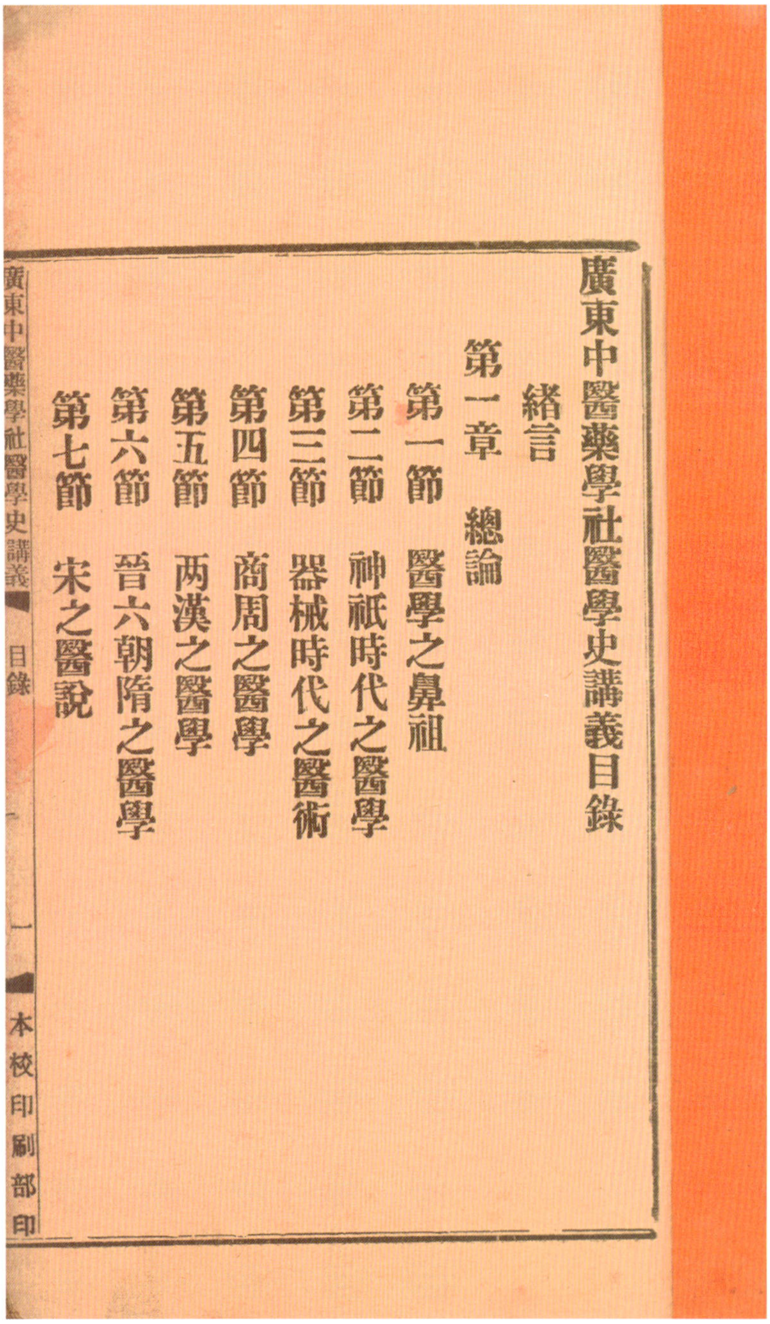

廣東中醫藥學社醫學史講義目錄

緒言

第一章　總論

第一節　醫學之鼻祖

第二節　神祇時代之醫學

第三節　器械時代之醫術

第四節　商周之醫學

第五節　两漢之醫學

第六節　晉六朝隋之醫學

第七節　宋之醫說

廣東中醫藥學社醫學史講義　目錄　一　本校印刷部印

展品17

民国《广东中医药学社医学史讲义》

长25.8厘米，宽15厘米，厚1.5厘米，一册

纸质

第二部分

结团集社/逆境求生

同舟共济扬帆起，乘风破浪万里航。一盘散沙不利于中医药教育和事业发展，中医药人士开始寻求组织化。广东中医社团组织将各地个体开业的中医生团结起来，代表着广东中医界的力量，对维护中医自身生存利益、提高广东中医界的学术水平、发展中医事业起到了重要作用。中医界的结团集社，也是中医教育由师带徒教育向学校教育过渡的重要阶段。

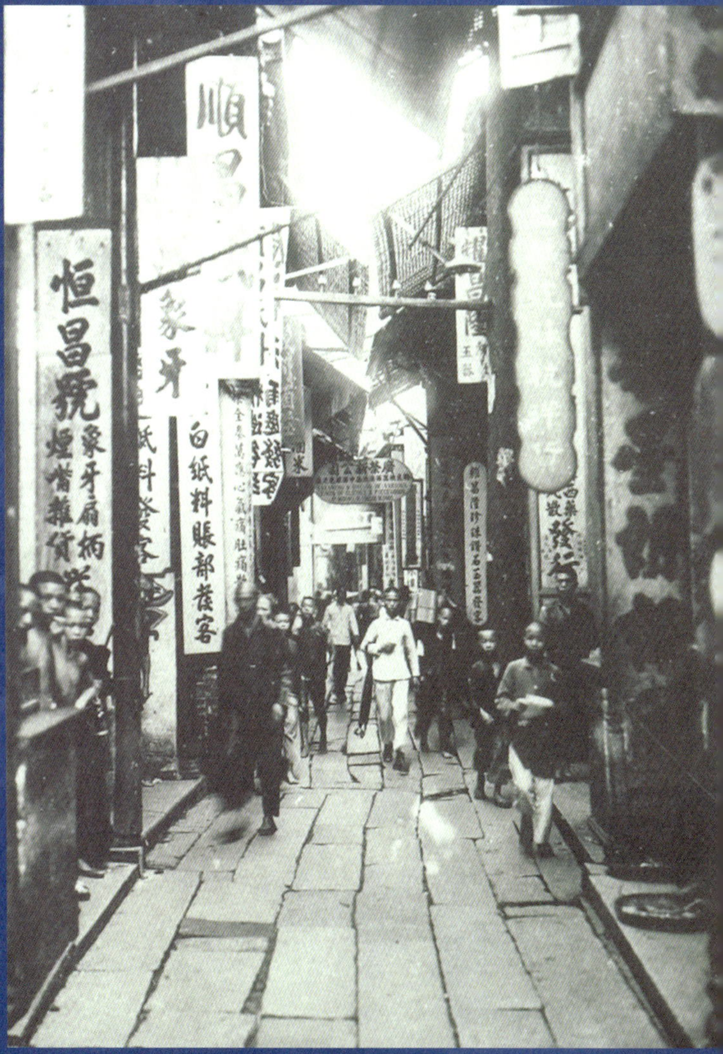

一

中医社团

1. 广州医学求益社

1906年6月，在广州府下辖南海县横江墟，由罗熙如、黎棣初发起，成立了广东地区第一个中医社团组织——广州医学求益社（简称医学求益社），以“振兴世界医学，保存中医国粹”为宗旨。医学求益社以文会友，以友辅仁，联络广州、南海、佛山、中山、江门、清远、东莞、香港、澳门等地医界同人383人，社董67人，共同商议广东地区中医大事，并准备以此为基础设立广东的中医学堂。

1908年，广州医学求益社正式举行开幕礼，社址迁入广州西关。医学求益社同人分散各地，采用撰写论文的方式进行学术交流。社内还附设赠医席，由社友轮排义务担任，研究疑症。附设图书所，计划筹办制药局、留医所等。

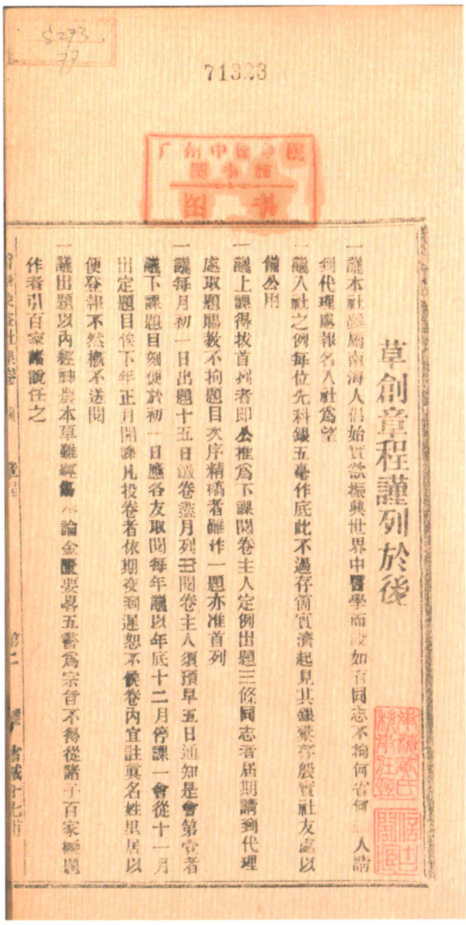

草創章程謹列於後

一議本社爲廣南海人倡始實欲振興世界中醫學而設如有同志不拘何省何人請到代理處報名入社爲望

一議入社之例每位先科銀五毫作底此不過存個實濟起見其銀兼存殷實社友處以備公用

一議上課得拔首列者即公推爲下課閱卷主人定例出題三條同志者屆期請到代理處取題賜教不拘題目次序精確者雖作一題亦准首列

一議每月初一日出題十五日繳卷蘸月列三閱卷主人須預早五日通知是會第壹者議下課題目刻便於初一日應各友取閱每年議以年底十二月停課一會從十一月出定題目俟下年正月開課凡投卷者依期交到遲恕不候卷內宜註真名姓里居以便登報不然概不送閱

一議出題以內經神農本草雜病論金匱要畧五書爲宗旨不得從諸子百家樂園作者引百家無說任之

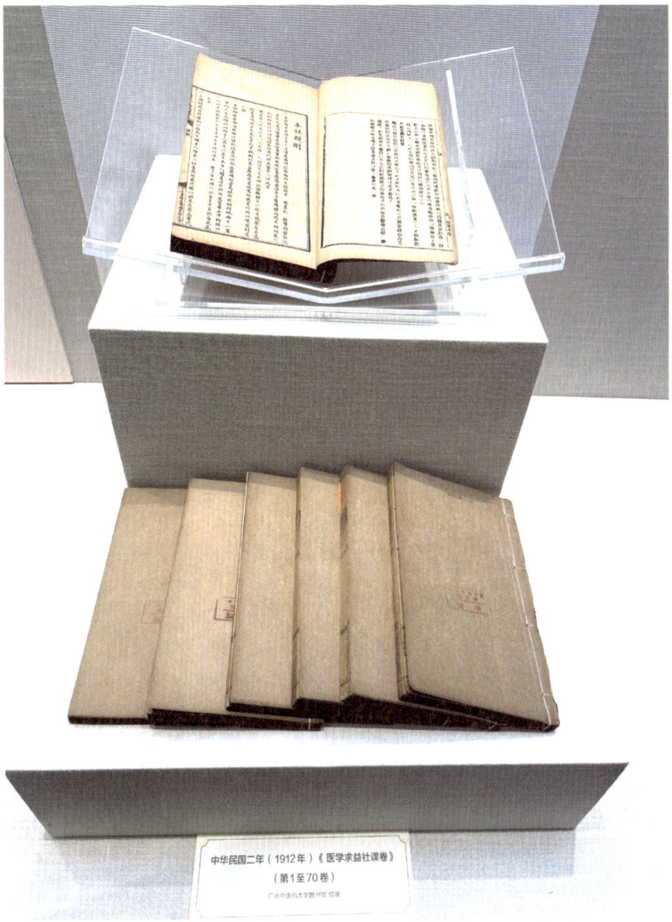

展品18

1912年《医学求益社课卷》

长24.5厘米，宽14.5厘米，厚2厘米，七册

纸质

广州中医药大学图书馆藏

说明：

医学求益社同人分散各地，采用撰写论文的方式进行学术交流。题目每月初一发出，每次三题，第一、第二题以中医《黄帝内经》《黄帝八十一难经》《伤寒论》《金匮要略》《本草纲目》内容为限，第三题不拘古书，时症及西医均可，每月十五日交卷，由上月评选为首者负责改阅，定出论文名次，前五名刻为该社课卷。1906年至1912年共进行70次论文评选工作。

展品19

民国“广州医学求益社最优等毕业生”广东石湾医师关寿民处方

长26厘米，宽13.5厘米，一页

纸质

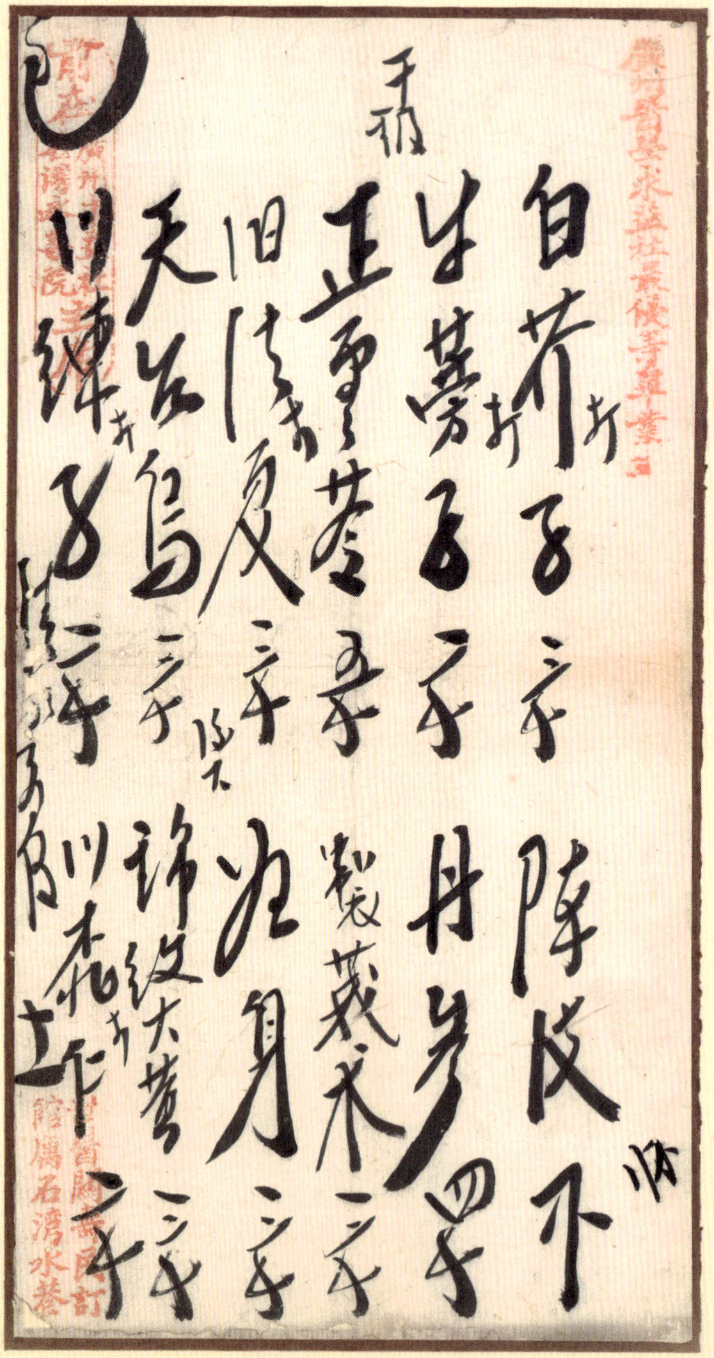

2. 广州医学卫生社

1912年，广州医学求益社改名为广州医学卫生社（简称医学卫生社）。社所迁入广州南关厂后街三界庙内。医学卫生社宗旨更加明确：联络医界团体，振兴医务教育。社务工作由潘茂林、鞠日华、陈月樵等人主持。有社员167人，名誉成员60人。

学术活动按原医学求益社的办法，开展论文评选活动，并扩大参加人选范围，凡社会开业之中医师均可参加评选，每期会将前三名论文刻印为该社课本。1913—1918年，共出月试课榜40期。

展品20

1937年医学卫生社证书（廖韶恺）

长35.4厘米，宽37.2厘米，一页

纸质

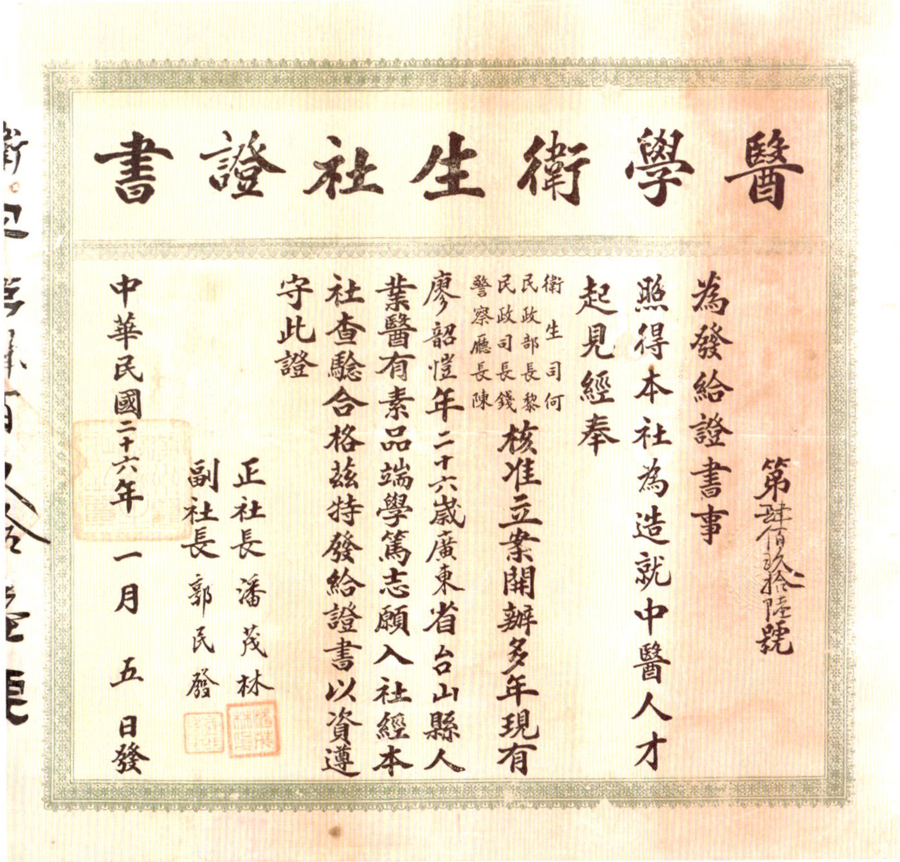
醫學衛生社證書

第肆佰玖拾陸號

為發給證書事

照得本社為造就中醫人才

起見經奉

衛生司何

民政部長黎

民政司長錢

警察廳長陳

核准立案開辦多年現有

廖韶愷年二十六歲廣東省台山縣人

業醫有素品端學篤志願入社經本

社查驗合格茲特發給證書以資遵

守此證

正社長潘茂林

副社長郭民啓

中華民國二十六年一月五日發

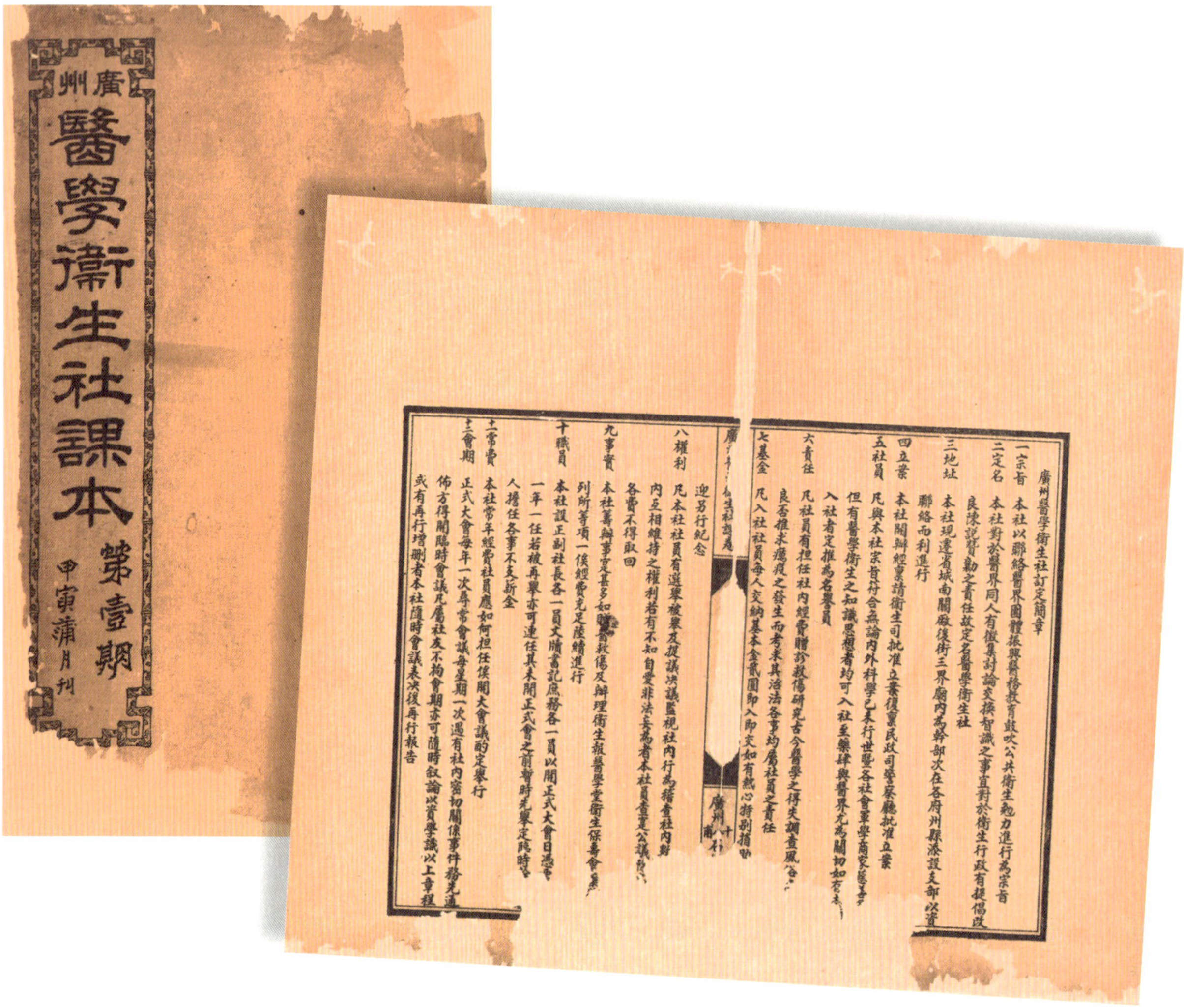

展品21

民国《广州医学卫生社课本》第一期

长25.9厘米，宽14.8厘米，厚2厘米，一册

纸质

展品22

民国李光策编纂《广州医学卫生社金匮讲义·下卷》

长25厘米，宽14.2厘米，厚2.0厘米，一册

纸质

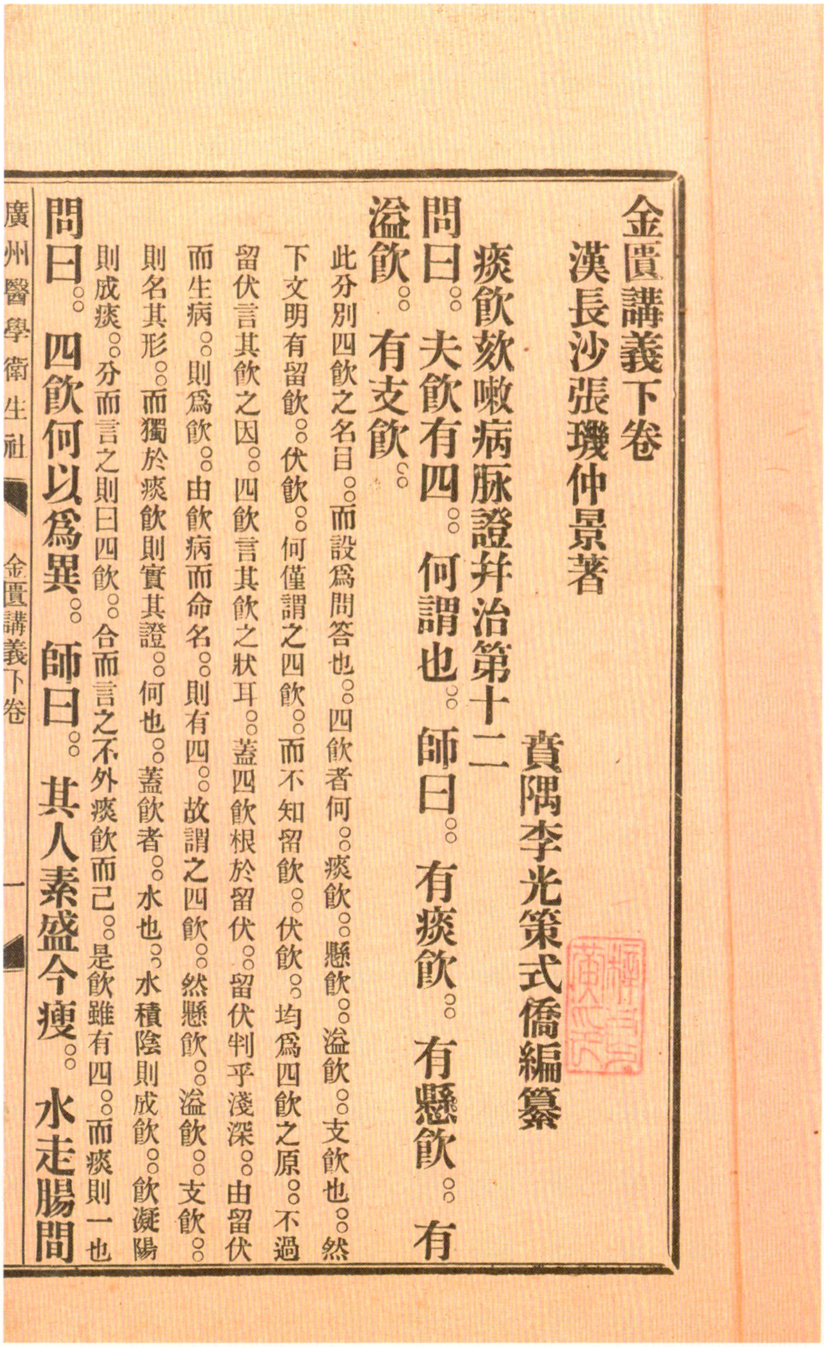
金匱講義下卷
漢長沙張璣仲景著
賁隅李光策式僑編纂
痰飲欬嗽病脉證并治第十二
問曰。。夫飲有四。。何謂也。。師曰。。有痰飲。。有懸飲。。有溢飲。。有支飲。。
此分別四飲之名目。。而設爲問答也。。四飲者何。。痰飲。。懸飲。。溢飲。。支飲也。。然下文明有留飲。。伏飲。。何僅謂之四飲。。而不知留飲。。伏飲。。均爲四飲之原。。不過留伏言其飲之因。。四飲言其飲之狀耳。。蓋四飲根於留伏。。留伏判乎淺深。。由留伏而生病。。則爲飲。。由飲病而命名。。則有四。。故謂之四飲。。然懸飲。。溢飲。。支飲。。則名其形。。而獨於痰飲則實其證。。何也。。蓋飲者。。水也。。水積陰則成飲。。飲凝陽則成痰。。分而言之則曰四飲。。合而言之不外痰飲而已。。是飲雖有四。。而痰則一也
問曰。。四飲何以爲異。。師曰。。其人素盛今瘦。。水走腸間
廣州醫學衛生社　金匱講義下卷　一

3. 广东中医教员养成所

1917年，广州医学卫生社衍生出广东中医教员养成所（简称中医教员养成所），由陈月樵主办，地址在广州小东门清水濠，学制1年，课程共计9门：难经、脉学、伤寒、金匮、素问、诸家学说、刺灸、解剖、温病学。至1922年时毕业5期共百余人。

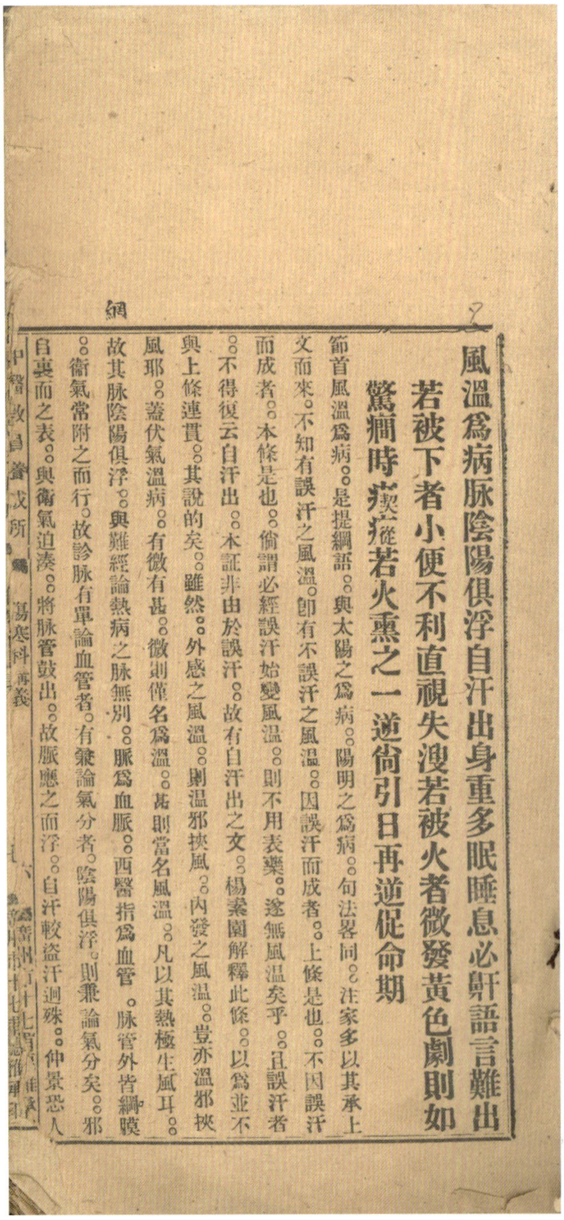
綱

風溫爲病脉陰陽俱浮自汗出身重多眠睡息必鼾語言難出

若被下者小便不利直視失溲若被火者微發黃色劇則如

驚癇時瘈瘲若火熏之一逆尚引日再逆促命期

節首風溫爲病。。是提綱語。。與太陽之爲病。。陽明之爲病。。句法畧同。。注家多以其承上文而來。不知有誤汗之風溫。卽有不誤汗之風溫。。因誤汗而成者。。上條是也。。不因誤汗而成者。。本條是也。。倘謂必經誤汗始變風溫。。則不用表藥。。遂無風溫矣乎。。且誤汗者。。不得復云自汗出。。本証非由於誤汗。。故有自汗出之文。。楊素園解釋此條。。以爲並不與上條連貫。。其說的矣。。雖然。。外感之風溫。。則溫邪挾風。。內發之風溫。。豈亦溫邪挾風耶。。蓋伏氣溫病。。有微有甚。。微則僅名爲溫。。甚則當名風溫。。凡以其熱極生風耳。。故其脉陰陽俱浮。。與難經論熱病之脉無別。。脈爲血脈。。西醫指爲血管 。脉管外皆綱膜。。衛氣常附之而行。故診脉有單論血管者。有兼論氣分者。陰陽俱浮。則兼論氣分矣。。邪自裏而之表。。與衛氣迫湊。。將脉管鼓出。。故脈應之而浮。。自汗較盜汗迥殊。。仲景恐人

中醫教員養成所 傷寒科講義

展品23

民国《中医教员养成所伤寒科讲义》

长28.3厘米，宽16.5厘米，厚2.2厘米，一册

纸质

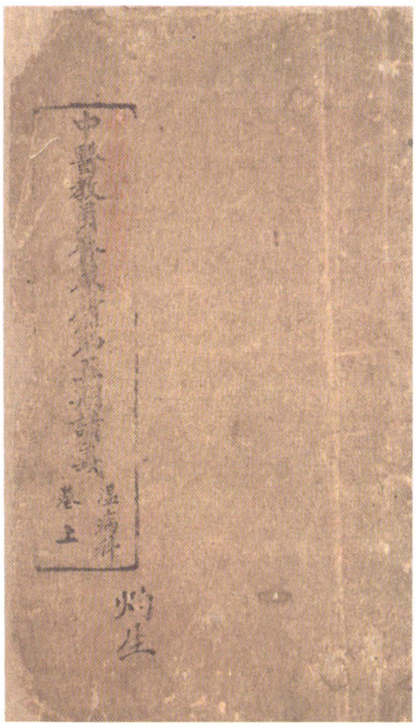

展品24

1921年《中医教员养成所第五期讲义·温病科》

长26.2厘米，宽15.35厘米，厚0.94厘米，一册

纸质

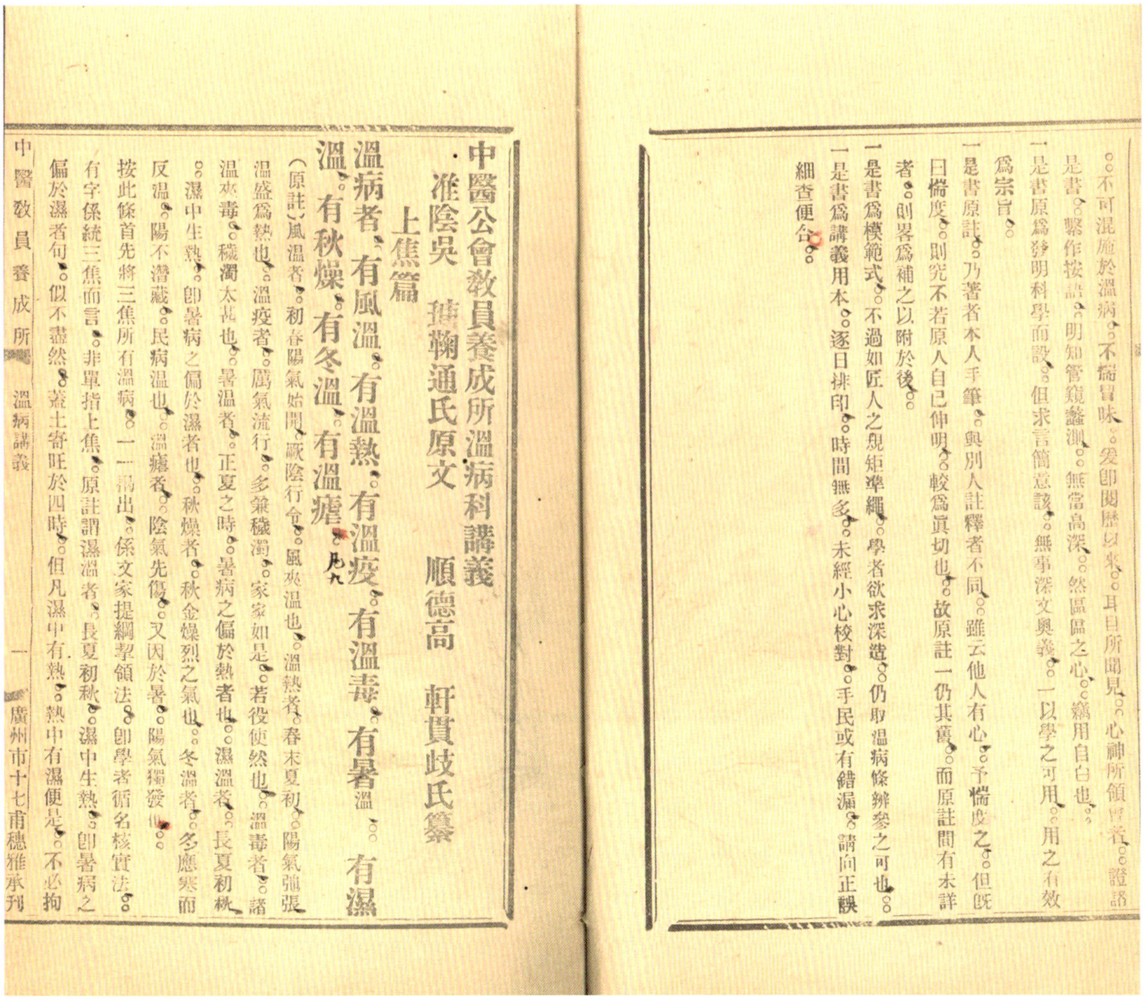

不可混施於溫病。不揣冒昧。爰即閱歷以來。耳目所聞見。心神所領會者。證諸
是書。繫作按語。明知管窺蠡測。無當高深。然區區之心。竊用自白也。
一是書原爲發明科學而設。但求言簡意該。無事深文奧義。一以學之可用。用之有效
爲宗旨。
一是書原註。乃著者本人手筆。與別人註釋者不同。雖云他人有心。予揣度之。但既
曰揣度。則究不若原人自己伸明。較爲眞切也。故原註一仍其舊。而原註間有未詳
者。則畧爲補之以附於後。
一是書爲模範式。不過如匠人之規矩準繩。學者欲求深造。仍取溫病條辨參之可也。
一是書爲講義用本。逐日排印。時間無多。未經小心校對。手民或有錯漏。請向正誤
細查便合。

中醫公會教員養成所溫病科講義
淮陰吳　鞠通氏原文　順德高　軒賈歧氏纂
上焦篇
溫病者。有風溫。有溫熱。有溫疫。有溫毒。有暑溫。有濕溫。有秋燥。有冬溫。有溫瘧。凡九
（原註）風溫者。初春陽氣始開。厥陰行令。風夾溫也。溫熱者。春末夏初。陽氣弛張
溫盛爲熱也。溫疫者。厲氣流行。多兼穢濁。家家如是。若役使然也。溫毒者。諸
溫夾毒。穢濁太甚也。暑溫者。正夏之時。暑病之偏於熱者也。濕溫者。長夏初秋
。濕中生熱。即暑病之偏於濕者也。秋燥者。秋金燥烈之氣也。冬溫者。冬應寒而
反溫。陽不潛藏。民病溫也。溫瘧者。陰氣先傷。又因於暑。陽氣獨發也。
按此條首先將三焦所有溫病。一一稱出。係文家提綱挈領法。即學者循名核實法。
有字係統三焦而言。非單指上焦。原註謂濕溫者。長夏初秋。濕中生熱。即暑病之
偏於濕者何。似不盡然。蓋土寄旺於四時。但凡濕中有熱。熱中有濕便是。不必拘

中醫教員養成所　溫病講義　一　廣州市十七甫穗雅承刊

4. 广东医学实习馆

1918年，广东医学实习馆成立，又名“广东医药实学馆”，地址在广州西关十八甫冼基南。由原医学求益社同人创办，主持人为罗熙如、黎棣初。学制2年，学员多是广州市开业医生。1925年改名为“广中医药专门学校”（又名“广中医学校”），校址设在广州西关恩宁桥脚。

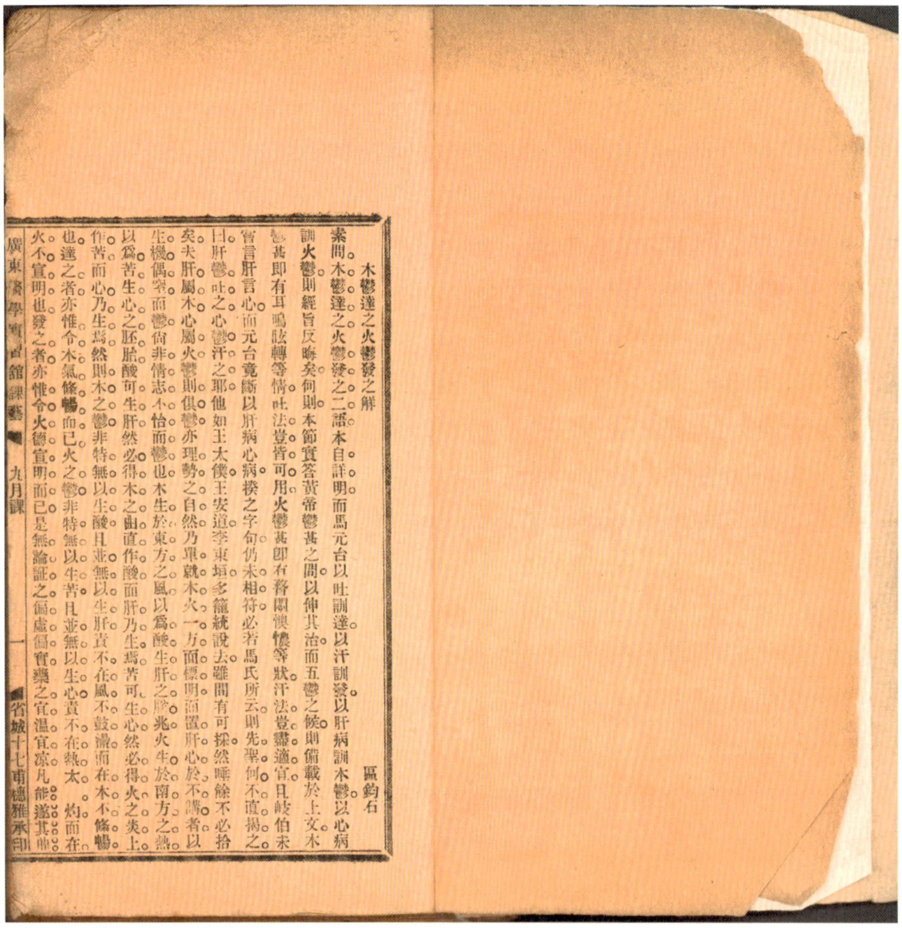
木鬱達之火鬱發之解
區鈞石
素問木鬱達之火鬱發之二語本自詳明而馬元台以吐訓達以汗訓發以肝病訓木鬱以心病
訓火鬱則經旨反晦矣何則本節實答黃帝鬱甚之間以伸其治而五鬱之候則備載於上文木
鬱甚即有耳鳴眩轉等情吐法豈皆可用火鬱甚即有瞀悶懊憹等狀汗法豈盡適宜且岐伯未
嘗言肝言心而元台竟斷以肝病心病摟之字句仍未相符必若馬氏所云則先舉何不直揭之
曰肝鬱吐之心鬱汗之耶他如王太僕王安道李東垣多籠統說去雖間有可採然唾餘不必拾
矣夫肝屬木心屬火鬱則俱鬱亦理勢之自然乃單就木火一方面標明而置肝心於不講者以
生機偶窒而鬱尚非情志不怡而鬱也木生於東方之風以為酸生肝之朕兆火生於南方之熱
以為苦生心之胚胎酸可生肝然必得木之曲直作酸而肝乃生焉苦可生心然必得火之炎上
作苦而心乃生焉然則木之鬱非特無以生酸且並無以生肝責不在風不鼓盪而在木不條暢
也達之者亦惟令木氣條暢而已火之鬱非特無以生苦且並無以生心責不在熱太灼而在
火不宣明也發之者亦惟令火德宣明而已是無論證之偏虛偏實藥之宜溫宜涼凡能遂其曲
廣東醫學實習館課藝 九月課 一 省城十七甫德雅承印

展品25

民国《广东医学实习馆课艺》

长26.5厘米，宽15.5厘米，厚1.5厘米，一册

纸质

5. 九大善堂

近代内忧外患、灾害频发，广东善堂纷纷兴起。善堂是富商豪绅成立的慈善组织，在民间医疗救济、扶持贫民、灾害救助等方面进行慈善援助。许多善堂聘请省城内外著名中医任职，亦为中医临床教学的基地。清末民初，广州有9间著名的善堂，俗称“九大善堂”。

爱育善堂：创设于1871年，由广州商人钟觐平、陈次壬等联合商界同人创办，地址设在广州西关十七甫。除了赠医施药、施棺执殓等一般的善堂工作外，爱育善堂还举办义学，招收贫民子弟免费读书，备受社会好评。

崇正善堂：创办于1896年，地址设在广州西关十一甫，由药材行创办。凡属行内的店号，每号捐出药材若干，并发出缘薄募捐作为经费，聘请4名医生坐堂，免费诊病，每天免费发放百余服药。主要社会活动有赠医（专设儿科及内科）施药、赠衣施米、赈济灾害、出股建设（粤汉）铁路等。

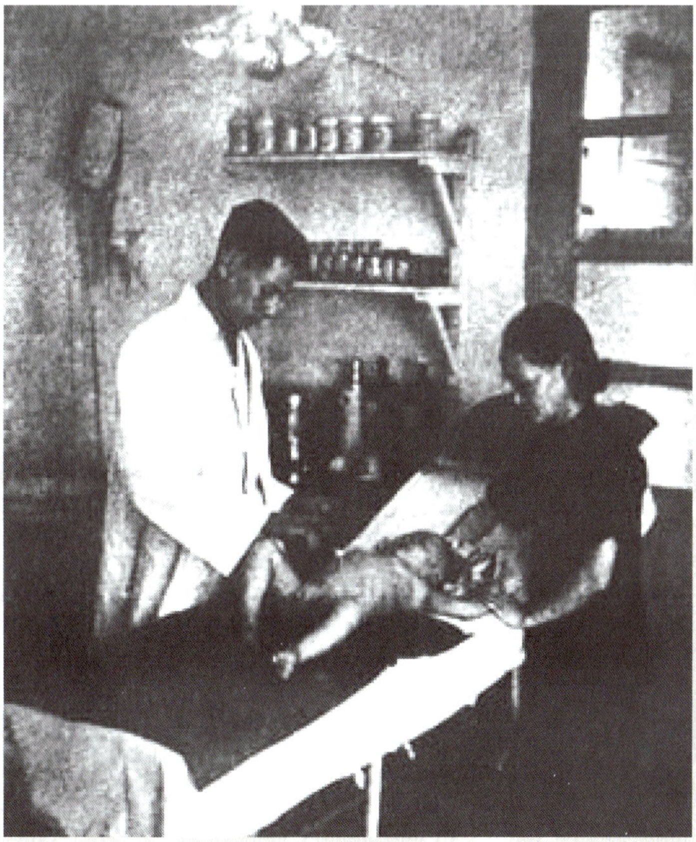

爱育善堂的医生在诊病

方便医院：创设于1899年，前身是商人善士共同出资于城西设立负责收殓、救治的“方便所”，院址即现广州市第一人民医院所在处。得到广州商行南北行（中药业）、金丝行（丝绸业）、三江行（土杂货行）及商人邓希琴等赞助并发起募捐集资扩建，后改为方便医院。主要业务有赠医施药、施衣施粥、救护赈灾、招待病侨、殓葬施棺等。方便医院在前期主要采用中医药治疗，延聘中医驻院诊治，增设留医院。1926年，方便医院在院内附设西医科，但仍以中医药诊治为主，成为一所中西兼备的慈善医疗机构。

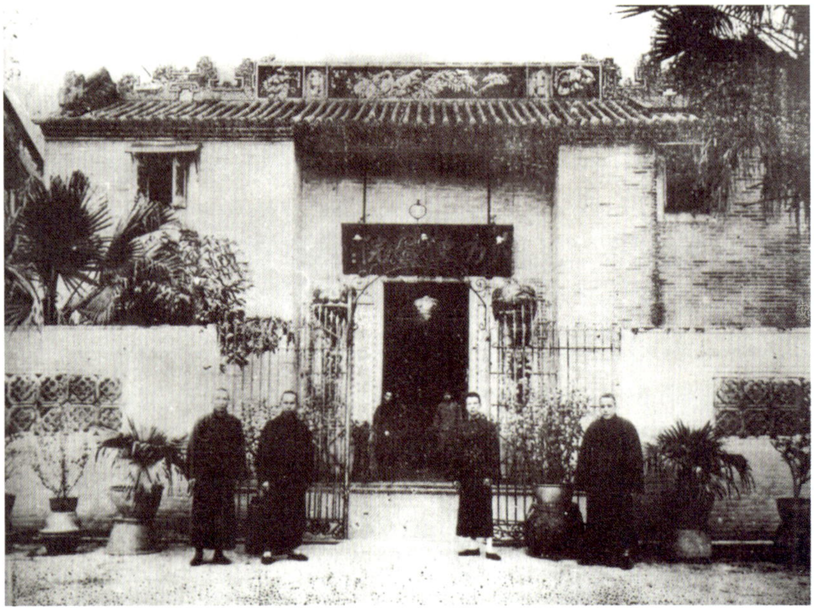

广州城西方便医院

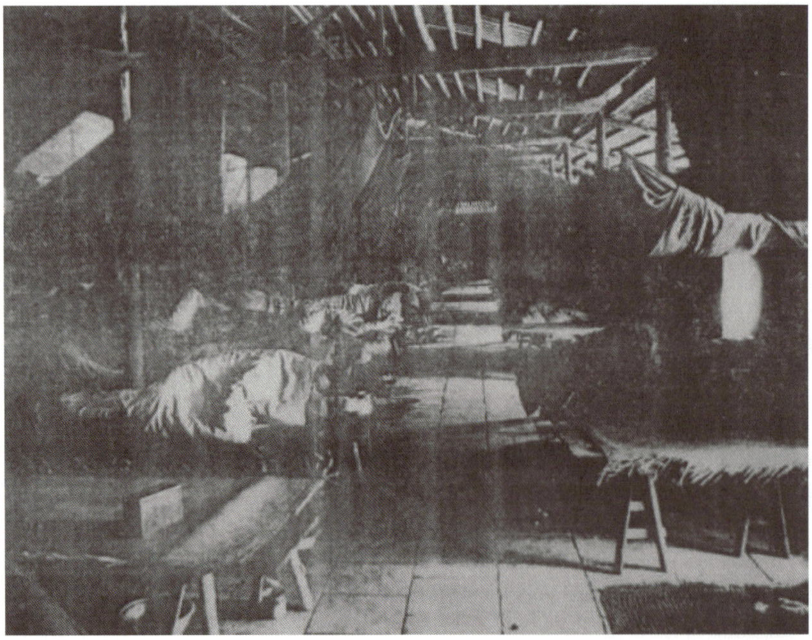

方便医院病房

展品26

1931年城西方便医院药笺（甘伊周订）

长13.6厘米，宽25厘米，一页

纸质

说明：

甘伊周，广东新会人。民国时期岭南著名医家。甘氏在广州城西方便医院担任中医医席及方便医院医务处主任，1927年起在广东中医药专门学校任教。

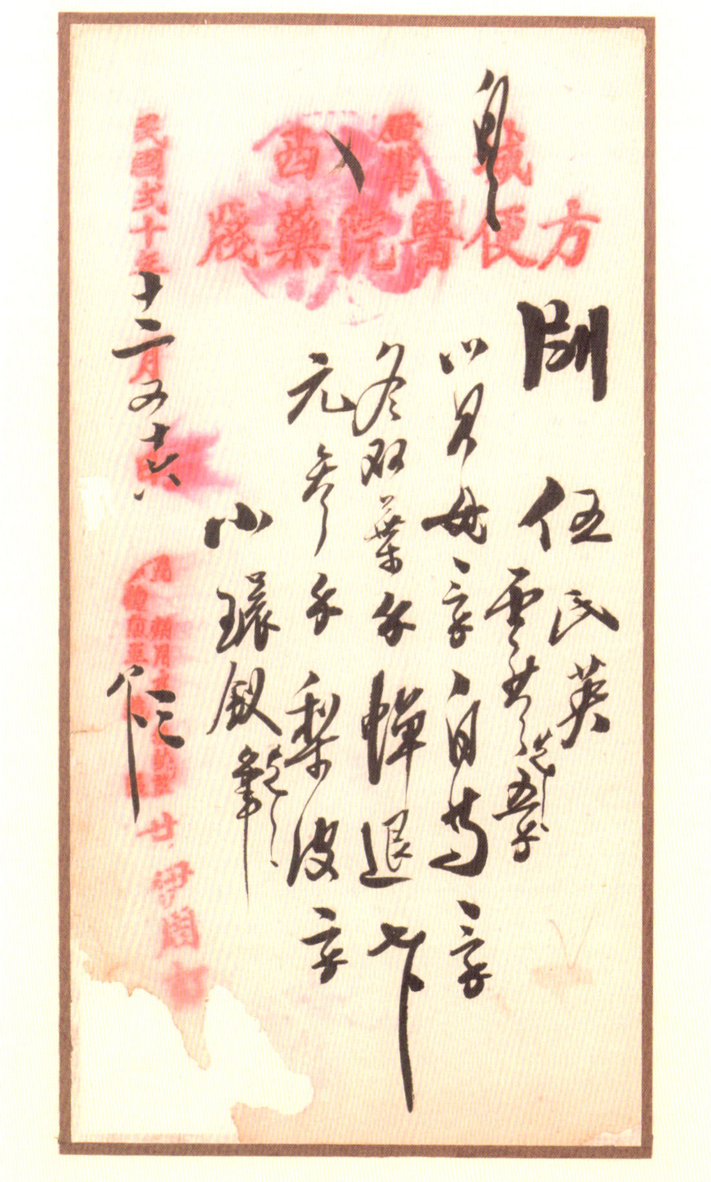

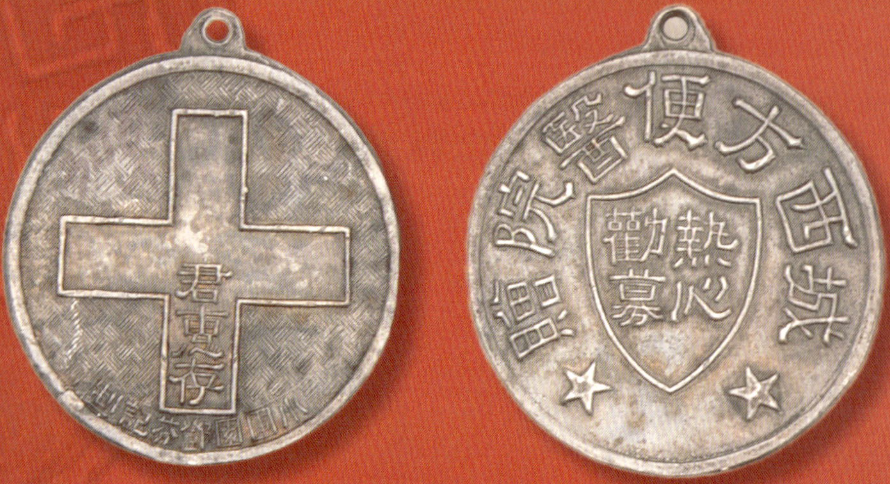

展品27

民国城西方便医院赠“热心劝募”铭铜徽章

直径2.5厘米

铜质

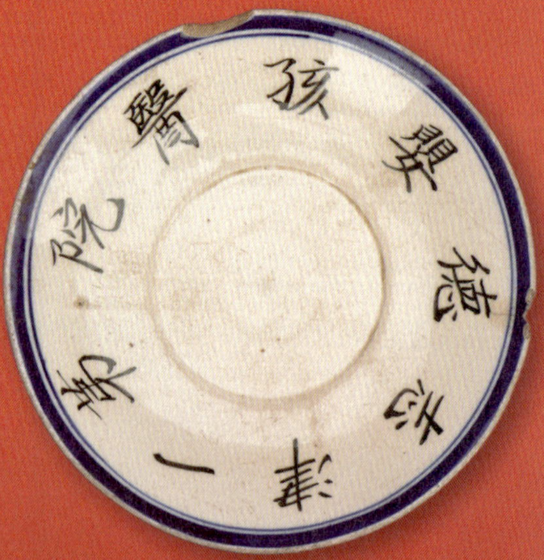

展品28

民国“第一津志德婴孩医院”瓷盘

口径13.8厘米，底径7.5厘米，高3厘米

瓷质

说明：

志德婴孩医院：善堂医院，创设于1908年，地址设在广州第一津，是广东第一所儿童医院。

惠行善堂：成立于1900年，初设于濠畔街，后来迁往天平街，至1903年在晏公街购地建设院址。善堂经费最初由七十二行的热心人士捐款赞助，后来也得到南北美洲和南洋各地华侨的踊跃捐款。以独设疮疡科出名，所制膏丹丸散很有功效。名医朱沛文曾担任善堂主席。

两广广仁善堂：成立于1890年，地址设于现广州一德路石室教堂对面，并设分堂于广西。经费由两广绅商捐助，该堂组织颇大，规模宏伟。每年举办赠医施药，每天施药几百副，门诊几百人。

广济医院：创设于1893年，由七十二行商邀集内地外侨诸善士捐资创立，地址设在广州一德路。首创留医院，并设有门诊部。赠医施药，一律免费。在院留医，食宿免费。

润身社：1854年，由何梦觉、李敬三等创办的文人组织。地址设在广州东门荣华南。本是文人以文会友之所，后见时疫流行，贫苦百姓无钱医理，死亡无数，乃由成员捐资赠医施药，后来向当地殷实绅商募捐，由文人结社改变成善堂组织。该社还出版中医药书籍多种。

述善堂：成立于1897年，设于黄沙述善前街。主要业务有赠医、留医、办义学等。

明德善堂：成立于1898年，设在西关外第七甫，由西关绅商发起组织，设有门诊，赠医施药，但每日只能接诊三四十人。

展品29

1929年3月10日顺德乐从同仁善堂招收医生章程

长37厘米，宽27厘米，一页

纸质

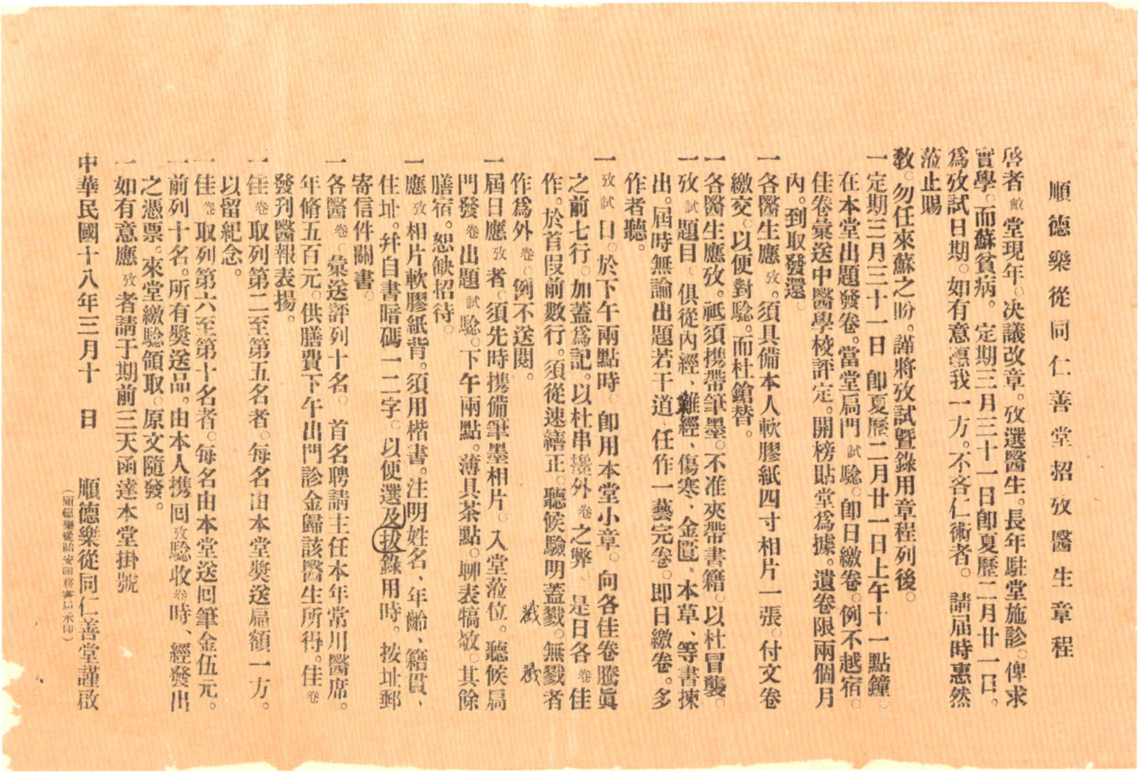

順德樂從同仁善堂招攷醫生章程

啓者敝堂現年。決議改章。攷選醫生。長年駐堂施診。俾求實學。而蘇貧病。定期三月三十一日即夏歷二月廿一日。爲攷試日期。如有意憐我一方。不吝仁術者。請屆時惠然蒞止賜教。勿任來蘇之盼。謹將攷試暨錄用章程列後。

一定期三月三十一日即夏歷二月廿一日上午十一點鐘。在本堂出題發卷。當堂局門試驗。即日繳卷。例不越宿。佳卷彙送中醫學校評定。開榜貼堂爲據。遺卷限兩個月內。到取發還。

一各醫生應攷。須具備本人軟膠紙四寸相片一張。付文卷繳交。以便對驗。而杜鎗替。

一各醫生應攷。祗須携帶筆墨。不准夾帶書籍。以杜冒襲。

一攷試題目。俱從內經、難經、傷寒、金匱、本草、等書揀出。屆時無論出題若干道。任作一藝完卷。即日繳卷。多作者聽。

一攷試日。於下午兩點時。即用本堂小章。向各佳卷騰眞之前七行。加蓋爲記。以杜串攙外卷之弊。是日各卷佳作。於首段前數行。須從速繕正。聽候驗明蓋戳。無戳者作爲外卷。例不送閱。

一屆日應攷者。須先時携備筆墨相片。入堂蒞位。聽候局門發卷出題試驗。下午兩點。薄具茶點。聊表犒敬。其餘膳宿。恕缺招待。

一應攷相片軟膠紙背。須用楷書。注明姓名、年齡、籍貫、住址。并自書暗碼一二字。以便選及拔錄用時。按址郵寄信件關書。

一各醫卷。彙送評列十名。首名聘請主任本年常川醫席。年俻五百元。供膳費下午出門診金歸該醫生所得。佳卷發列醫報表揚。

一佳卷取列第二至第五名者。每名由本堂獎送扁額一方。以留紀念。

一佳卷取列第六至第十名者。每名由本堂送回筆金伍元。前列十名。所有獎送品。由本人携回攷驗收卷時、經發出之憑票。來堂繳驗領取。原文隨發。

一如有意應攷者請于期前三天函達本堂掛號

中華民國十八年三月十日　順德樂從同仁善堂謹啟

展品30

民国广州庸常善社赠送急救时症散方

长25.5厘米，宽18厘米，一页

纸质

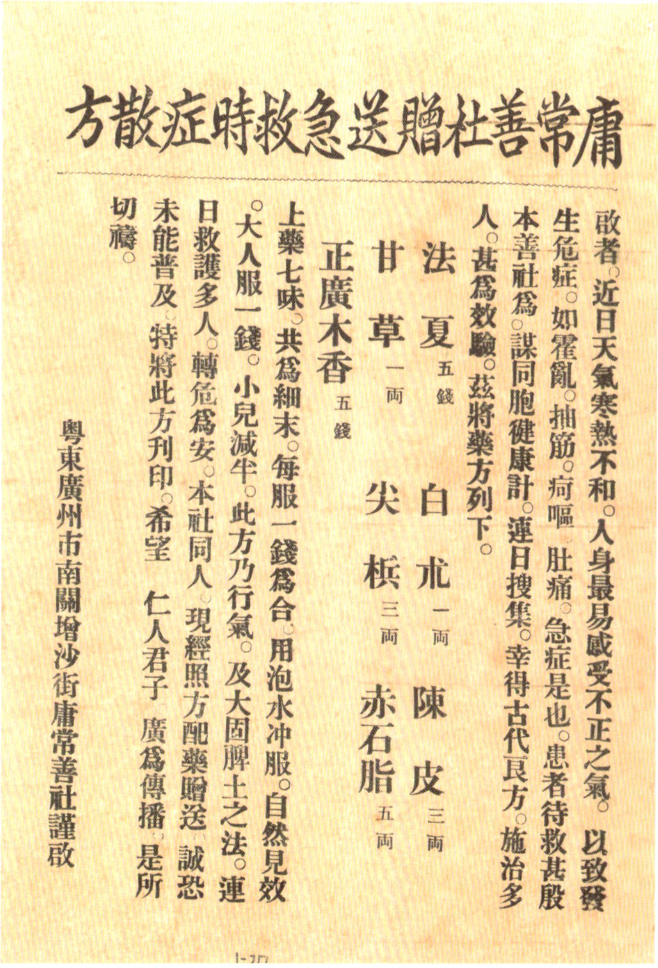

庸常善社贈送急救時症散方

啟者。近日天氣寒熱不和。人身最易感受不正之氣。以致發生危症。如霍亂。抽筋。疴嘔。肚痛。急症是也。患者待救甚殷。本善社爲。謀同胞健康計。連日搜集。幸得古代良方。施治多人。甚爲效驗。茲將藥方列下。

法夏五錢　白朮一両　陳皮三両

甘草一両　尖梹三両　赤石脂五両

正廣木香五錢

上藥七味。共爲細末。每服一錢爲合。用泡水冲服。自然見效。大人服一錢。小兒減半。此方乃行氣。及大固脾土之法。連日救護多人。轉危爲安。本社同人。現經照方配藥贈送。誠恐未能普及。特將此方刊印。希望 仁人君子。廣爲傳播。是所切禱。

粵東廣州市南關增沙街庸常善社謹啟

1-717

二

省港药材行

广东地处岭南沿海，自古以来就是中药的生产基地和进出口集散地，商贸繁荣，历史悠久。中药行业发展至清代已逐渐成行成市，形成著名的广州“药业八行”、香港“药业三会”。省港药业组织是广东近代投资兴办中医教育的重要力量之一。

如今提到广州十三行，大多数人首先想到的是服装批发集散地，实际上，自民国以来，在桨栏街、宝华路、杉木栏和十三行一带，密集的药铺连绵不绝，可谓是名副其实的“药街”。在当时，走在十三行一带，梁财信、敬修堂、保滋堂、王老吉、潘高寿等药店招牌相继映入眼帘。

1. 广州药业八行

南北经纪行、西土行、参茸行、生药行、生草药行、药片行、熟药丸散行、樽头行（表2）。

表2 广州药业八行

行头	经营性质及范围	组织者	参与药商和药材铺	集散地
南北经纪行	从事全国各地道地药材批发业务的药行，兼营一些进口南药，如木香、丁香、乳香、没药、洋砂仁、豆蔻等	同德堂	—	油栏门（现一德路以南海珠路段）、迴栏桥一带（现仁济西路）
西土行	主营广东、广西所产药材以及邻近湖南、江西所出产的道地药材，如藿香、陈皮、巴戟天、天花粉、何首乌、金银花、钩藤、春砂仁、益智、槟榔等近500种	慎业堂（西土业）、成美堂（西土药店）	陈信义、张泰昌、唐钜昌、卫兆隆、广悦来、生和药材行等	晏公街、水月宫街一带
参茸行	主营人参、鹿茸和进口贵药、细药，如珍珠、琥珀、牛黄、犀角、猴枣、麝香、熊胆、鹿尾、冰片、三七、肉桂之类，兼营一些南药，如砂仁、豆蔻、乳香、没药等	昭信堂（洋参业店号）、诚信堂（南茸店号）、张大昌堂	同丰泰、永昌隆、忠信行、宝安隆、同安泰、同顺泰、裕泰祥、利丰行等	西荣巷、浆栏路、仁济路、一德西一带

（续表）

行头	经营性质及范围	组织者	参与药商和药材铺	集散地
生药行	主营未经炮制的药材，市面零售	张大昌堂	信诚、杏培、万济、洪昌、益元等	西关仁安街、豆栏街、晋原街一带
生草药行	主营民间草药的批发与零售，多为祖传或师承。其经营特点是家店不分，连医带药	—	百福、百如、百草、万草、荣远堂、回春堂等	全市各主要街道
药片行	主要加工炮制成饮片出售，如炮天雄、法半夏、炙甘草、川芎片、茯苓、黄芪、黄芩、桔梗、郁金等几十个品种	广聚堂、永昌堂（专营茯苓）	鼎盛时有70家之多	多集中于闹市街道
熟药丸散行	专营饮片、汤剂，以市面零售为主，兼营膏丸散丹成药及滋补品等，设有坐堂医生	杏泉堂、杏和堂	关赞育、黎杏林、广同济、致和堂、益寿堂、保滋堂、集兰堂等	多集中于闹市街道
樽头行	主营滋补类药材如冬虫夏草、枸杞子、黄芪、党参、白术、茯苓、川芎、当归、白芍、熟地黄等以及参茸、燕窝之类，但不设成药配剂	—	—	太平桥、光复南（现光明南路）一带

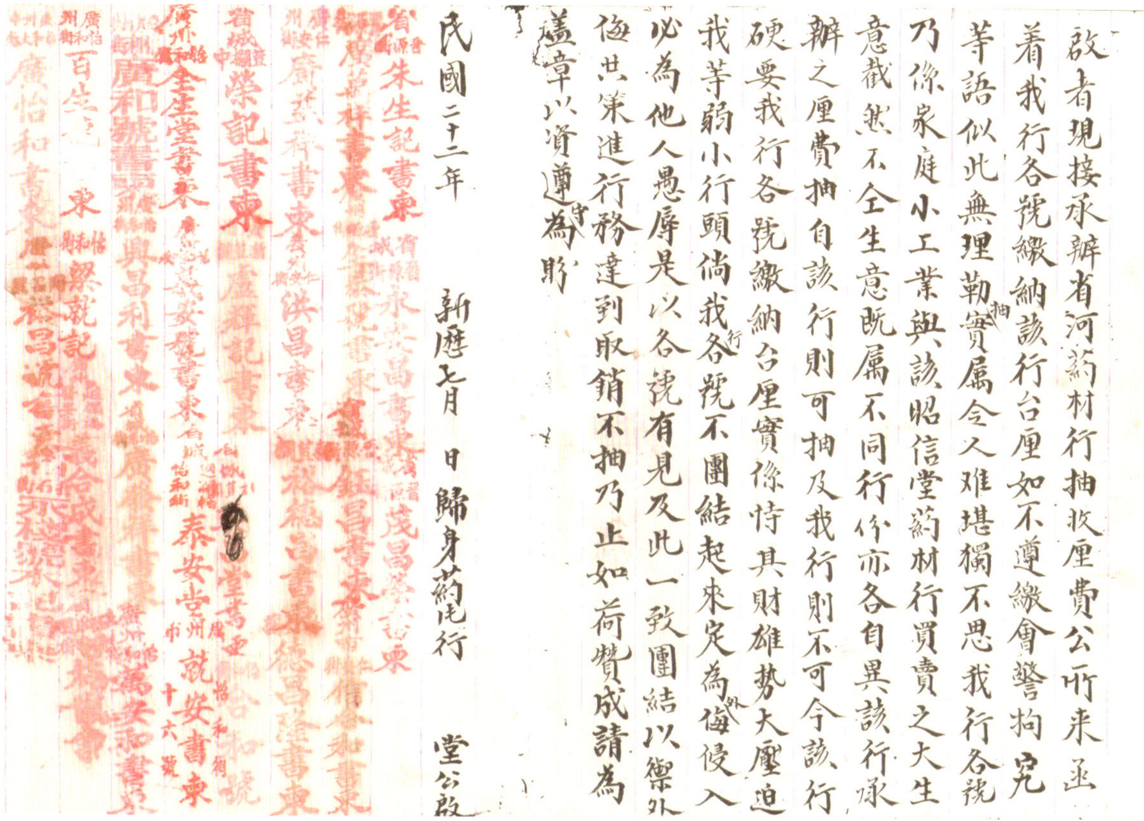

啟者現接承辦省河藥材行抽收釐費公所來函
着我行各號繳納該行台釐如不遵繳會警拘究
等語似此無理勒抽實屬令人难堪獨不思我行各號
乃係家庭小工業與該昭信堂藥材行買賣之大生
意截然不仝生意既屬不同行份亦各自異該行承
辦之釐費抽自該行則可抽及我行則不可令該行
硬要我行各號繳納台釐實係恃其財雄勢大壓迫
我等弱小行頭倘我各行號不團結起來定為外侮侵入
必為他人愚辱是以各號有見及此一致團結以禦外
侮世衆進行務達到取銷不抽乃止如荷贊成請為
蓋章以資遵守為盼

民國二十二年 新曆七月 日 歸身藥材行 堂公啟

展品31

1933年《广东省药材行联名抗议书》

长51厘米，宽26厘米，一页

纸质

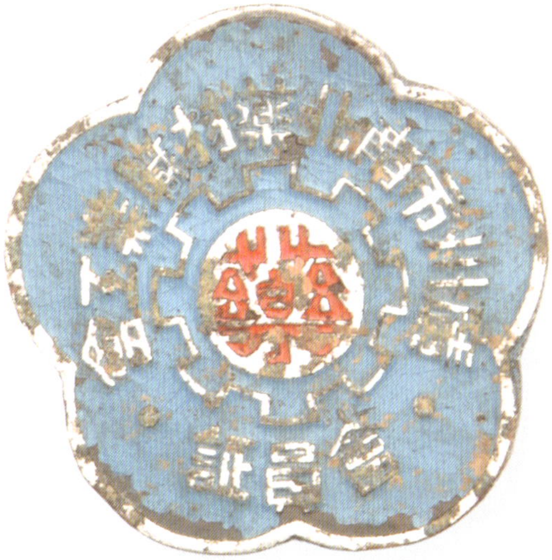

展品32

民国广州市南北药材职业工会会员证章

直径3厘米

铁质

展品33

1940年《香港中药联商会所征信录》第14期

长25.3厘米，宽18.4厘米，厚0.6厘米，一册

纸质

说明：

香港中药联商会所己卯（1939年）至庚辰（1940年）款项收支记录。内容包含广东中医药专门学校校舍建设、教学物资购买等的支出记录。

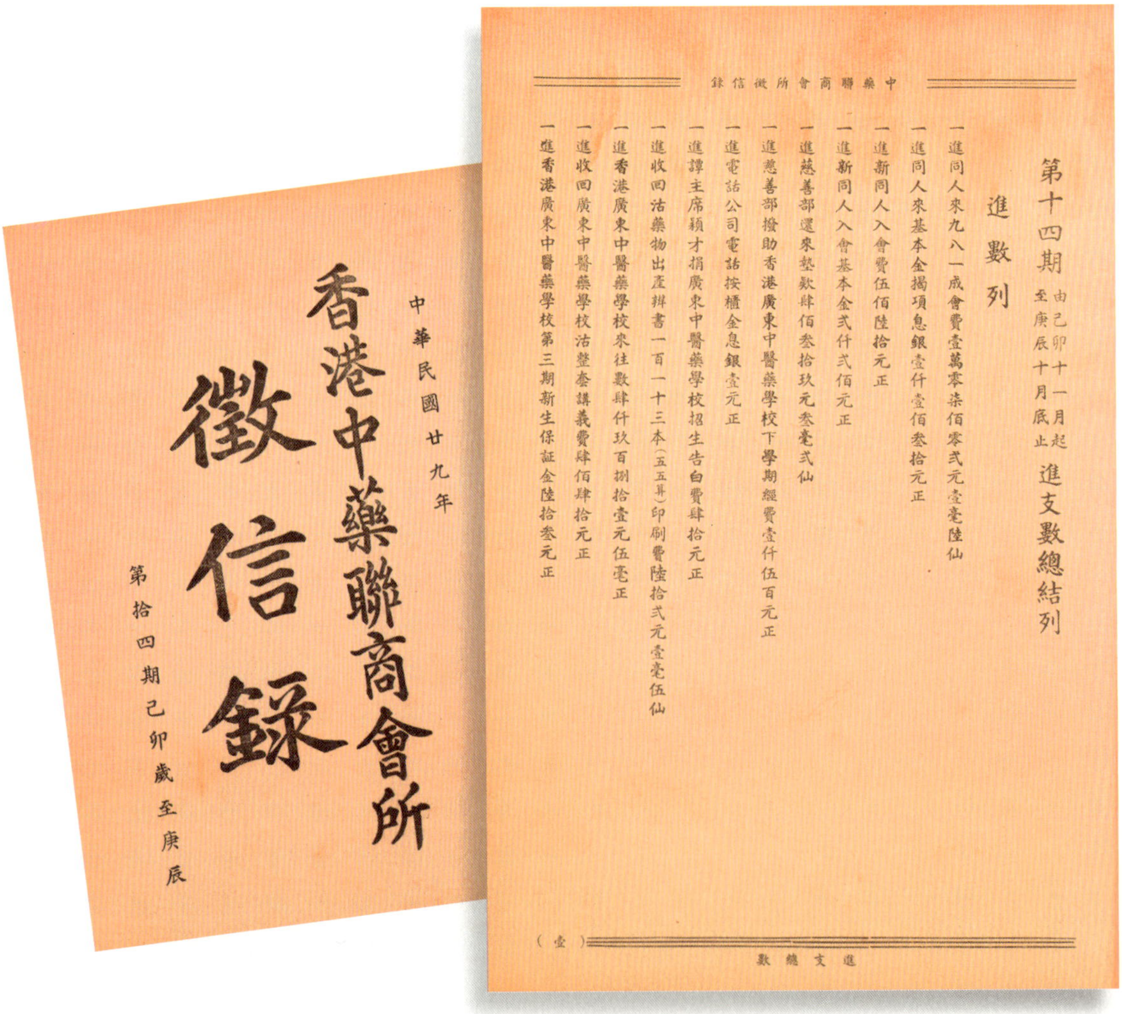
香港中藥聯商會所
徵信錄
中華民國廿九年
第拾四期己卯歲至庚辰
中藥聯商會所徵信錄
第十四期 由己卯十一月起至庚辰十月底止 進支數總結列
進數列
一進同人來九八一成會費壹萬零柒佰零弍元壹毫陸仙
一進同人來基本金揭項息銀壹仟壹佰叁拾元正
一進新同人入會費伍佰陸拾元正
一進新同人入會基本金弍仟弍佰元正
一進慈善部還來墊款肆佰叁拾玖元叁毫弍仙
一進慈善部撥助香港廣東中醫藥學校下學期經費壹仟伍百元正
一進電話公司電話按櫃金息銀壹元正
一進譚主席穎才捐廣東中醫藥學校招生告白費肆拾元正
一進收回沽藥物出產辨書一百一十三本（五五算）印刷費陸拾弍元壹毫伍仙
一進香港廣東中醫藥學校來往數肆仟玖百捌拾壹元伍毫正
一進收回廣東中醫藥學校沽盤套講義費肆佰肆拾元正
一進香港廣東中醫藥學校第三期新生保証金陸拾叁元正
（壹）
進支總數

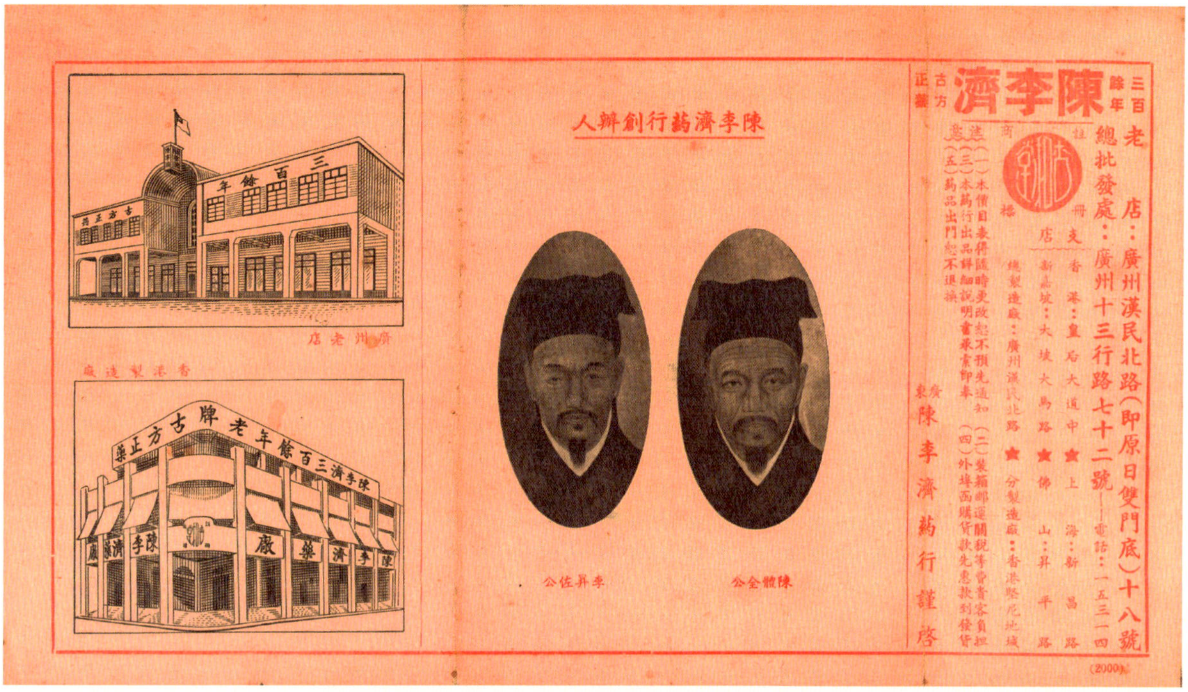

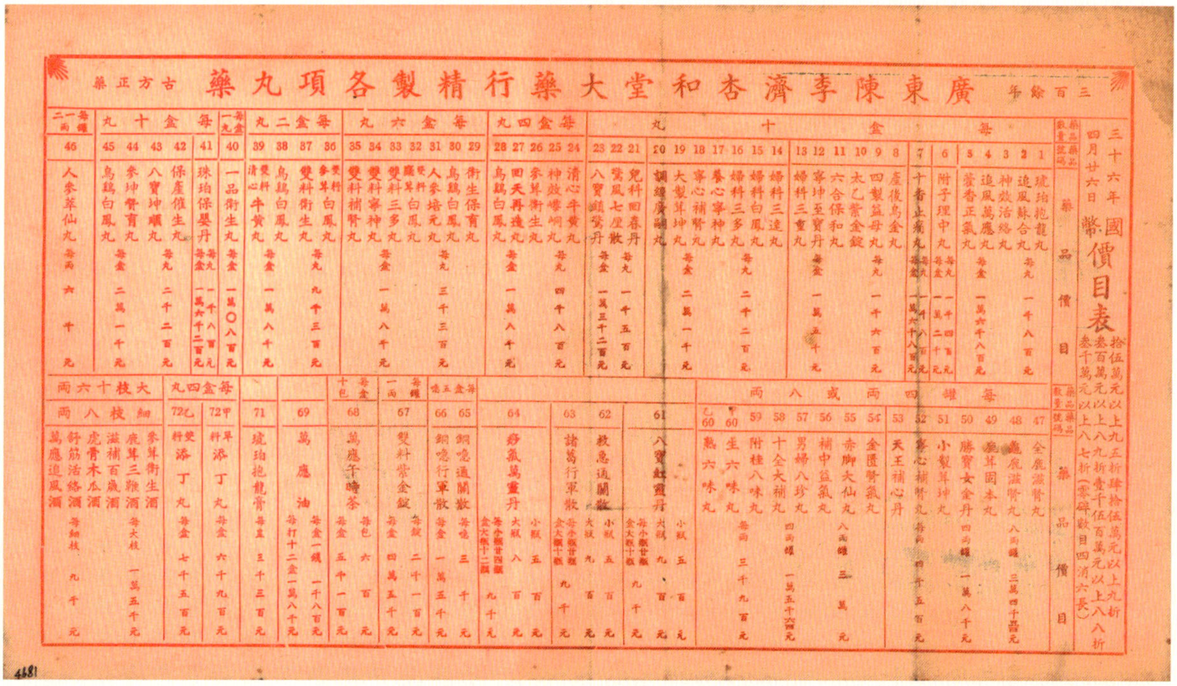

展品34

1947年陈李济药行创办人及药厂图广告单、价目表

长36.4厘米，宽20.1厘米，一页

纸质

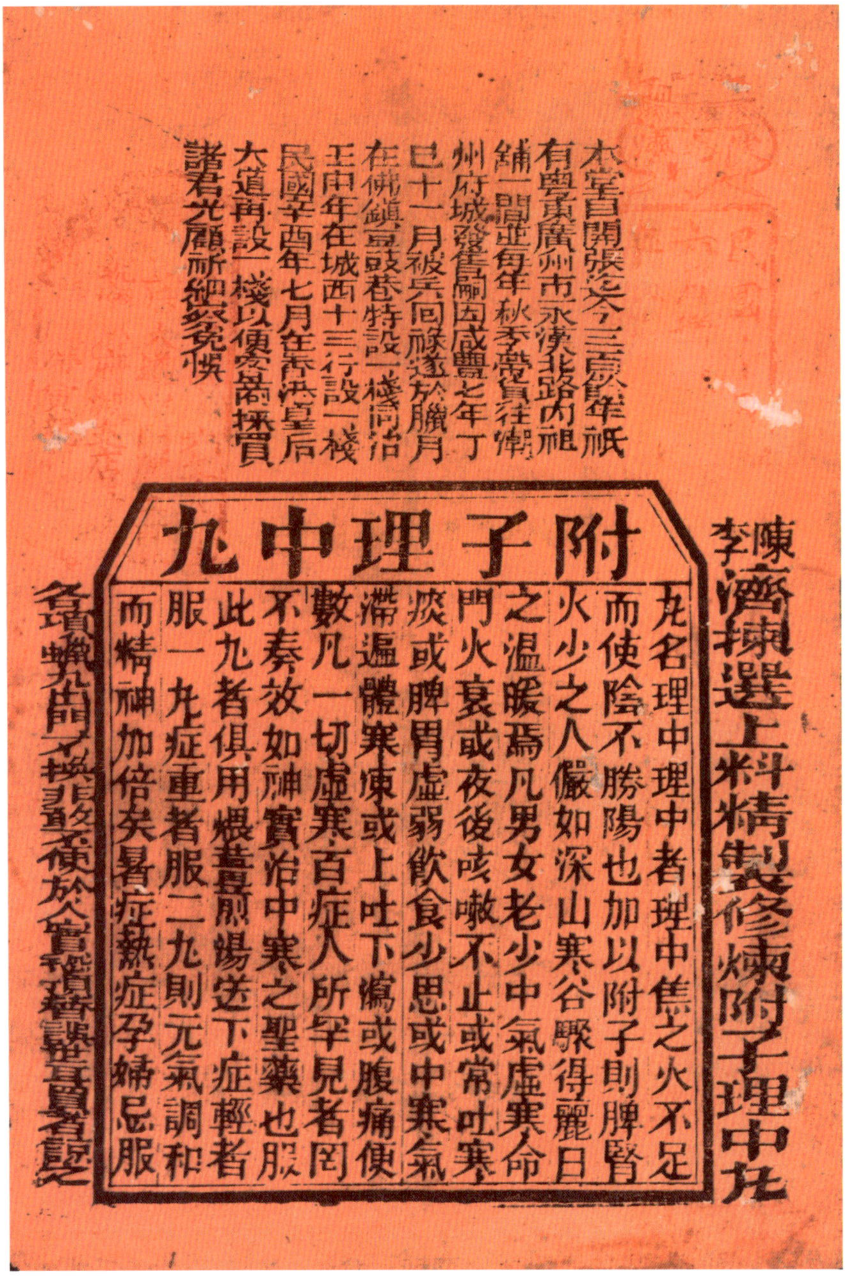
本號自開張迄今三百餘年祇有粵東廣州市永漢北路內祖舖一間並每年秋季發貨往潮州府城發售開因咸豐七年丁巳十一月被兵回祿遂於臘月在佛鎮豆豉巷特設一棧同治壬申年在城西十三行設一棧民國辛酉年七月在香港皇后大道再設一棧以便客商採買諸君光顧祈細察免悞

陳李濟揀選上料精製修煉附子理中丸

附子理中丸

丸名理中理中者理中焦之火不足而使陰不勝陽也加以附子則脾腎火少之人儼如深山寒谷驟得麗日之溫暖焉凡男女老少中氣虛寒命門火衰或夜後咳嗽不止或常吐寒痰或脾胃虛弱飲食少思或中寒氣滯遍體寒凍或上吐下瀉或腹痛便數凡一切虛寒百症人所罕見者罔不奏效如神實治中寒之聖藥也服此丸者俱用煨薑煎湯送下症輕者服一丸症重者服二丸則元氣調和而精神加倍矣暑症熱症孕婦忌服

各寶號丸散門人換[illegible]於人實[illegible]買者慎之

展品35

民国陈李济“附子理中丸”仿单

长18.2厘米，宽26.6厘米，一页

纸质

展品36

民国广州陈李济苏合丸、万应油广告单

长22厘米，宽15厘米，一页

纸质

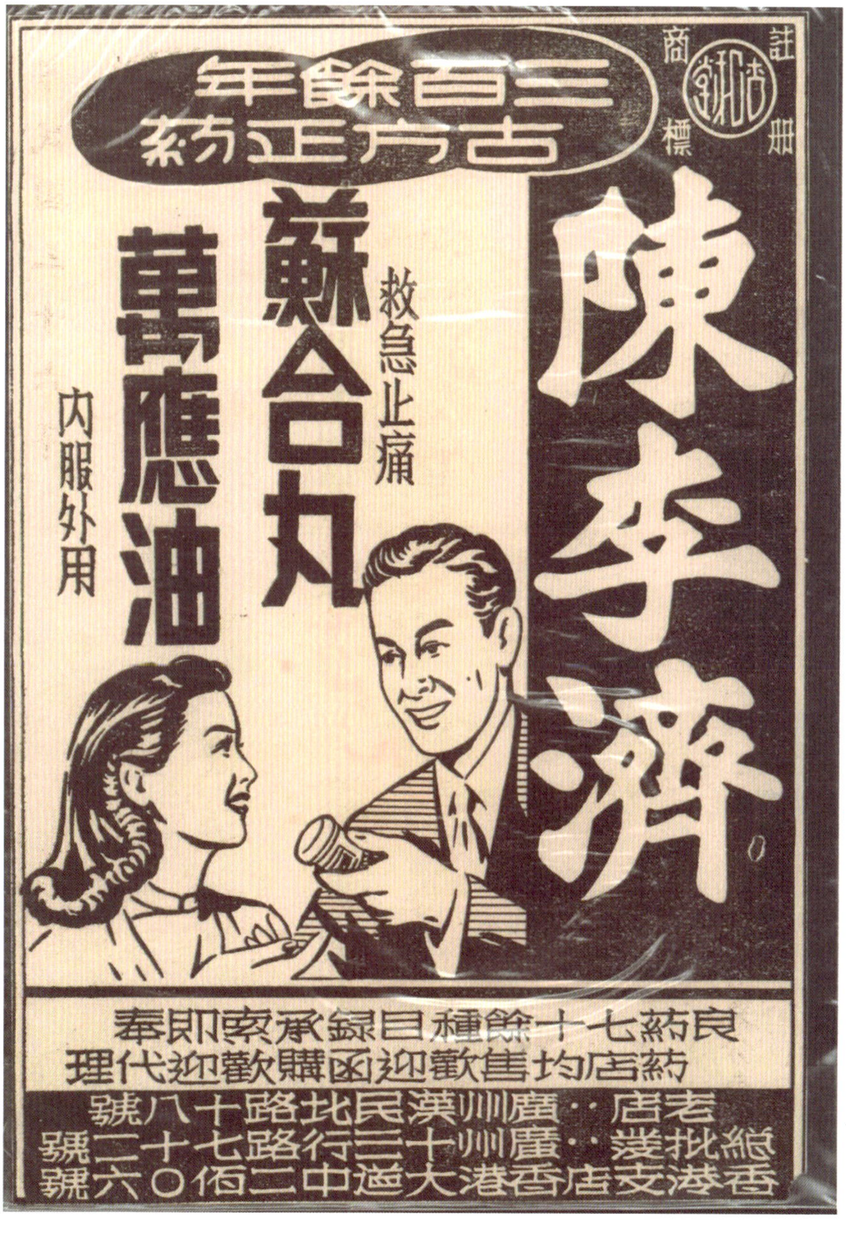

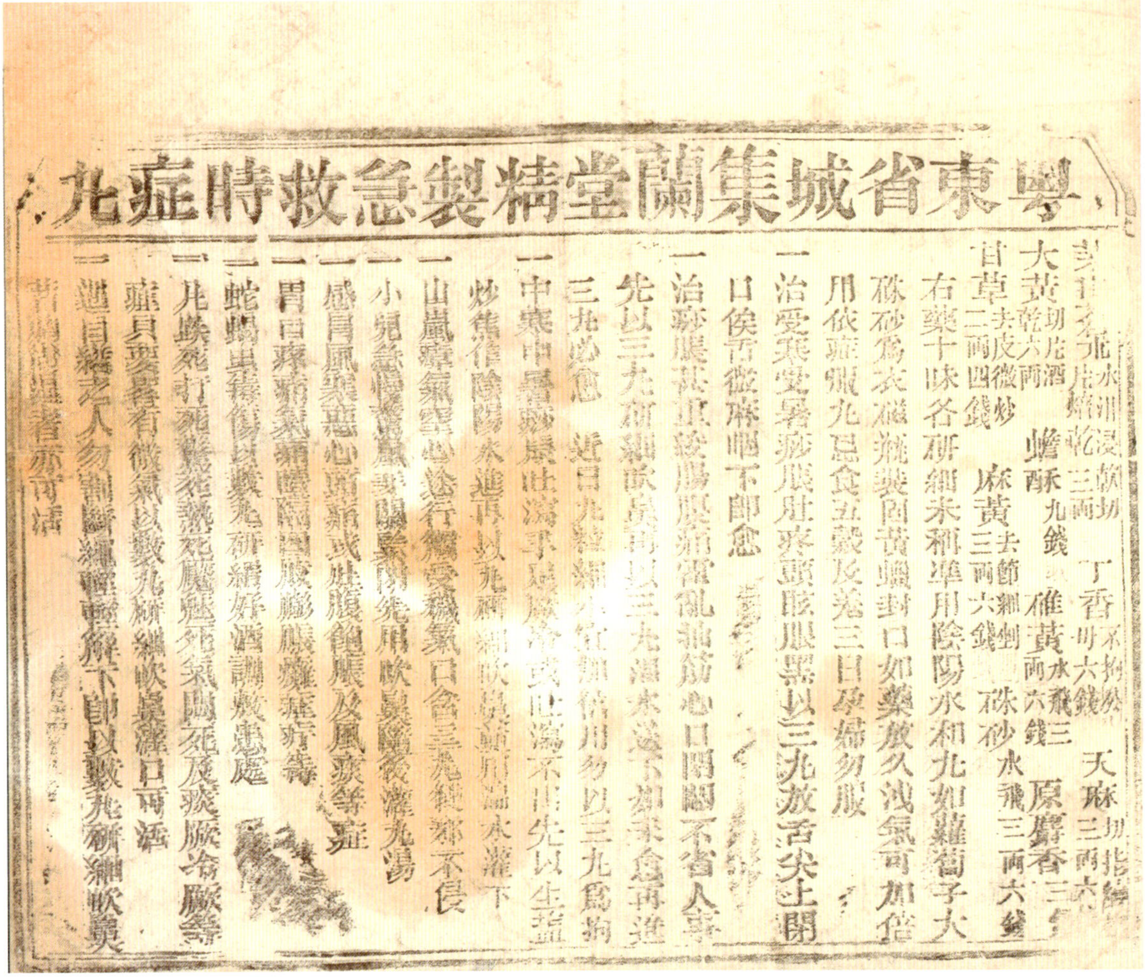

粵東省城集蘭堂精製急救時症丸

[illegible]水浸軟切　丁香不拘炒　天麻三兩六[illegible]
大黃切片酒蒸乾六兩　蟾酥九錢　雄黃水飛三兩六錢　原麝香三[illegible]
甘草去皮微炒二兩四錢　麻黃去節細剉三兩六錢　硃砂水飛三兩六錢
右藥十味各研細末秤準用陰陽水和丸如蘿蔔子大
硃砂為衣磁瓶裝固黃蠟封口如藥放久泄氣可加倍
用依症服丸忌食五穀及羹三日孕婦勿服
一治受寒受暑痧脹肚痛頭眩服藥以三丸放舌尖上閉
口俟舌微麻嚥下即愈
一治痧脹甚或腸服痛霍亂抽筋心口閉悶不省人事
先以三丸研細吹鼻再以三丸溫水送下如未愈再進
三丸必愈　近日丸粒細小宜加倍用勿以三丸為拘
一中寒中暑痧脹吐瀉手足厥冷或吐瀉不出先以生薑
炒焦作陰陽水進再以丸研細吹鼻[illegible]用溫水灌下
一山嵐瘴氣穿心途行觸受穢氣口含三丸能辟邪不侵
一小兒急慢驚風牙關緊閉先用吹鼻後灌丸湯
一感冒風寒噁心頭痛或肚腹飽脹及風痰等症
一胃口疼痛氣痛噎膈脹膨脹癰疽疔毒
一蛇蝎蟲毒傷以數丸研細好酒調敷患處
一凡跌死打死縊死溺死魘死氣閉死及痰厥冷厥等
症只要略有微氣以數丸研細吹鼻灌口可活
一遇自縊之人勿割斷繩索輕輕解下即以數丸研細吹鼻
若[illegible]者亦可活

展品37

集兰堂精制急救时症丸广告

长24厘米，宽21.5厘米，一页

纸质

展品38

民国粤港澳黄中璜药厂乌鸡白凤丸广告单

长19.5厘米，宽25.5厘米，一页

纸质

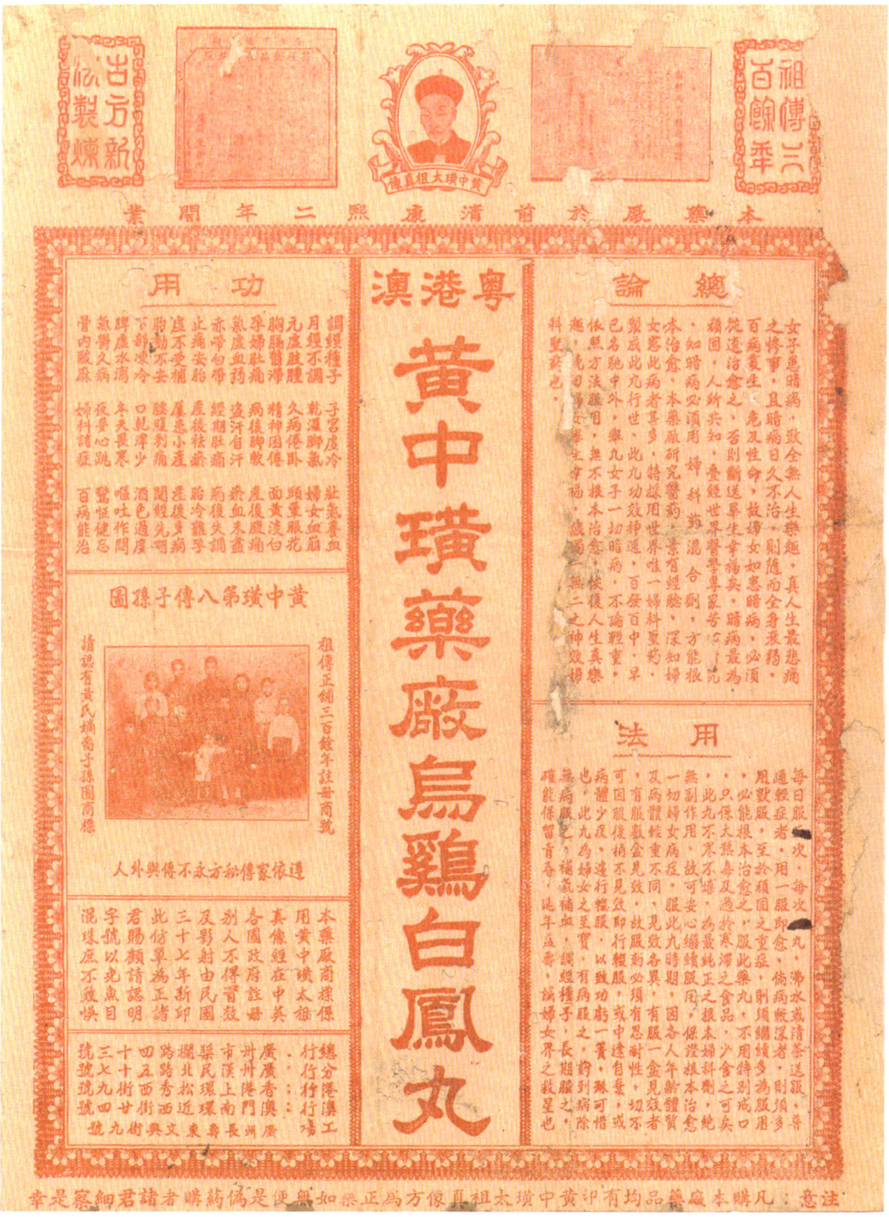

展品39

1953年同安泰参茸国药行广告单

长21厘米，宽35厘米，一页

纸质

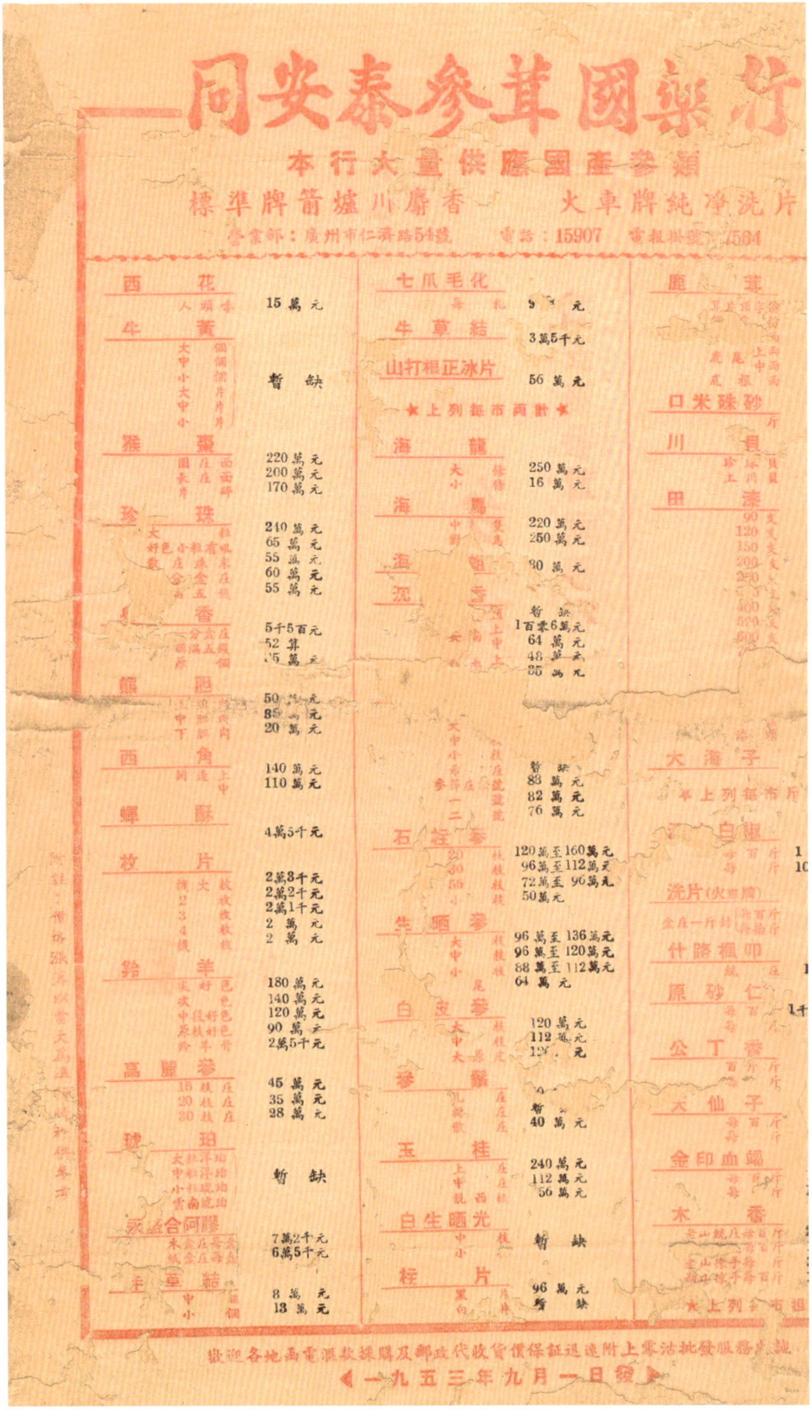

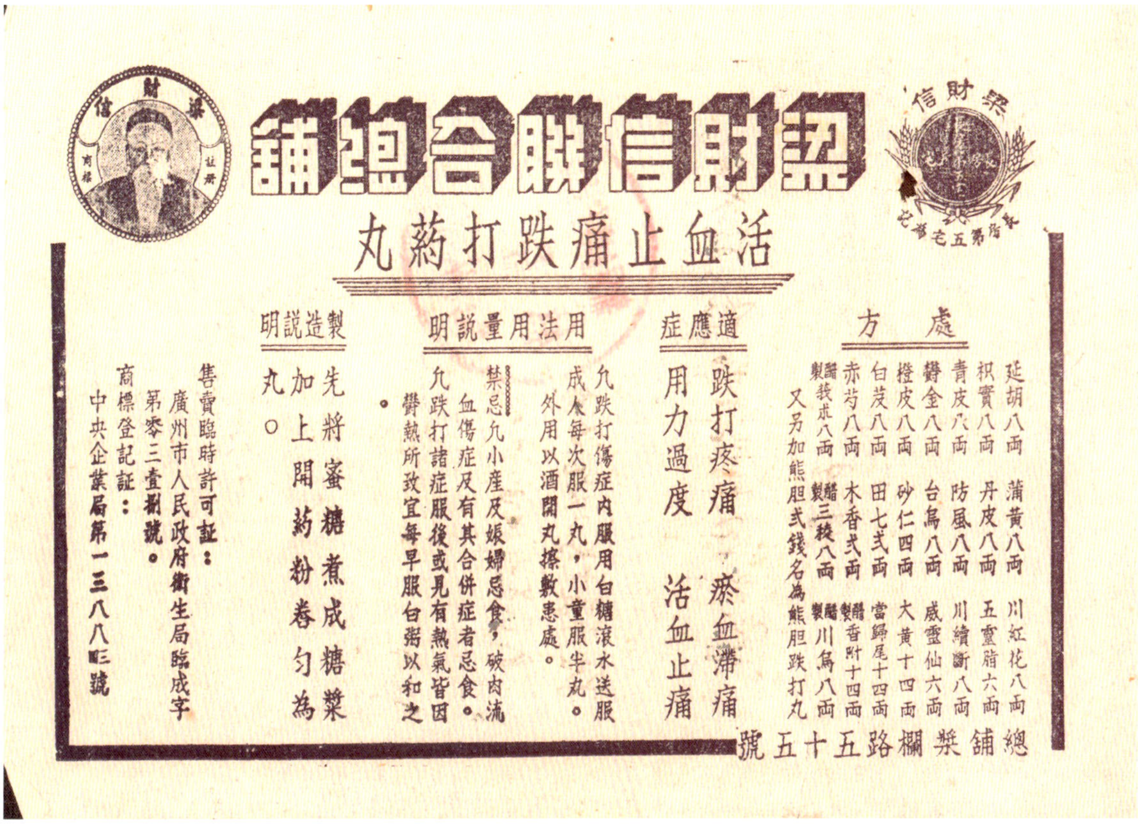
梁財信聯合總鋪

活血止痛跌打藥丸

處方

延胡八両 蒲黃八両 川紅花八両
枳實八両 丹皮八両 五靈脂六両
青皮六両 防風八両 川續斷八両
鬱金八両 台烏八両 威靈仙六両
橙皮八両 砂仁四両 大黃十四両
白芨八両 田七弍両 當歸尾十四両
赤芍八両 木香弍両 醋製香附十四両
醋製莪朮八両 醋製三稜八両 醋製川烏八両
又另加熊胆弍錢名為熊胆跌打丸

適應症

跌打疼痛 瘀血滯痛
用力過度 活血止痛

用法用量說明

凡跌打傷症內服用白糖滾水送服，成人每次服一丸，小童服半丸。
外用以酒開丸擦敷患處。
禁忌：凡小產及娠婦忌食，破肉流血傷症及有其合併症者忌食。
凡跌打諸症服後或見有熱氣皆因鬱熱所致宜每早服白粥以和之。

製造說明

先將蜜糖煮成糖漿加上開藥粉舂勻為丸。

售賣臨時許可証：廣州市人民政府衛生局臨成字第零三壹捌號。
商標登記証：中央企業局第一三八八[illegible]號

總鋪槳欄路五十五號

展品40

梁财信联合总铺活血止痛跌打药丸说明书

长15.5厘米，宽11.0厘米，一页

纸质

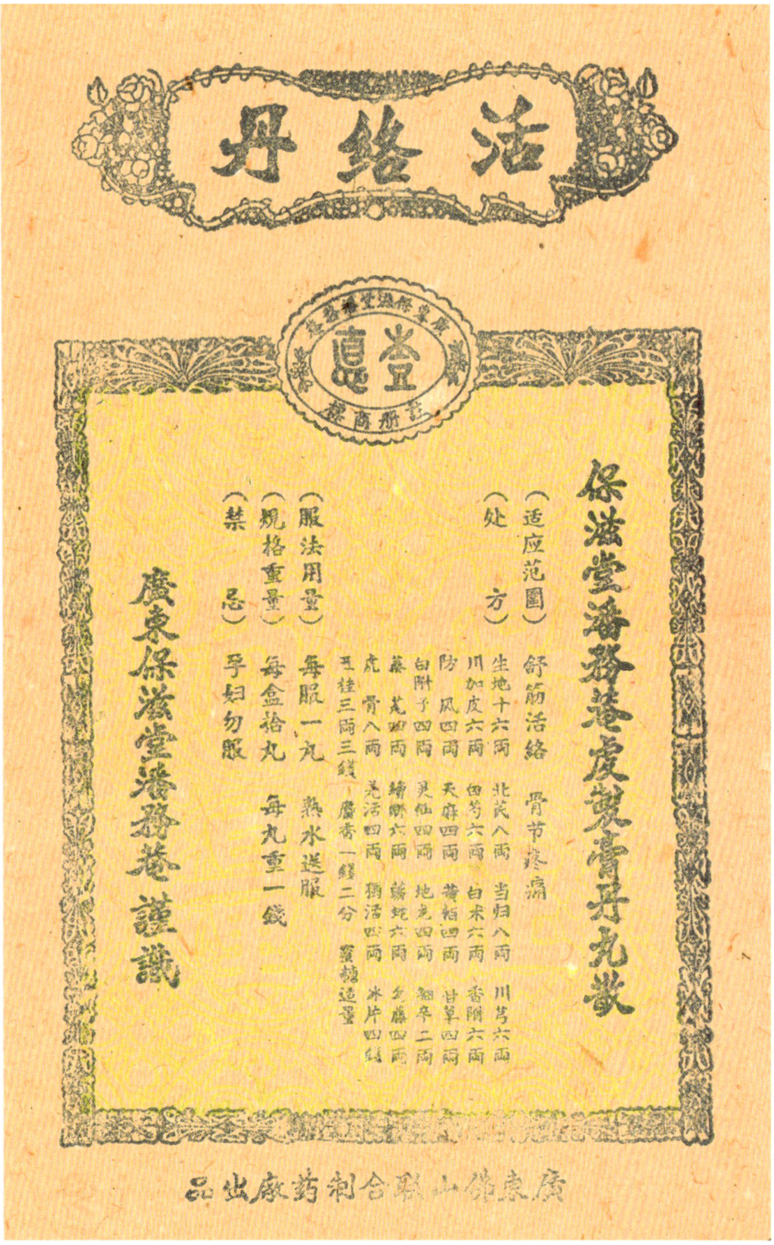
活絡丹

保滋堂潘務菴虔製膏丹丸散

（适应范圍）舒筋活絡　骨节疼痛

（处　方）
生地十六兩　北芪八兩　当归八兩　川芎六兩
川加皮六兩　白芍六兩　白术六兩　香附六兩
防　风四兩　天麻四兩　黄柏四兩　甘草四兩
白附子四兩　灵仙四兩　地龙四兩　細辛二兩
秦　艽四兩　續断六兩　蘄蛇六兩　钩藤四兩
虎　骨八兩　羌活四兩　獨活四兩　冰片四錢
玉桂三兩三錢　麝香一錢二分　蜜糖适量

（服法用量）每服一丸　熱水送服

（规格重量）每盒拾丸　每丸重一錢

（禁　忌）孕妇勿服

廣東保滋堂潘務菴謹識

廣東佛山聯合制葯廠出品

展品41

广东保滋堂潘务庵活络丹说明书

长17厘米，宽10.5厘米，一页

纸质

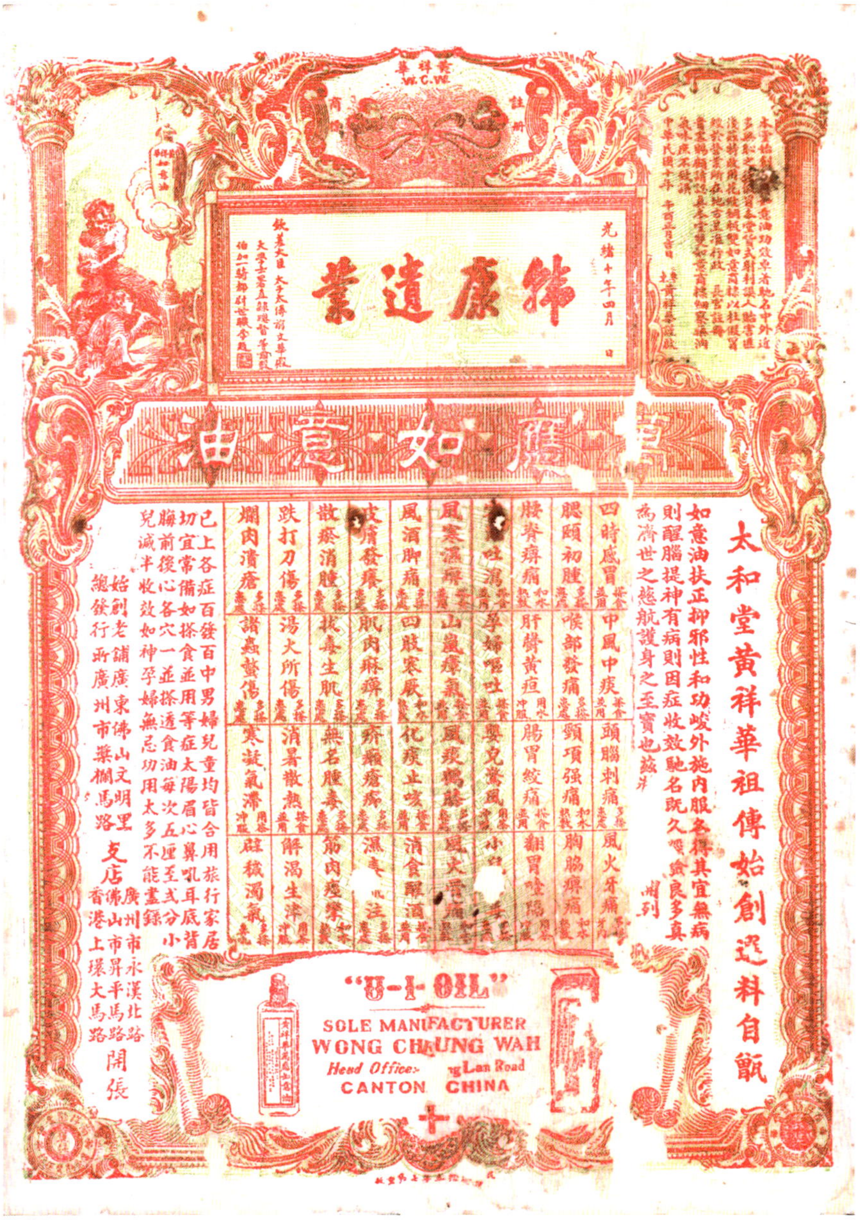

展品42

民国太和堂黄祥华万应如意油仿单

长30.1厘米，宽22.2厘米，一页

纸质

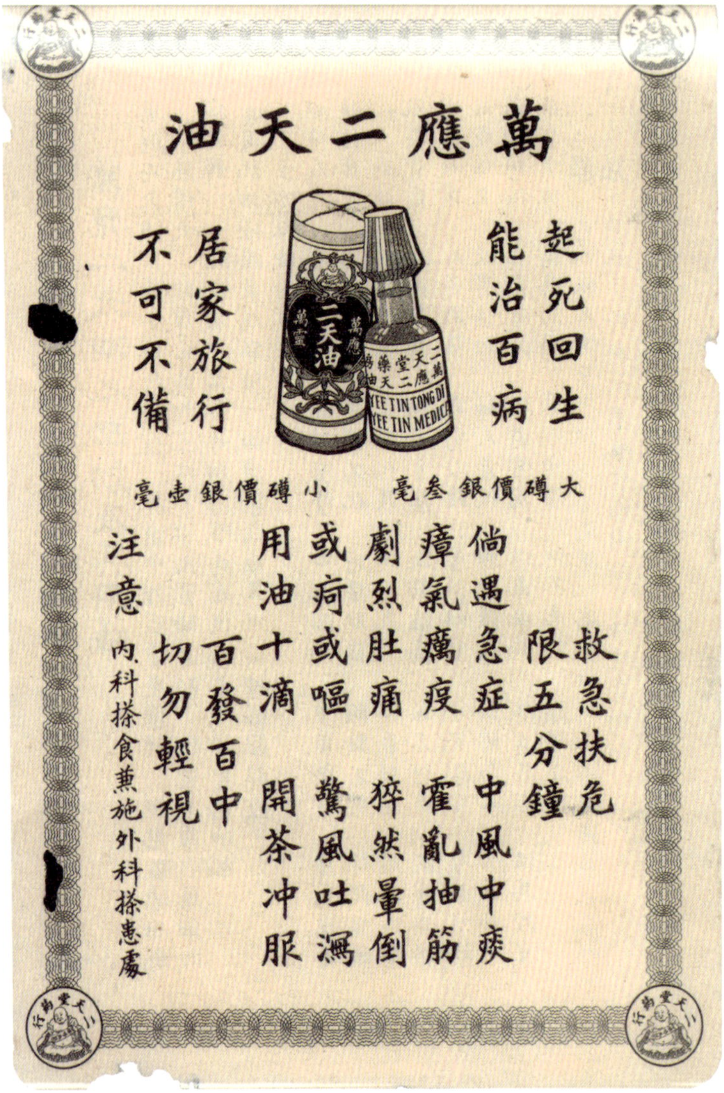

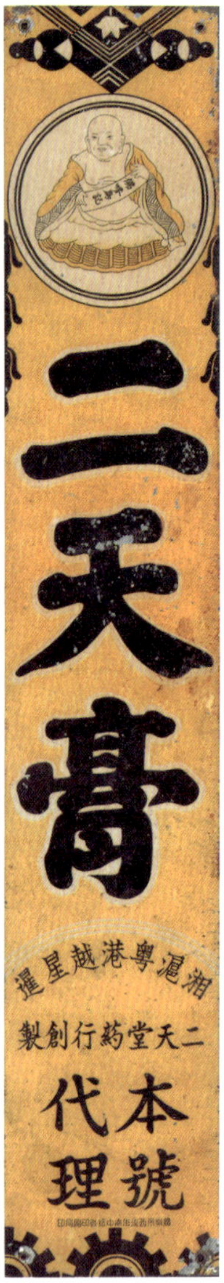

展品43

民国二天堂药行万应二天油说明书

长18.6厘米，宽12.2厘米，一页

纸质

展品44

民国二天堂药房二天膏铁皮招牌

长51厘米，宽9厘米

铁质

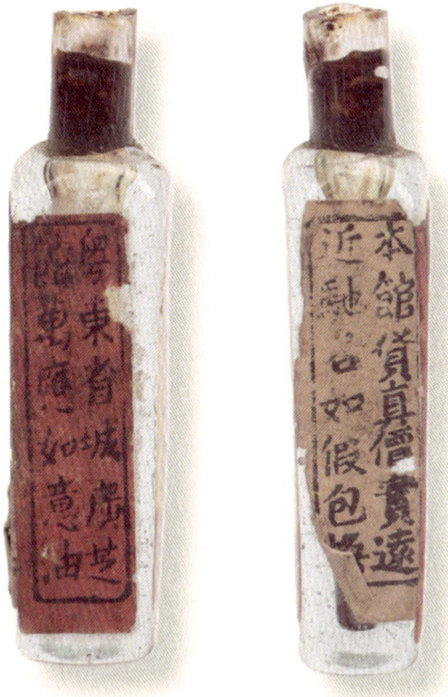

展品45

民国广芝馆万应如意油方形玻璃药瓶

长1.2厘米，宽1厘米，高5.8厘米

玻璃质

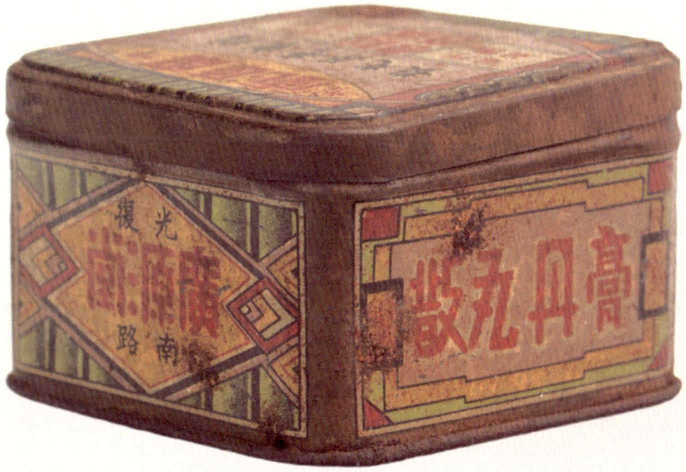

展品46

民国广州广源堂双料参茸铁药盒

长8厘米，宽8厘米，高5.5厘米

铁质

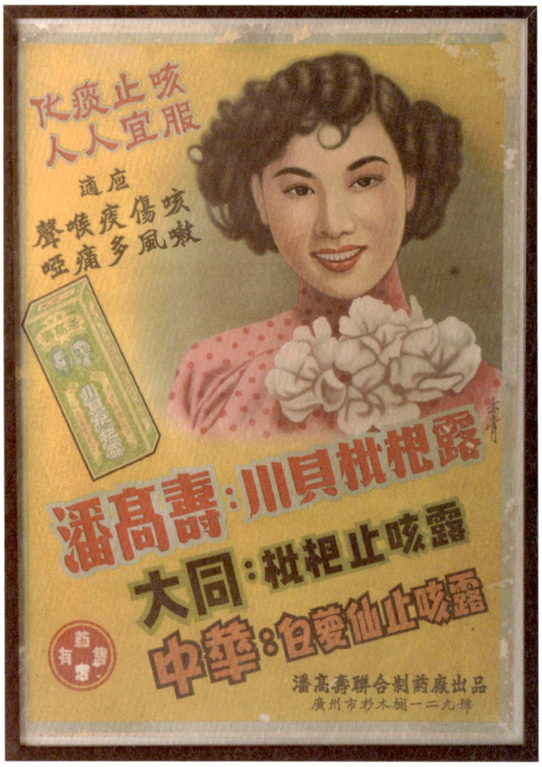

展品47

广州潘高寿联合制药厂川贝枇杷露广告

长57厘米，宽42厘米

纸质

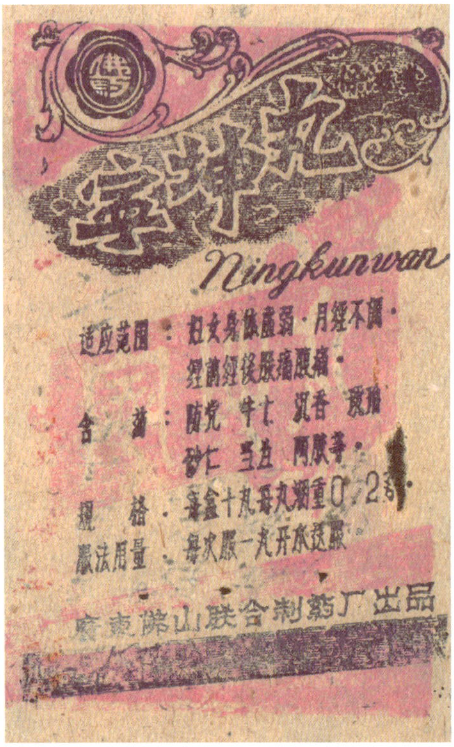

展品48

广东佛山联合制药厂保滋堂宁坤丸说明书

长11厘米，宽7厘米，一页

纸质

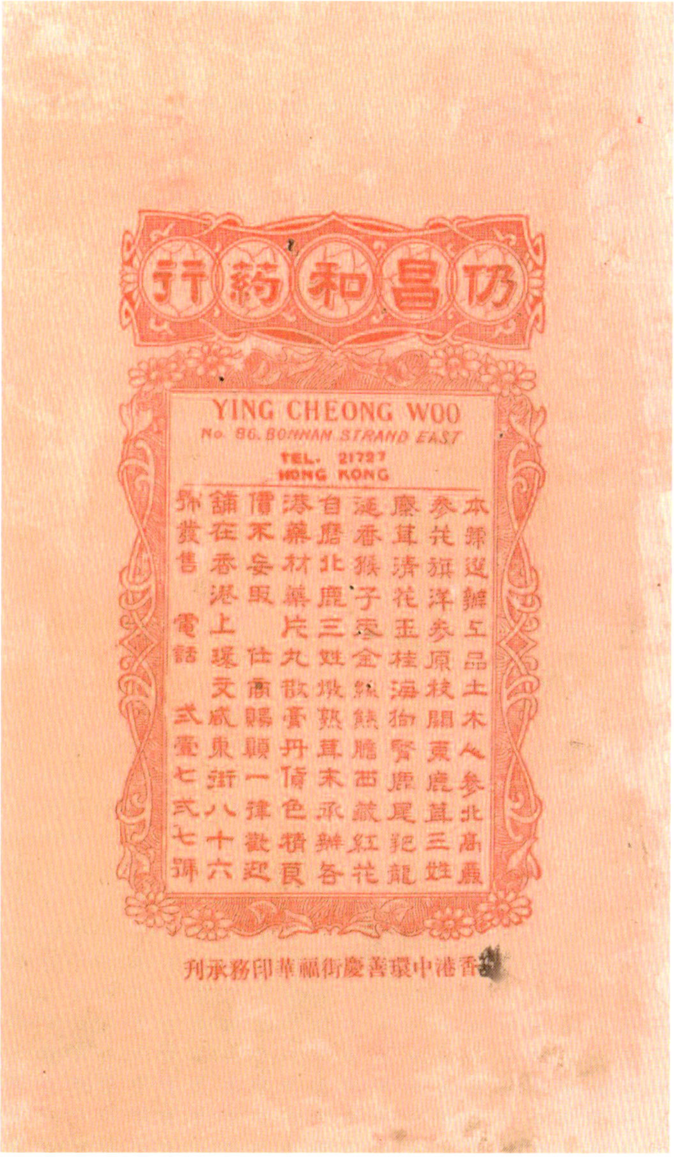

2. 香港药业三会

香港药业三会包括南北经纪行以义堂商会、参茸幼药宝寿堂商会、香港中药联商会。

展品49

民国香港仍昌和中药材报价册

长20.5厘米，宽11.5厘米，一册

纸质

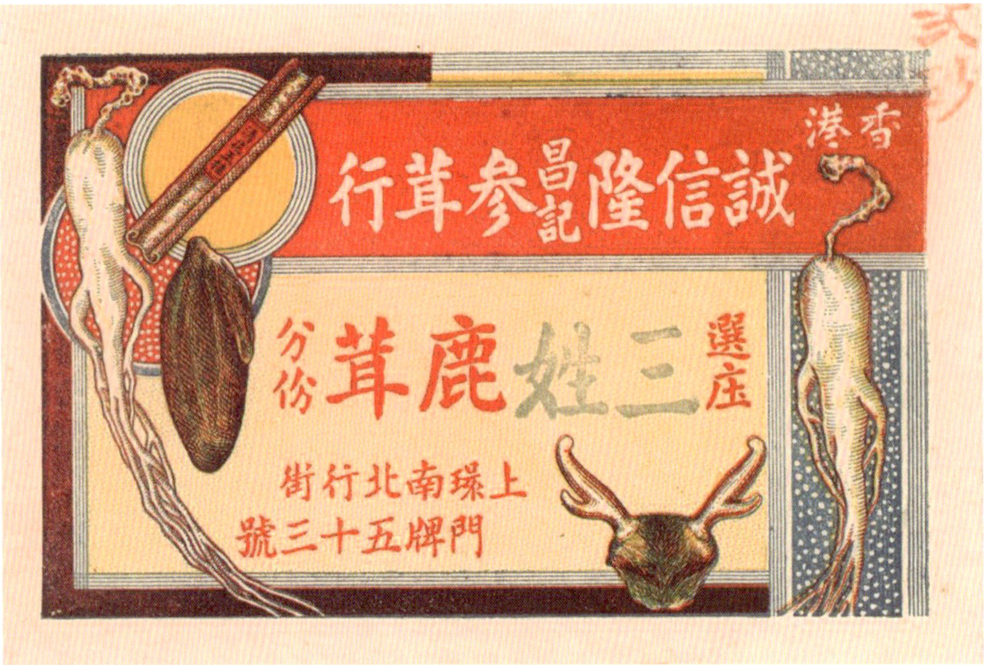

展品50

民国香港诚信隆昌记参茸行广告单

长33.5厘米，宽17厘米，一页

纸质

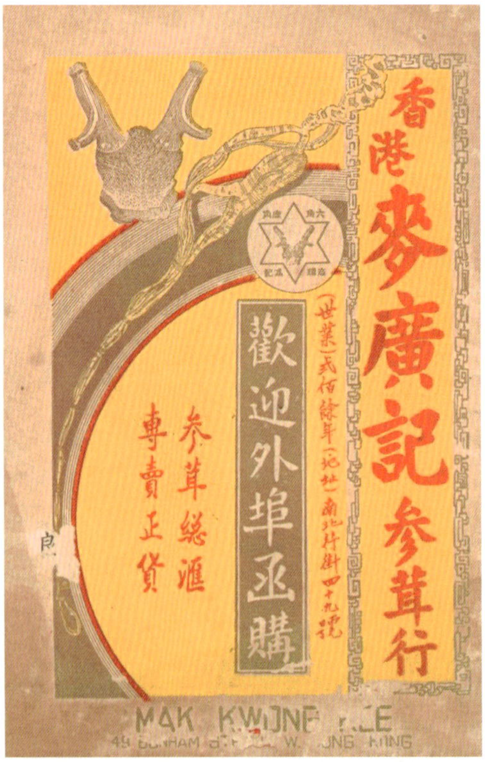

展品51

民国香港麦广记参茸行广告单

长19.5厘米，宽13厘米，一册

纸质

第三部分

艰难办学 众志成城

为弘扬祖国医学，中医药社团和善堂的仁人志士在逆境中求生求存，思考中医出路，向政府请愿，投资兴办中医学校，大力发展中医教育，为传播中医药知识，培养中医药人才，传承中医药事业进行积极探索。

近代广东中医学校在办学中勇于突破传统医学教育模式，借鉴近代西方教育理念，吸取西医学教育方式和教学内容，使古老的中医学教育焕发新的活力。

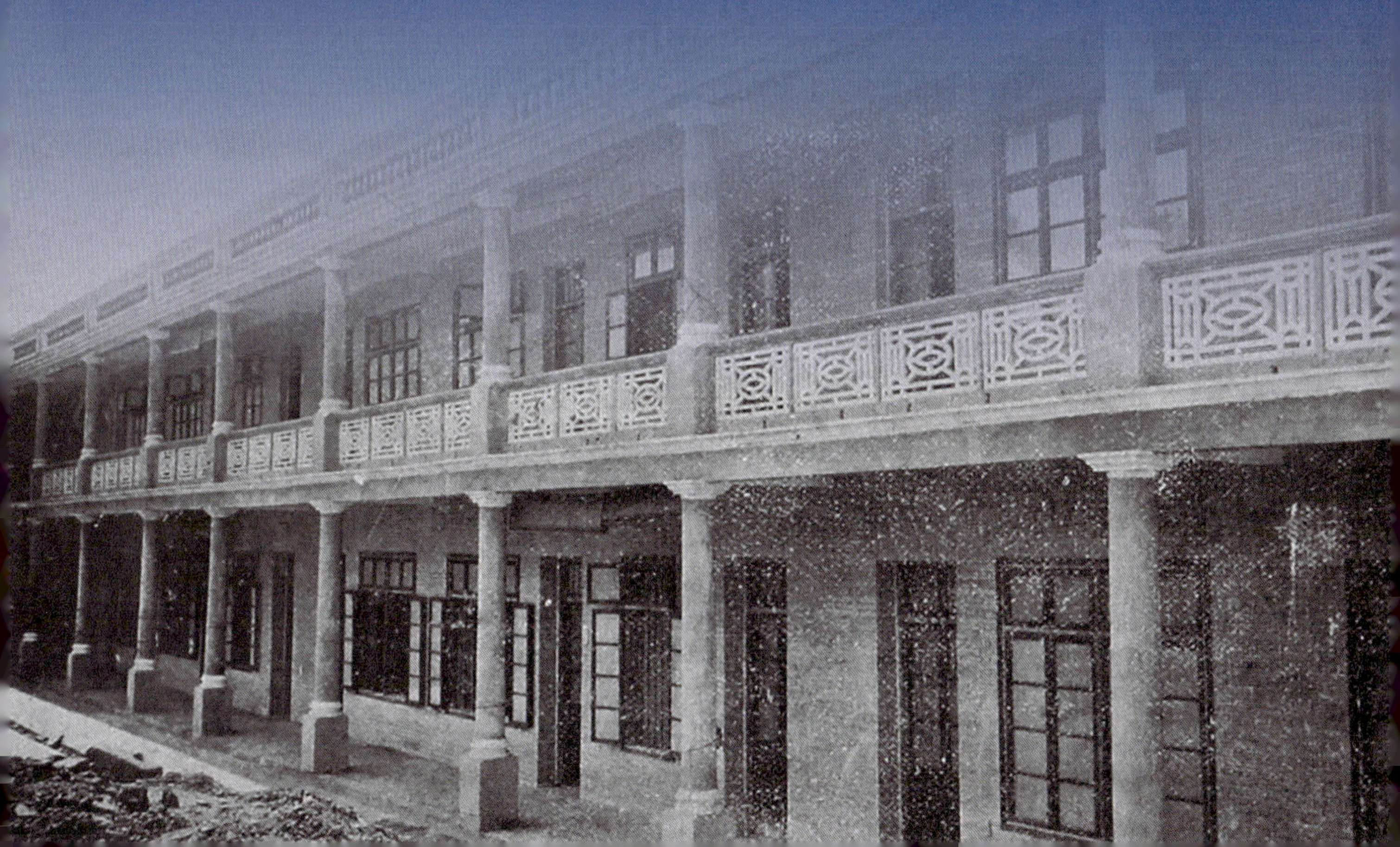

一

广东中医药专门学校

1. 建校历程

1913年，在广州药业八行、香港药业三会和广州中医界人士的共同倡议下，决议筹办中医高等本科专业学校——广东中医药专门学校。1916年10月正式成立“中医药学校省港筹办处”，公推卢乃潼、李蓉生为广州筹办处总理，发出《筹办广东中医药专门学校宣言书》说：“欲保中药，宜昌中医；欲昌中医，宜立专校……本校设立之大旨，习中医兼习中药，由中医以通西医，葆全旧学而灌输新理，一炉共冶，弃短取长。”筹备处积极联系穗港药界捐资，不断募集资金，先后筹集35万元款项，选购广州市麻行街建筑校舍。

1917年，为争取学校立案，筹备处向广东省政府递交规程和学校章程，包括详尽的宗旨、名称、校址、经费、学期、学科、校员、学额、学费、设备等内容。在1918年1月准予备案。继之又获得北洋政府内务部备案。1923年，学校又争取获得了孙中山国民政府内政部的备案。

1924年9月15日，广东中医药专门学校建成，并举行开学典礼，首任校长卢乃潼发表演讲：“中国天然之药产，岁值万万，民生国课，多给于斯，倘因中医衰落，中药随之，其关系至大。本校设立之宗旨，习中医以存中药，由中医以通西医，葆全国粹，维护土货，以养成医学之人材。”

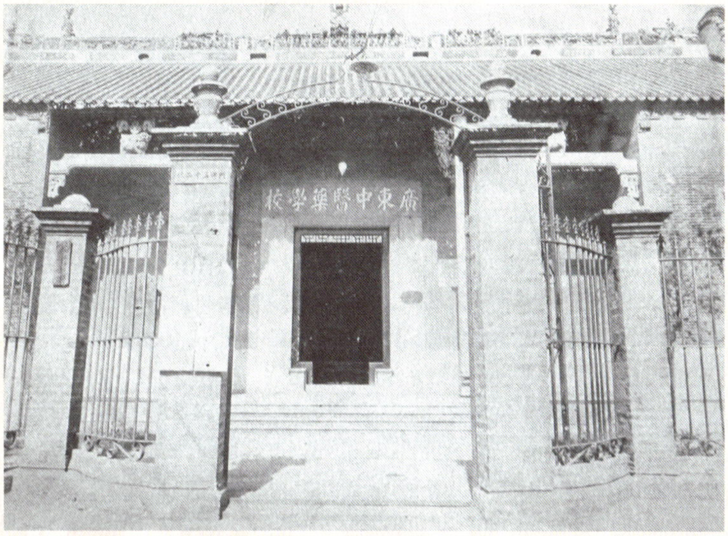

广东中医药专门学校校门

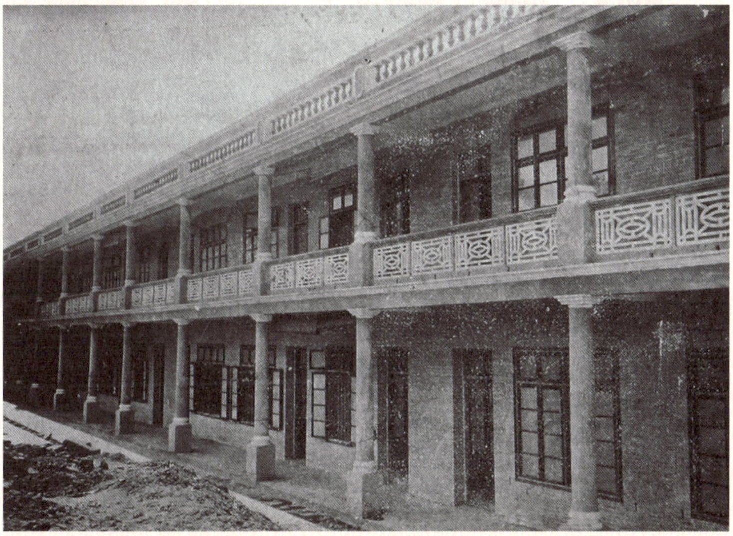

1924年建成的广东中医药专门学校课室楼

2. 学校设施

广东中医药专门学校占地10亩（≈6667平方米），头门建筑1座，礼堂1座，教学大楼1座。教学大楼内有课室10间，每间可容纳70人，办公室6间。学校礼堂内的正面悬挂了一副木刻篆体对联："上医医国，先觉觉民"，成为该校校训。后来校舍不断扩展，图书馆、实验室、解剖室、化学室、幻灯放映室、印刷厂、中药标本室、生草药园圃、学生宿舍饭堂、篮球场等先后建成。学校规章制度逐步完善。

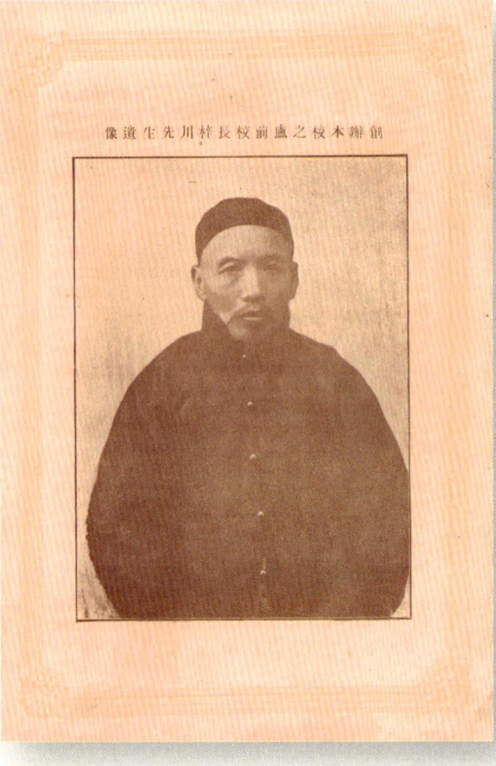

卢乃潼像

卢乃潼（1849—1927），字清辉，号梓川，顺德人。广东近代著名教育家。历任广州菊坡精舍、学海堂书院学长，广雅书院院长，广州府立中学堂监督，广东咨议局副议长，广东造币厂总办等职。1913年省港医药界公推卢乃潼为“中医药学校省港筹办处总理”。卢氏满腔热忱，膺此重任，奔走各地，沿门劝捐。1917年3月，卢氏亲赴北平与内政部长交涉，几经周折终获内政部行文准予学校立案。1924年卢乃潼任广东中医药专门学校首任校长。

校训“上医医国，先觉觉民”图片

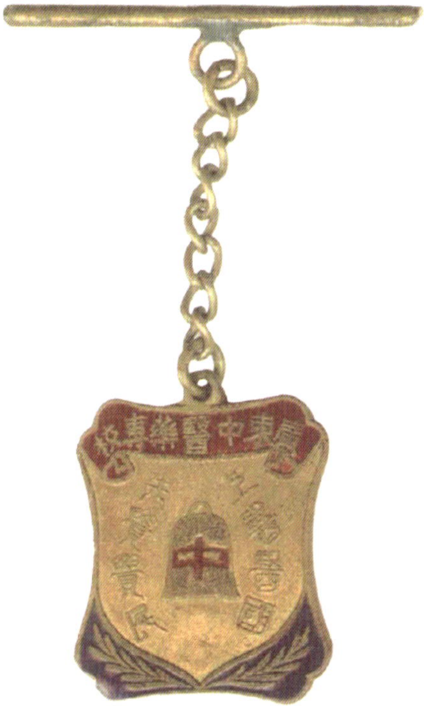

1924年广东中医药专门学校校徽（出自徐一良编著《学府遗珍：清末至一九五三年高校徽章集藏》）

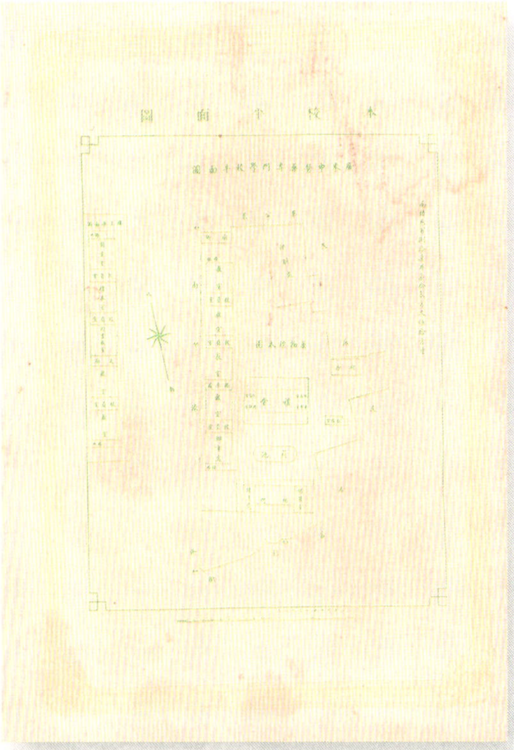

广东中医药专门学校平面图

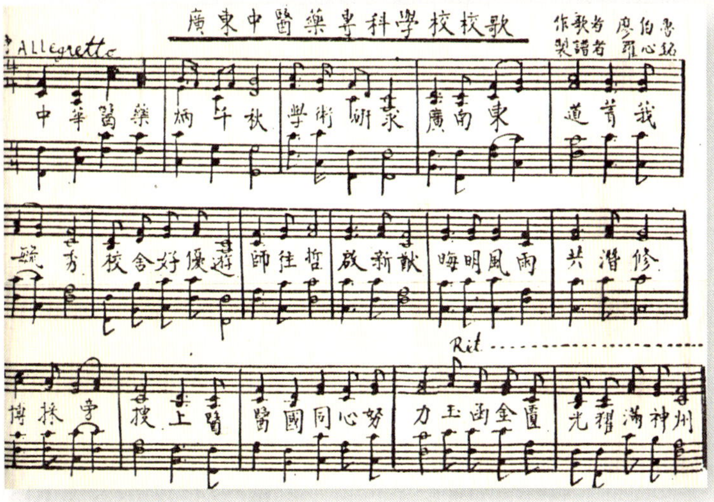

广东中医药专科学校（1936年更名）校歌

3. 课程教学

广东中医药专门学校为五年全日制专科学校，学生需经考试录取入学。办学早期，课程维持在24～28门，以中医课程为核心。

五年课程安排： 中医、西医课时比例为8.5：1.5，课程安排为先中后西。

中医内容： 医学概论、医学史、全体生理学、药物学、方剂学、伤寒论、杂病学、温病学、诊断学、儿科学、痘疹科学、妇科学、喉科学、眼科学、外科学、伤科学、针灸学、花柳病学。

西医内容： 解剖学、生理学、化学、西法诊断、西药概要、救护学等。

学校教师们通过探索构建中医学科体系，改革调整中医课程设置，组织编撰教材或授课讲义。广东中医药专门学校的教材，均为自主编写，水平较高，在全国颇有影响力。1929年全国医药团体联合会汇集全国中医学校商讨编订统一教材，广东中医药专门学校选送多种学科教材，被称赞“讲义之丰富，尤为各校之冠”。

4. 临床实习

广东近代中医学校为“扩充培植国医人才，谋求师徒传授改进之计划”，借鉴西医创办附属医院作为临床实习基地的培养模式，设有自己的实习基地，或施医所，或医院，或诊所。规定基础课程教学与临床教学有机衔接，学生修习基础课程期间，安排充足的时间在学校附属医院或善堂进行临证实习，且已经基本确立最后一年为临证实习的教学体制。

1926年学校在校内开办了赠医处，包括内科、外科、伤科。学校教员任主席，三年级以上学生可到赠医处实习。

1933年由粤港医药界捐资兴建了教学医院——广东中医院，占地300平方米，楼高3层，病床30多张。另设有各科门诊、药房、治疗室、理化检验室、护理室、煎药室、太平间等，住院医师多为该校毕业生，由教师主诊及带教。

5. 学校沿革

1936年，“广东中医药专门学校”更名为“广东中医药专科学校”，至1955年停止招生（抗日战争时两度短期中断）。30年来共培养毕业生21届571人，曾于该校学课者322人，合计893人，培养了大批优秀中医药人才。

广东中医药专门（科）学校沿革表如下

广东中药界、广州药业八行、香港药业三会（同治至光绪年间）→ 中医药学校省港筹办处（1913—1924）→ 广东中医药专门（科）学校（1924—1955）→ 广东省中医进修学校（1950—1957）→ 广州中医学院（1956—1995）→ 广州中医药大学（1995—现在）

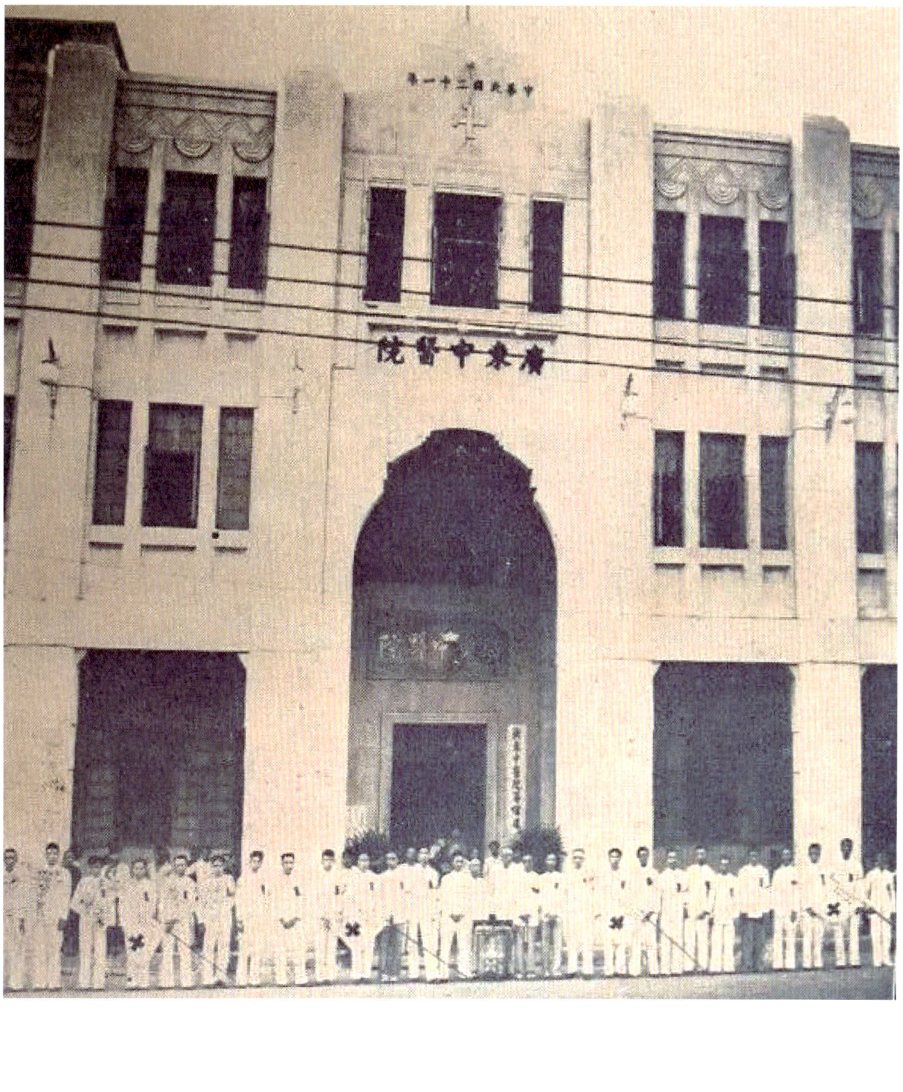

1933年广东中医院建成

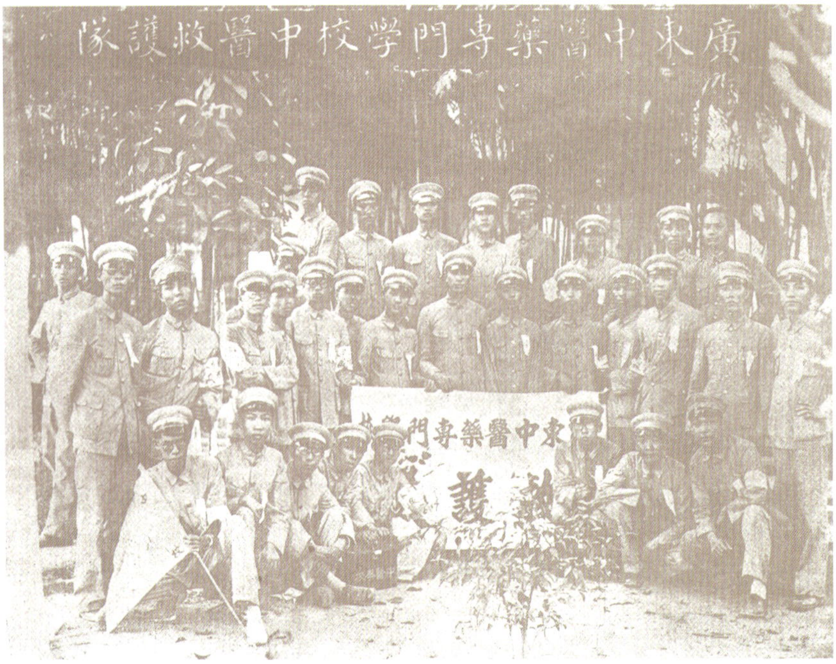

广东中医药专门学校中医救护队

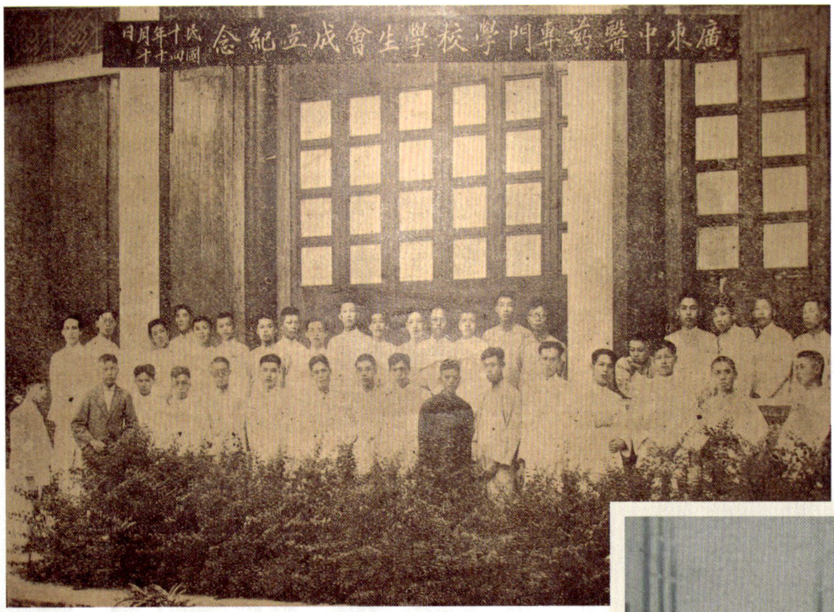

1925年广东中医药专门学校学生会成立纪念

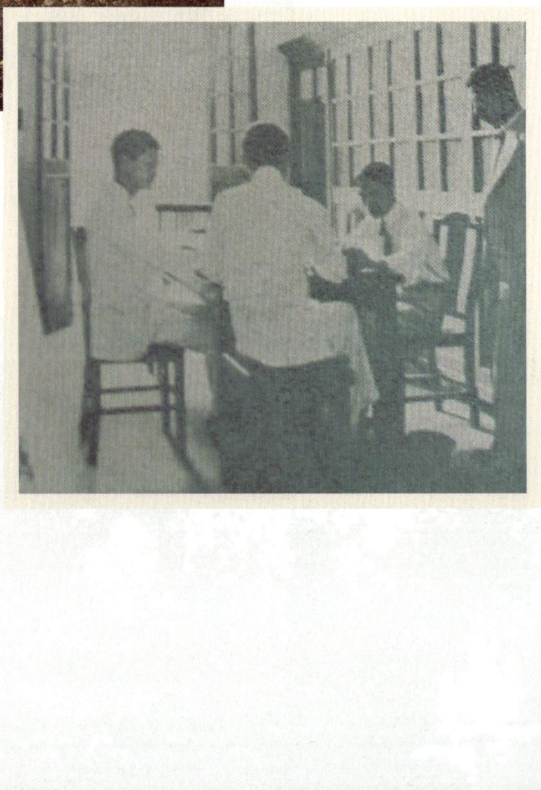

广东中医药专门学校学生在赠医处实习

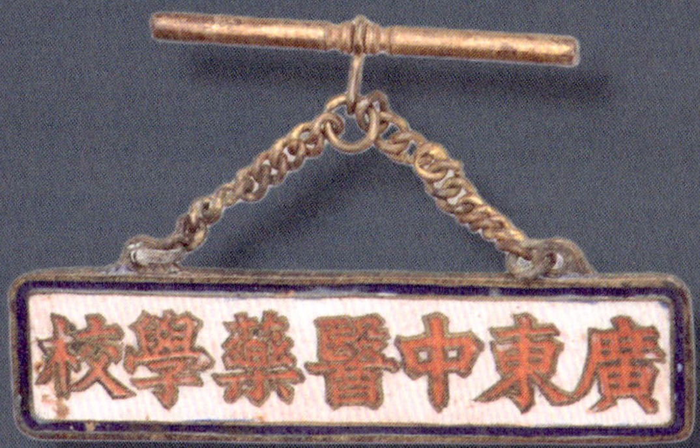

展品52

民国广东中医药专门学校徽章

长5.5厘米，宽1.5厘米（不含链条）

铁质

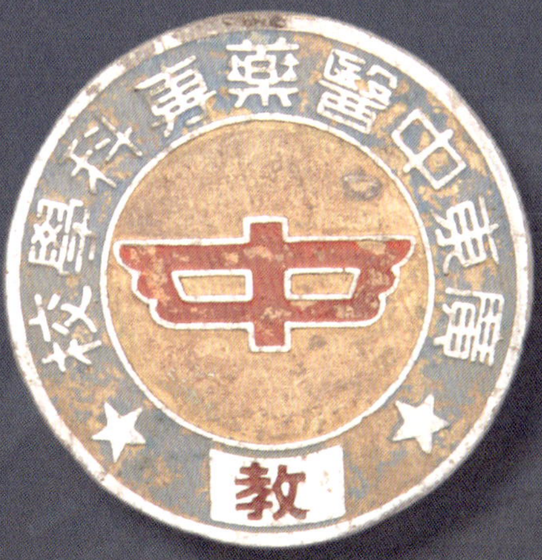

展品53

民国广东中医药专科学校校徽（教工）

直径2.8厘米，厚0.1厘米

铁质

展品54

民国《广东中医药专科学校图书馆图书目录》

长26厘米，宽19厘米，厚0.7厘米，一册

纸质

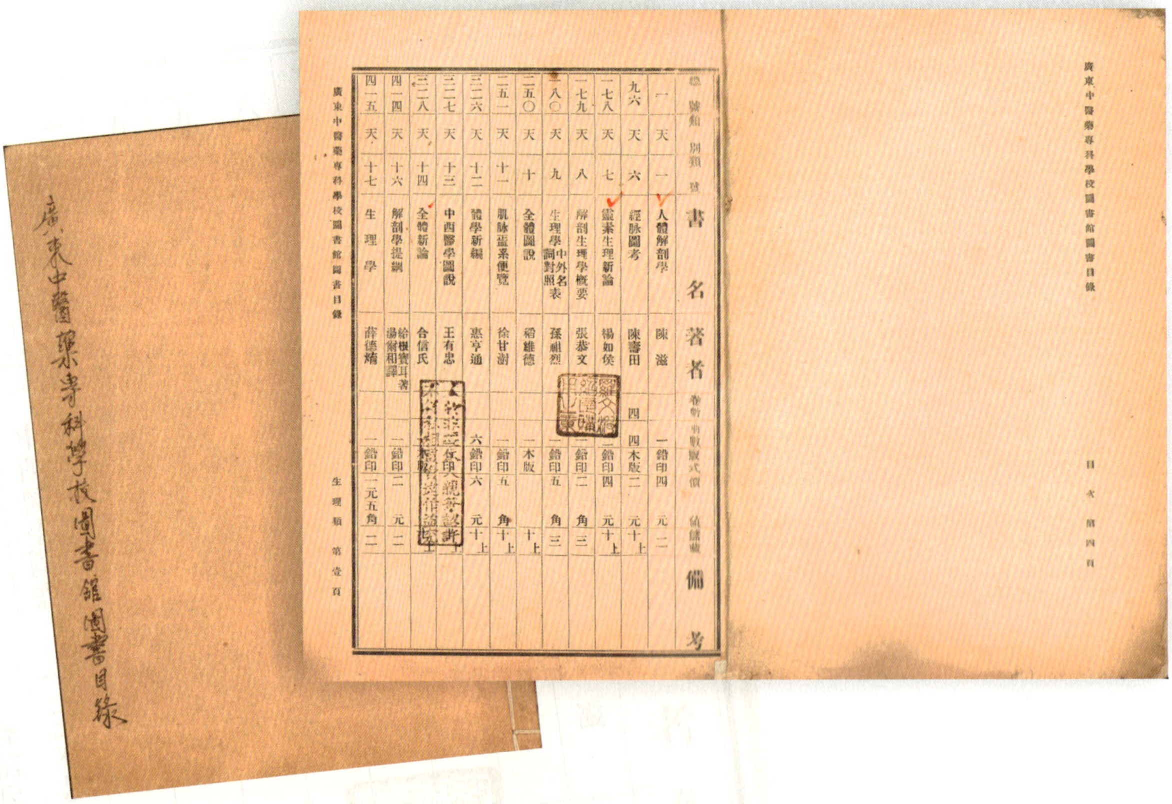

廣東中醫藥專科學校圖書館圖書目錄

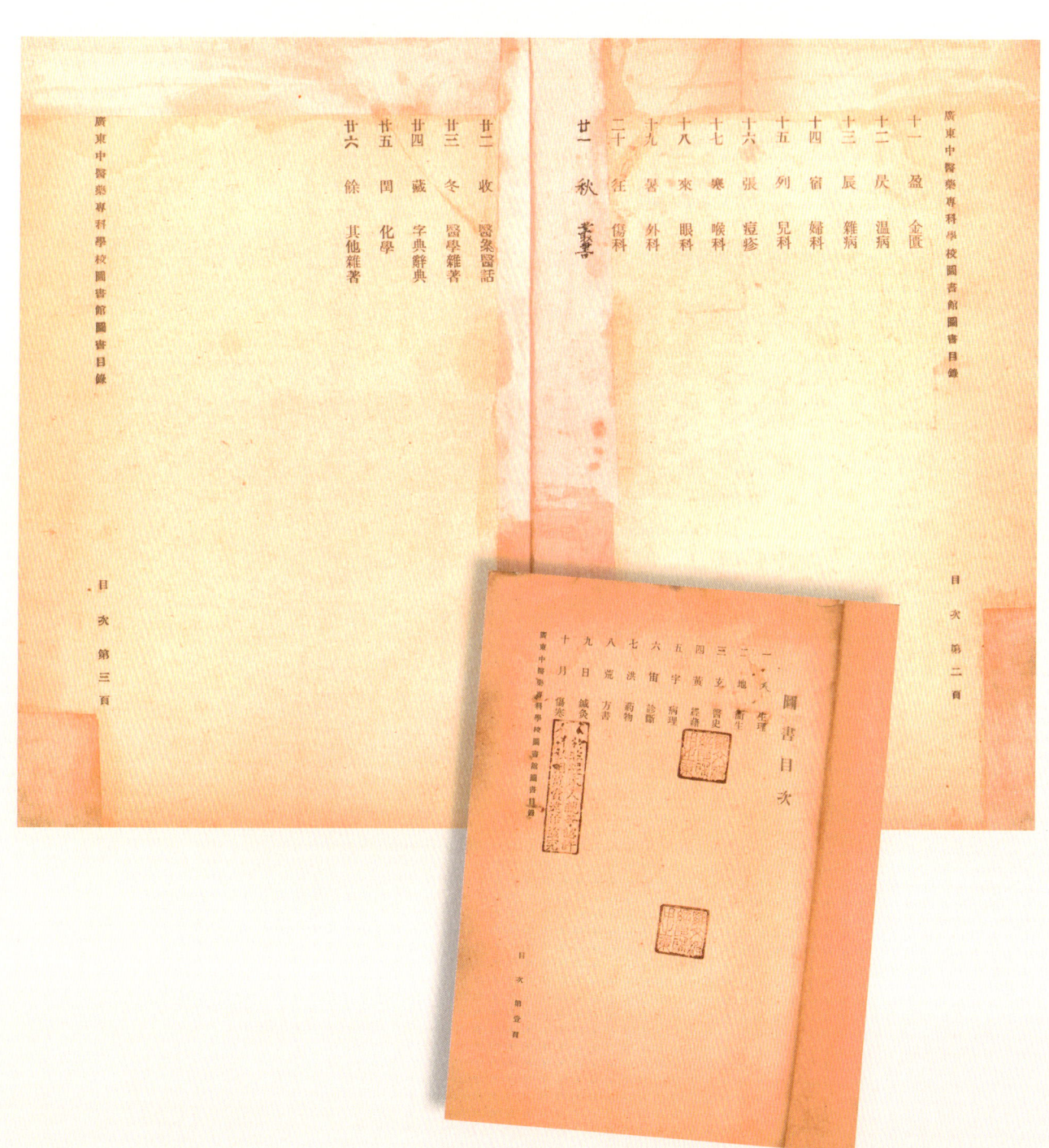

十一 盈 金匱
十二 昃 溫病
十三 辰 雜病
十四 宿 婦科
十五 列 兒科
十六 張 痘疹
十七 寒 喉科
十八 來 眼科
十九 暑 外科
二十 往 傷科
廿一 秋 叢書

目次 第二頁

廿二 收 醫案醫話
廿三 冬 醫學雜著
廿四 藏 字典辭典
廿五 閏 化學
廿六 餘 其他雜著

廣東中醫藥專科學校圖書館圖書目錄

目次 第三頁

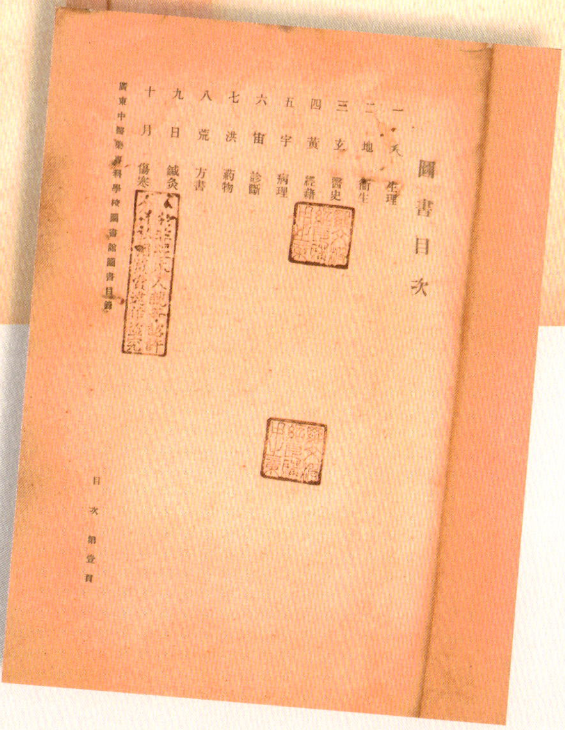
圖書目次

一 天 生理
二 地 衛生
三 玄 醫史
四 黃 經脈
五 宇 病理
六 宙 診斷
七 洪 藥物
八 荒 方書
九 日 鍼灸
十 月 傷寒

廣東中醫藥專科學校圖書館圖書目錄

目次 第壹頁

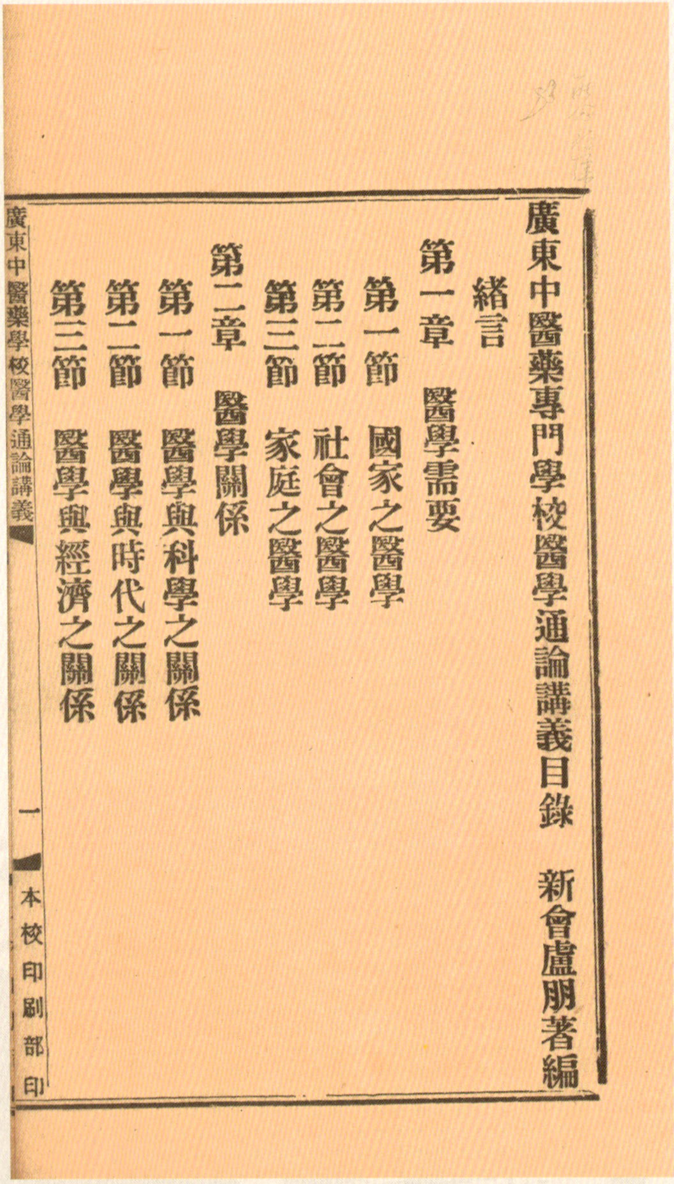

廣東中醫藥專門學校醫學通論講義目錄　新會盧朋著編

廣東中醫藥學校醫學通論講義　一　本校印刷部印

展品55

1929年卢朋著编《广东中医药学校医学通论讲义》

长26.5厘米，宽16.5厘米，厚0.7厘米，一册

纸质

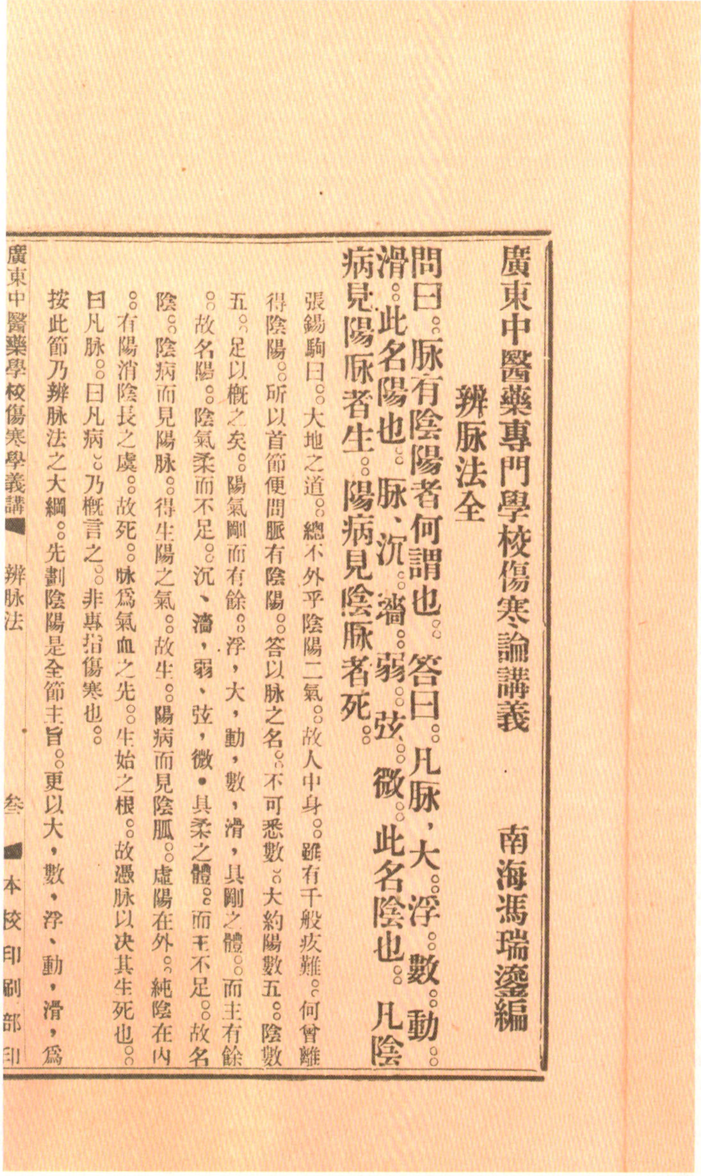
廣東中醫藥專門學校傷寒論講義　南海馮瑞鎏編

辨脉法全

問曰。脉有陰陽者何謂也。答曰。凡脉，大。浮。數。動。滑。此名陽也。脉、沉。濇。弱。弦。微。此名陰也。凡陰病見陽脉者生。陽病見陰脉者死。

張錫駒曰。大地之道。總不外乎陰陽二氣。故人中身。雖有千般疢難。何曾離得陰陽。所以首節便問脈有陰陽。答以脉之名。不可悉數。大約陽數五。陰數五。足以概之矣。陽氣剛而有餘。浮，大，動，數，滑，具剛之體。而主有餘。故名陽。陰氣柔而不足。沉、濇，弱、弦，微•具柔之體。而主不足。故名陰。陰病而見陽脉。得生陽之氣。故生。陽病而見陰脈。虛陽在外。純陰在內。有陽消陰長之虞。故死。脉爲氣血之先。生始之根。故憑脉以決其生死也。曰凡脉。曰凡病。乃概言之。非專指傷寒也。

按此節乃辨脉法之大綱。先劃陰陽是全節主旨。更以大，數，浮、動，滑，爲

廣東中醫藥學校傷寒學義講　辨脉法　叁　本校印刷部印

展品56

民国冯瑞鎏编《广东中医药专门学校伤寒论讲义》

长26.4厘米，宽15.5厘米，厚1.5厘米，一册

纸质

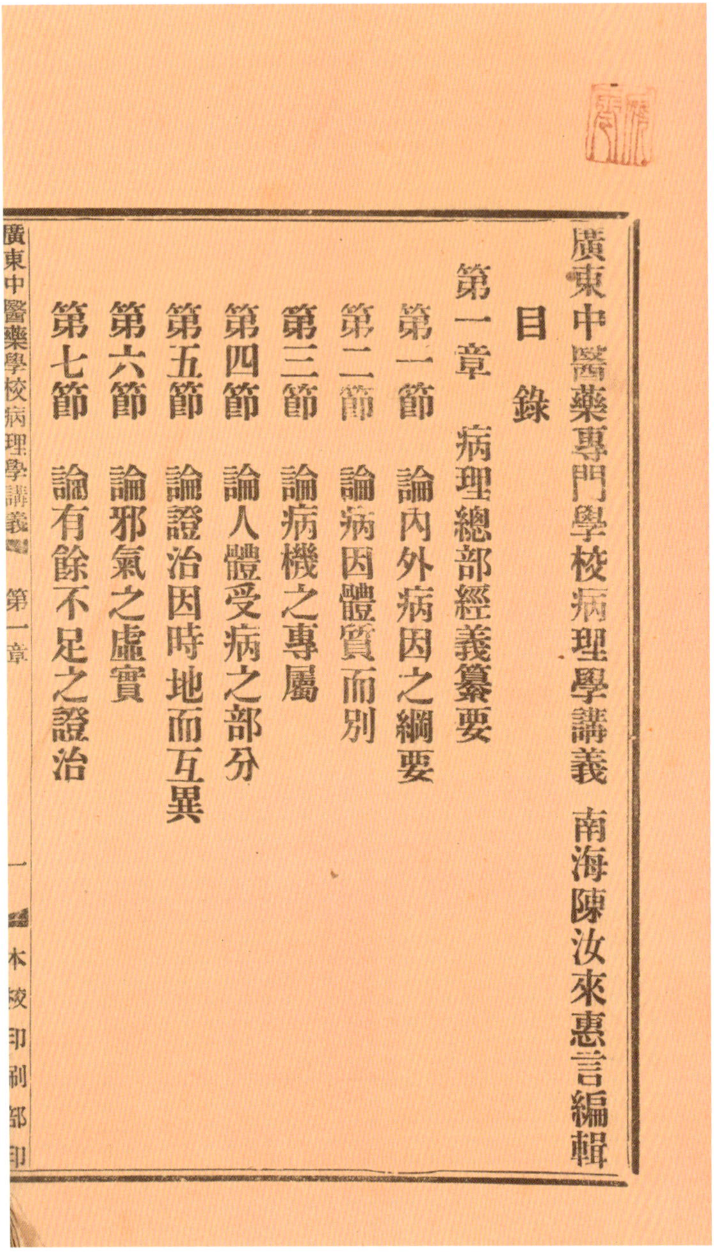
廣東中醫藥專門學校病理學講義　南海陳汝來惠言編輯

目錄

第一章　病理總部經義纂要

第一節　論內外病因之綱要

第二節　論病因體質而別

第三節　論病機之專屬

第四節　論人體受病之部分

第五節　論證治因時地而互異

第六節　論邪氣之虛實

第七節　論有餘不足之證治

廣東中醫藥學校病理學講義　第一章　一　本校印刷部印

展品57

民国陈汝来辑《广东中医药专门学校病理学讲义》

长26.5厘米，宽15.5厘米，厚2厘米，一册

纸质

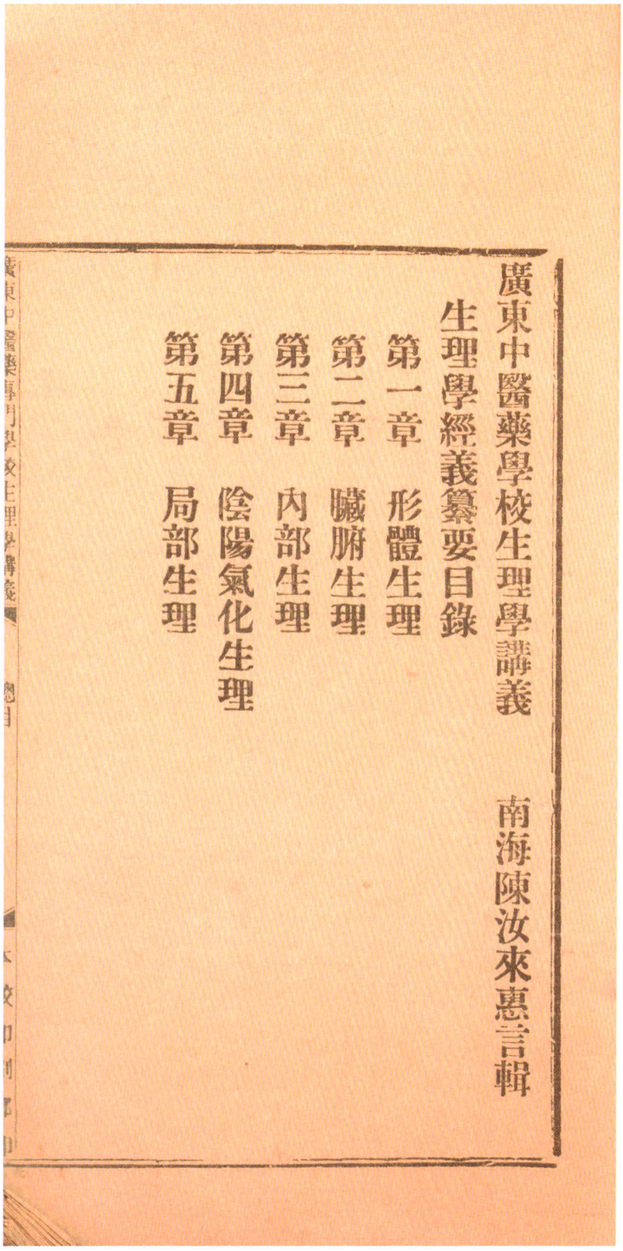
廣東中醫藥學校生理學講義　南海陳汝來惠言輯
生理學經義纂要目錄
第一章　形體生理
第二章　臟腑生理
第三章　內部生理
第四章　陰陽氣化生理
第五章　局部生理

展品58

民国陈汝来辑《广东中医药专门学校生理学讲义》

长25厘米，宽15厘米，厚1.5厘米，一册

纸质

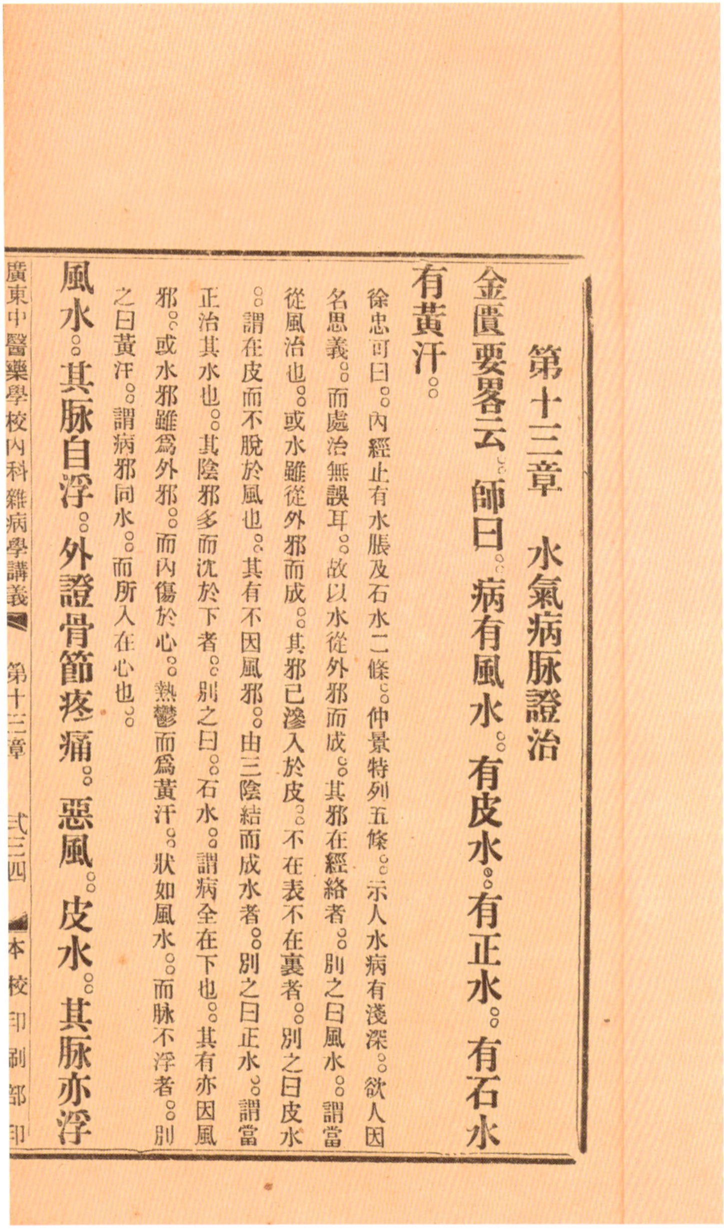
第十三章　水氣病脉證治

金匱要畧云。師曰。病有風水。有皮水。有正水。有石水有黃汗。

徐忠可曰。內經止有水脹及石水二條。仲景特列五條。示人水病有淺深。欲人因名思義。而處治無誤耳。故以水從外邪而成。其邪在經絡者。別之曰風水。謂當從風治也。或水雖從外邪而成。其邪已滲入於皮。不在表不在裏者。別之曰皮水。謂在皮而不脫於風也。其有不因風邪。由三陰結而成水者。別之曰正水。謂當正治其水也。其陰邪多而沈於下者。別之曰。石水。謂病全在下也。其有亦因風邪。或水邪雖爲外邪。而內傷於心。熱鬱而爲黃汗。狀如風水。而脉不浮者。別之曰黃汗。謂病邪同水。而所入在心也。

風水。其脉自浮。外證骨節疼痛。惡風。皮水。其脉亦浮

廣東中醫藥學校內科雜病學講義　第十三章　弍三四　本校印刷部印

展品59

民国《广东中医药学校内科杂病学讲义》

长26厘米，宽15.5厘米，厚2厘米，一册

纸质

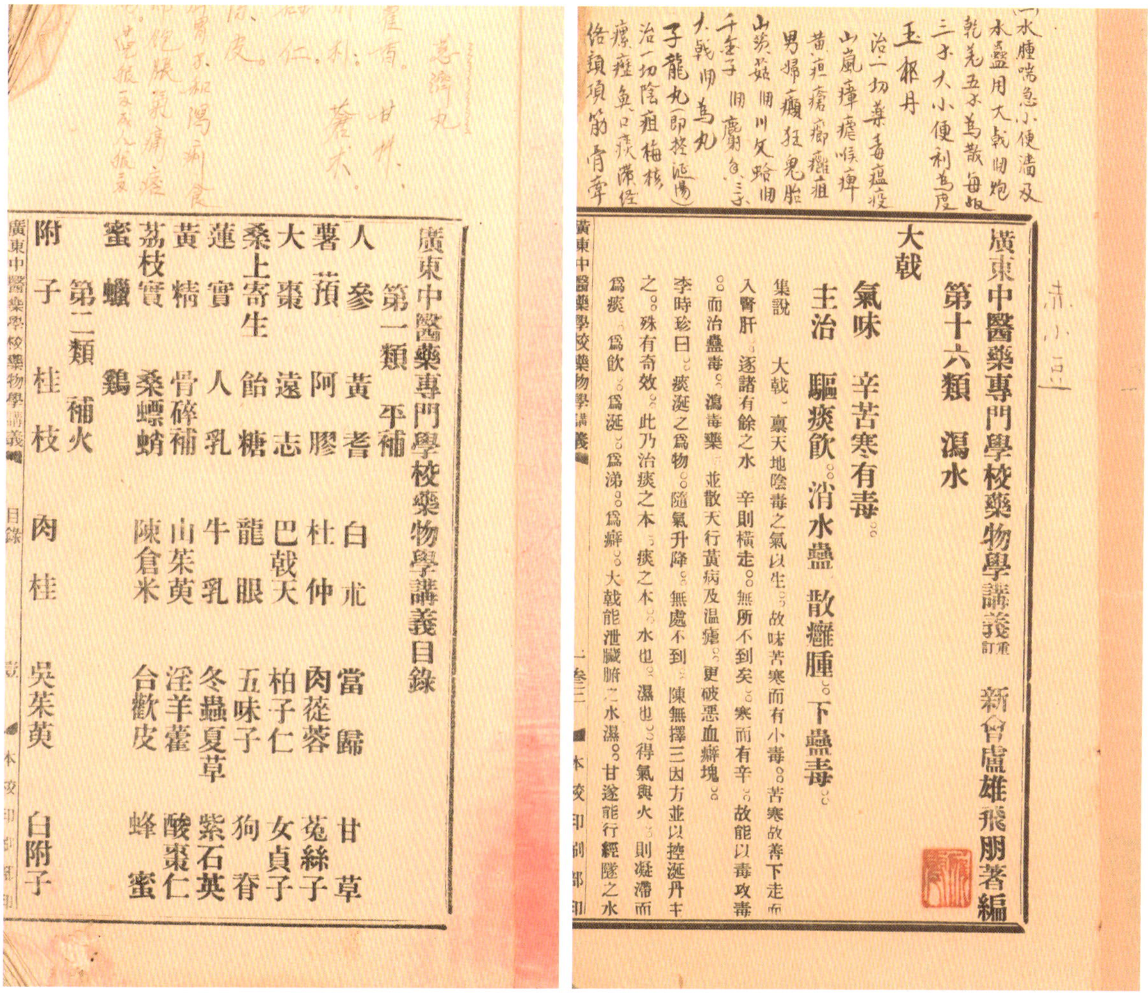
廣東中醫藥專門學校藥物學講義目錄

第一類 平補

人參 黃耆 白朮 當歸 甘草
薯蕷 阿膠 杜仲 肉蓯蓉 菟絲子
大棗 遠志 巴戟天 柏子仁 女貞子
桑上寄生 飴糖 龍眼 五味子 狗脊
蓮實 人乳 牛乳 冬蟲夏草 紫石英
黃精 骨碎補 山茱萸 淫羊藿 酸棗仁
荔枝實 桑螵蛸 陳倉米 合歡皮 蜂蜜
蜜蠟 鷄

第二類 補火

附子 桂枝 肉桂 吳茱萸 白附子

廣東中醫藥專門學校藥物學講義 重訂 新會盧雄飛朋著編

第十六類 瀉水

大戟

氣味 辛苦寒有毒。

主治 驅痰飲。消水蠱。散癰腫。下蠱毒。

集說 大戟。稟天地陰毒之氣以生。故味苦寒而有小毒。苦寒故善下走而入腎肝。逐諸有餘之水。辛則橫走。無所不到矣。寒而有辛。故能以毒攻毒而治蠱毒。瀉毒藥。並散天行黃病及溫瘧。更破惡血癖塊。李時珍曰。痰涎之爲物。隨氣升降。無處不到。陳無擇三因方並以控涎丹主之。殊有奇效。此乃治痰之本。痰之本。水也。濕也。得氣與火。則凝滯而爲痰。爲飲。爲涎。爲涕。爲癖。大戟能泄臟腑之水濕。甘遂能行經隧之水

展品60

民国卢朋著编《广东中医药专门学校药物学讲义》

长25.7厘米，宽15厘米，厚4厘米，一册

纸质

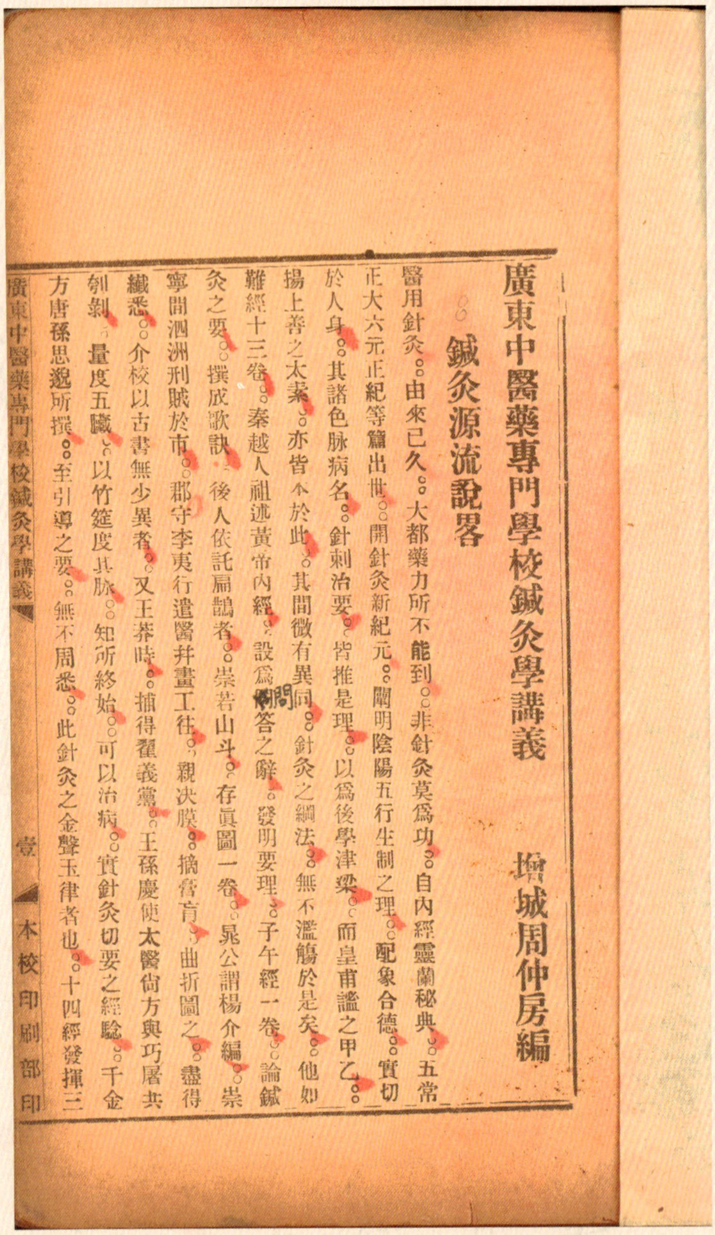

廣東中醫藥專門學校鍼灸學講義　　增城周仲房編

鍼灸源流說畧

醫用針灸。由來已久。大都藥力所不能到。非針灸莫爲功。自內經靈蘭秘典。五常正大六元正紀等篇出世。開針灸新紀元。闡明陰陽五行生制之理。配象合德。實切於人身。其諸色脉病名。針刺治要。皆推是理。以爲後學津梁。而皇甫謐之甲乙。揚上善之太素。亦皆本於此。其間微有異同。針灸之綱法。無不濫觴於是矣。他如難經十三卷。秦越人祖述黃帝內經。設爲問答之辭。發明要理。子午經一卷。論鍼灸之要。撰成歌訣。後人依託扁鵲者。崇若山斗。存眞圖一卷。晁公謂楊介編。崇寧間泗洲刑賊於市。郡守李夷行遣醫并畫工往。親決膜。摘膏肓。曲折圖之。盡得纖悉。介校以古書無少異者。又王莽時。捕得翟義黨。王孫慶使太醫尚方與巧屠共刳剝。量度五臟。以竹筳度其脉。知所終始。可以治病。實針灸切要之經驗。千金方唐孫思邈所撰。至引導之要。無不周悉。此針灸之金聲玉律者也。十四經發揮三

廣東中醫藥專門學校鍼灸學講義　壹　本校印刷部印

展品61

民国周仲房编《广东中医药专门学校针灸学讲义》

长25.5厘米，宽15厘米，厚1.5厘米，一册

纸质

展品62

民国管炎威编《广东中医药专门学校伤科讲义》

长27.5厘米，宽16.5厘米，厚2厘米，一册

纸质

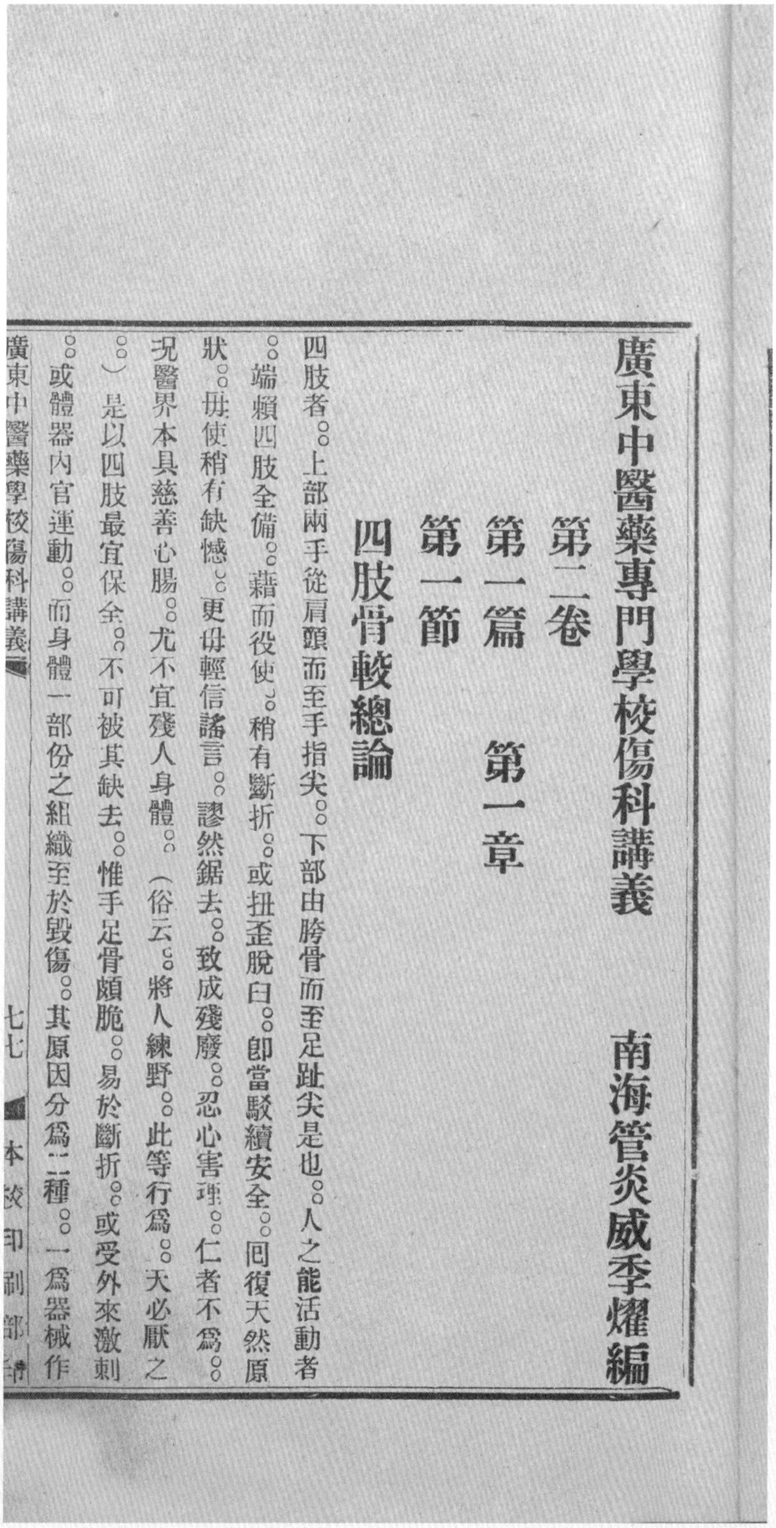
廣東中醫藥專門學校傷科講義　南海管炎威季燿編

第二卷

第一篇　第一章

第一節

四肢骨骸總論

四肢者。。上部兩手從肩頭而至手指尖。。下部由胯骨而至足趾尖是也。。人之能活動者。。端賴四肢全備。。藉而役使。。稍有斷折。。或扭歪脫臼。。即當駁續安全。。回復天然原狀。。毋使稍有缺憾。。更毋輕信謠言。。謬然鋸去。。致成殘廢。。忍心害理。。仁者不爲。。況醫界本具慈善心腸。。尤不宜殘人身體。。（俗云。。將人練野。。此等行爲。。天必厭之。。）是以四肢最宜保全。。不可被其缺去。。惟手足骨頗脆。。易於斷折。。或受外來激刺。。或體器內官運動。。而身體一部份之組織至於毀傷。。其原因分爲二種。。一爲器械作

廣東中醫藥學校傷科講義　七七　本校印刷部印

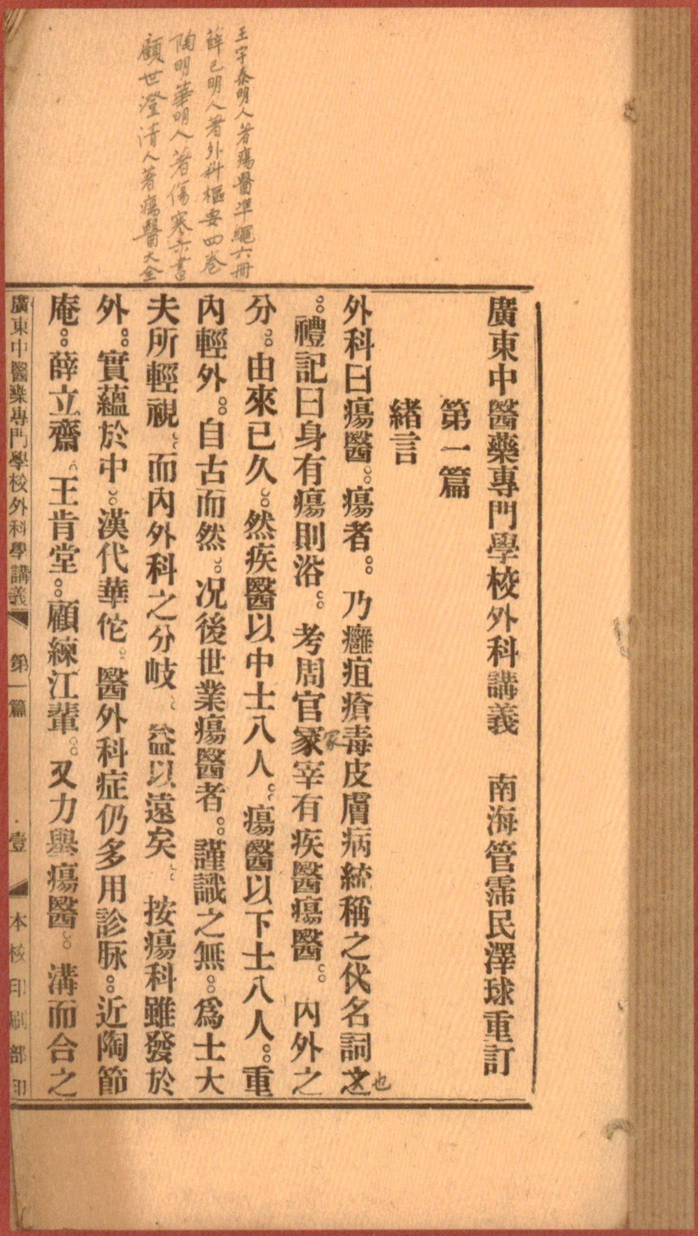

王宇泰明人著瘍醫準繩六冊
薛己明人著外科樞要四卷
陶明華明人著傷寒六書
顧世澄清人著瘍醫大全

廣東中醫藥專門學校外科講義　南海管霈民澤球重訂

第一篇

緒言

外科曰瘍醫。瘍者。乃癰疽瘡毒皮膚病統稱之代名詞之。禮記曰身有瘍則浴。考周官冢宰有疾醫瘍醫。內外之分。由來已久。然疾醫以中士八人。瘍醫以下士八人。重內輕外。自古而然。況後世業瘍醫者。謹識之無。爲士大夫所輕視。而內外科之分歧。益以遠矣。按瘍科雖發於外。實蘊於中。漢代華佗。醫外科症仍多用診脉。近陶節庵。薛立齋。王肯堂。顧練江輩。又力輿瘍醫。溝而合之

廣東中醫藥專門學校外科學講義　第一篇　壹　本校印刷部印

展品63

民国管霈民重订《广东中医药专门学校外科讲义》

长27.5厘米，宽16.5厘米，厚2厘米，一册

纸质

展品64

民国冯守平纂著《广东中医药专门学校无机化学讲本》

长25.5厘米，宽14.5厘米，厚1.5厘米，一册

纸质

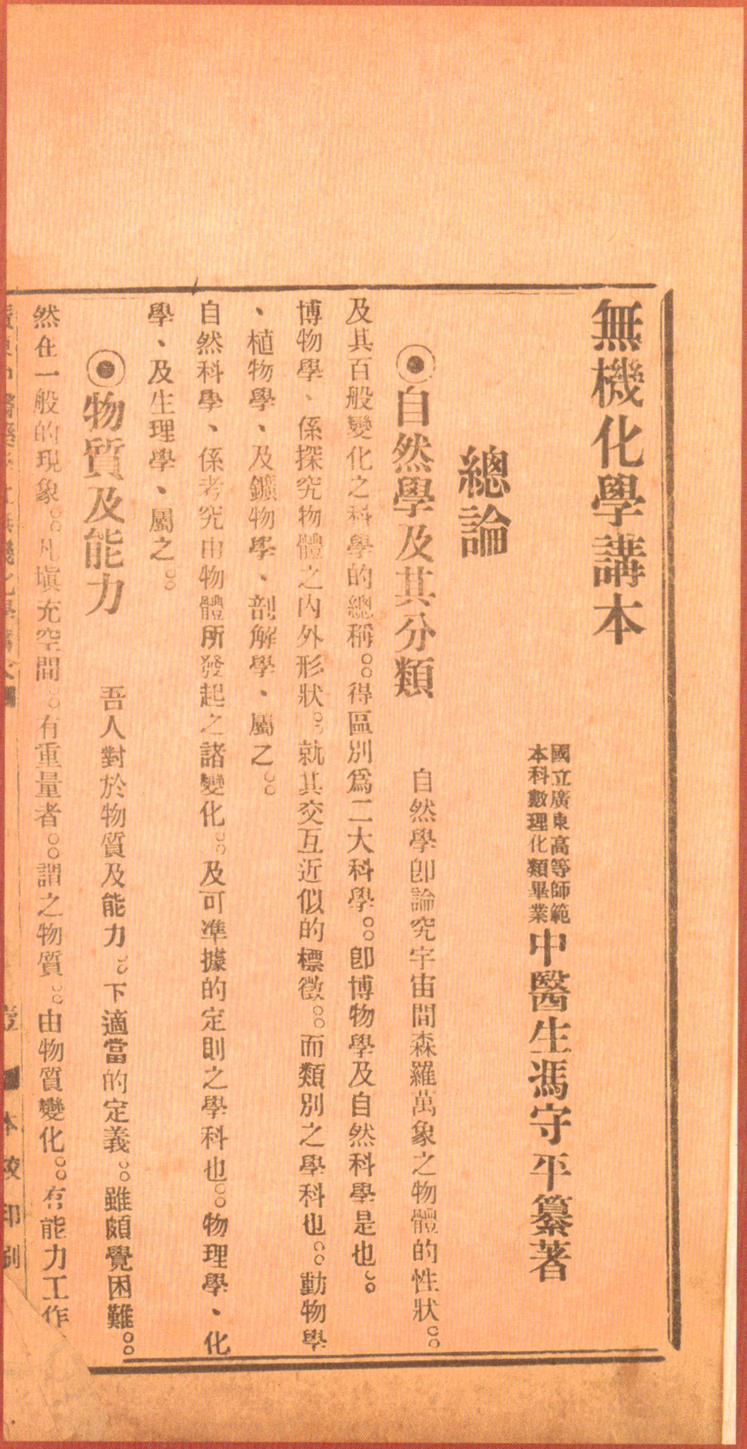
無機化學講本

國立廣東高等師範本科數理化類畢業 中醫生馮守平纂著

總論

◉自然學及其分類

自然學即論究宇宙間森羅萬象之物體的性狀。及其百般變化之科學的總稱。得區別爲二大科學。即博物學及自然科學是也。博物學、係探究物體之內外形狀。就其交互近似的標徵。而類別之學科也。動物學、植物學、及鑛物學、剖解學、屬之。自然科學、係考究由物體所發起之諸變化。及可準據的定則之學科也。物理學、化學、及生理學、屬之。

◉物質及能力

吾人對於物質及能力。下適當的定義。雖頗覺困難。然在一般的現象。凡塡充空間。有重量者。謂之物質。由物質變化。有能力工作

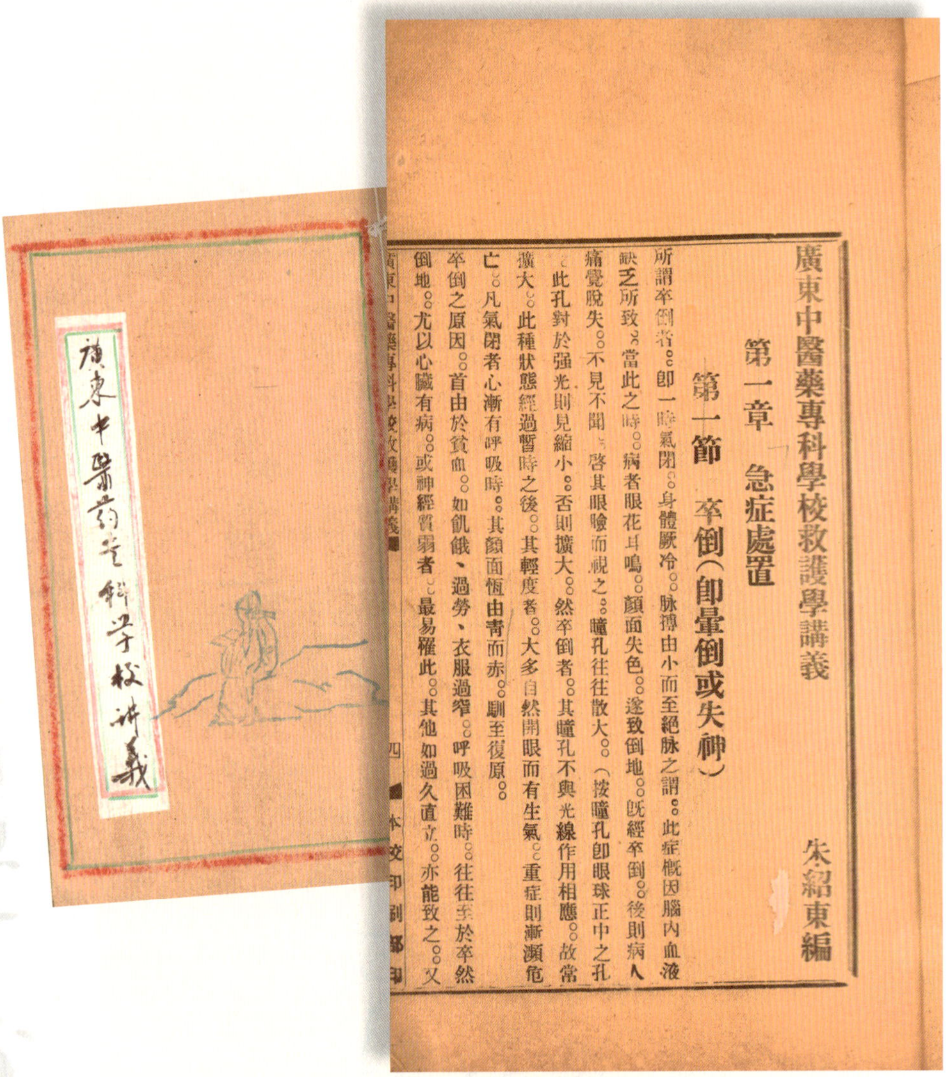

展品65

民国朱绍东编《广东中医药专科学校救护学讲义》

长26厘米，宽15.7厘米，厚0.8厘米，一册

纸质

展品66

广东中医药专门学校第一届毕业纪念刊

长29.5厘米，宽20厘米，厚2.1厘米，一册

纸质

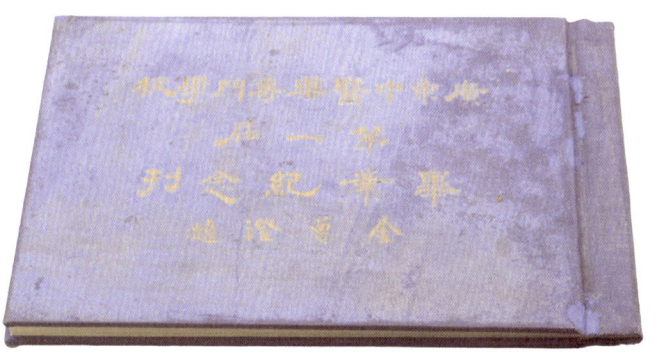

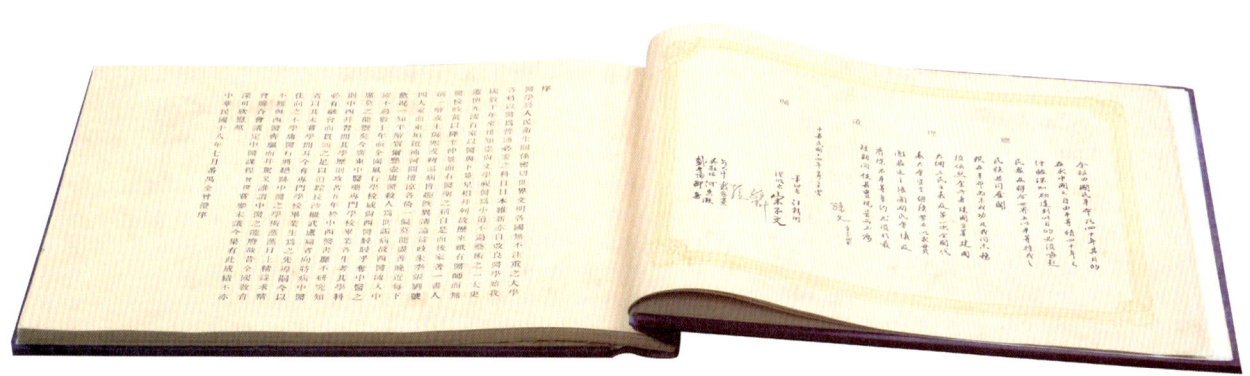

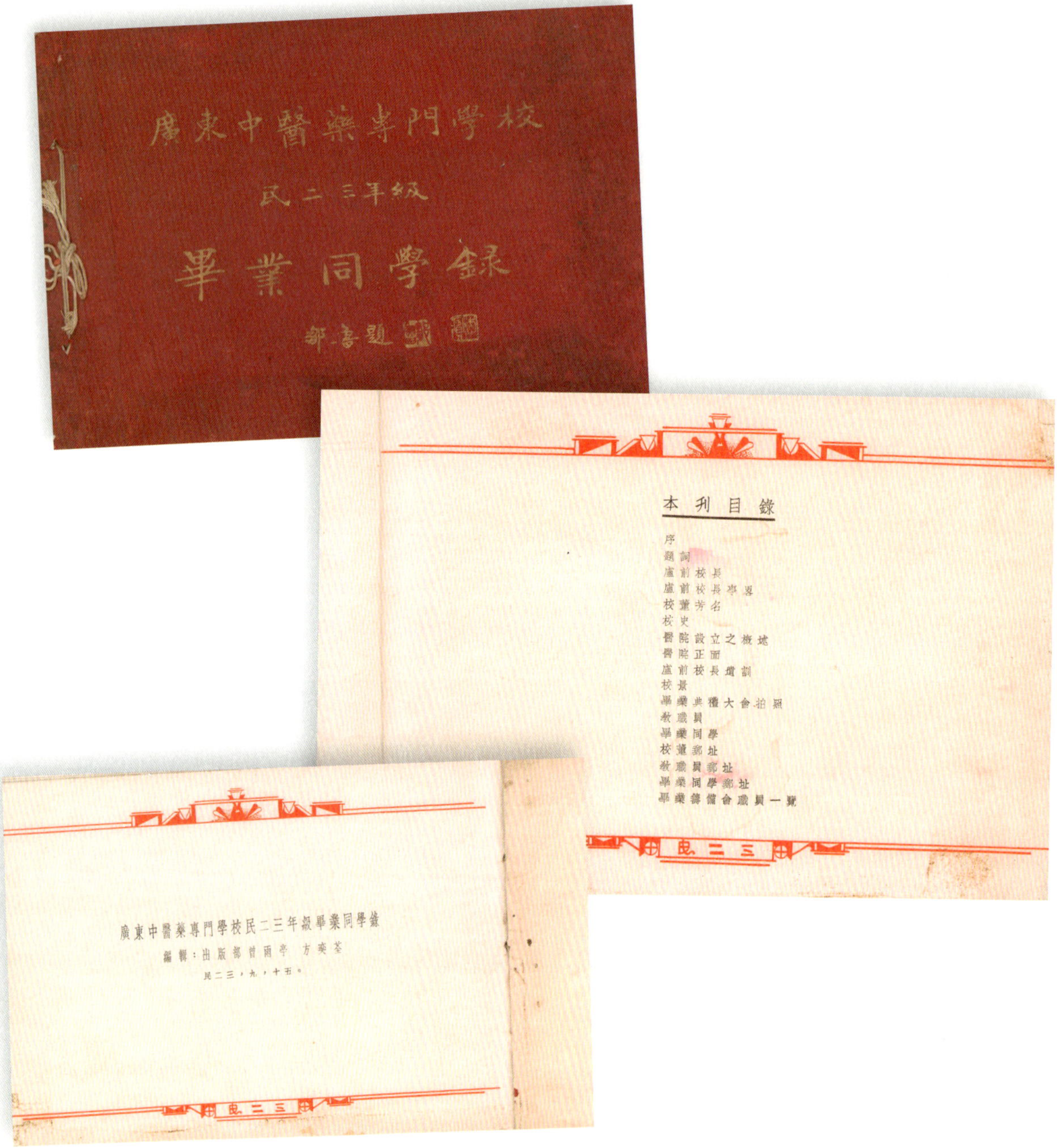

展品67

广东中医药专门学校民二三年级毕业同学录

长17.7厘米，宽26.5厘米，厚0.5厘米，一册

纸质

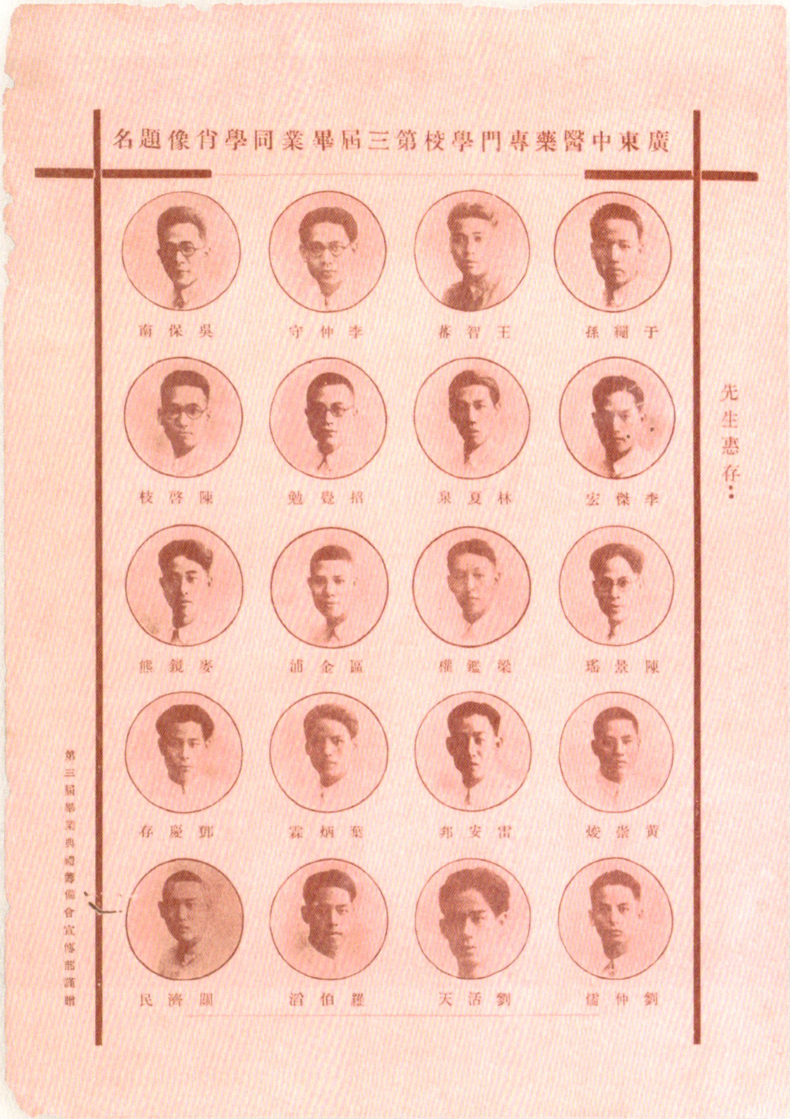

展品68

广东中医药专门学校第三届毕业同学肖像题名

长27厘米，宽19.5厘米，一页

纸质

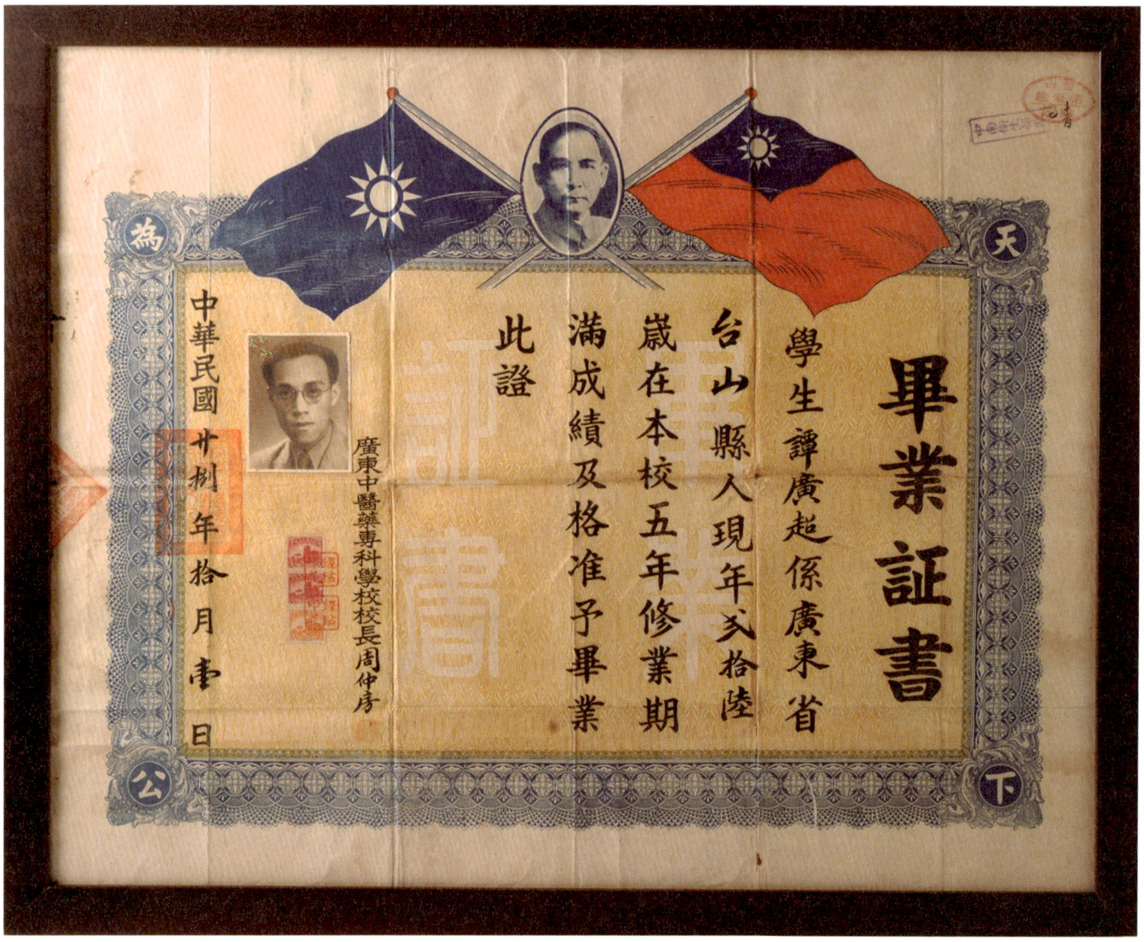
畢業証書
學生譚廣超係廣東省
台山縣人現年廿拾陸
歲在本校五年修業期
滿成績及格准予畢業
此證
廣東中醫藥專科學校校長周仲房
中華民國廿捌年拾月 日

展品69

1939年广东中医药专科学校学生毕业证书（谭广超）

长57厘米，宽70厘米

纸质

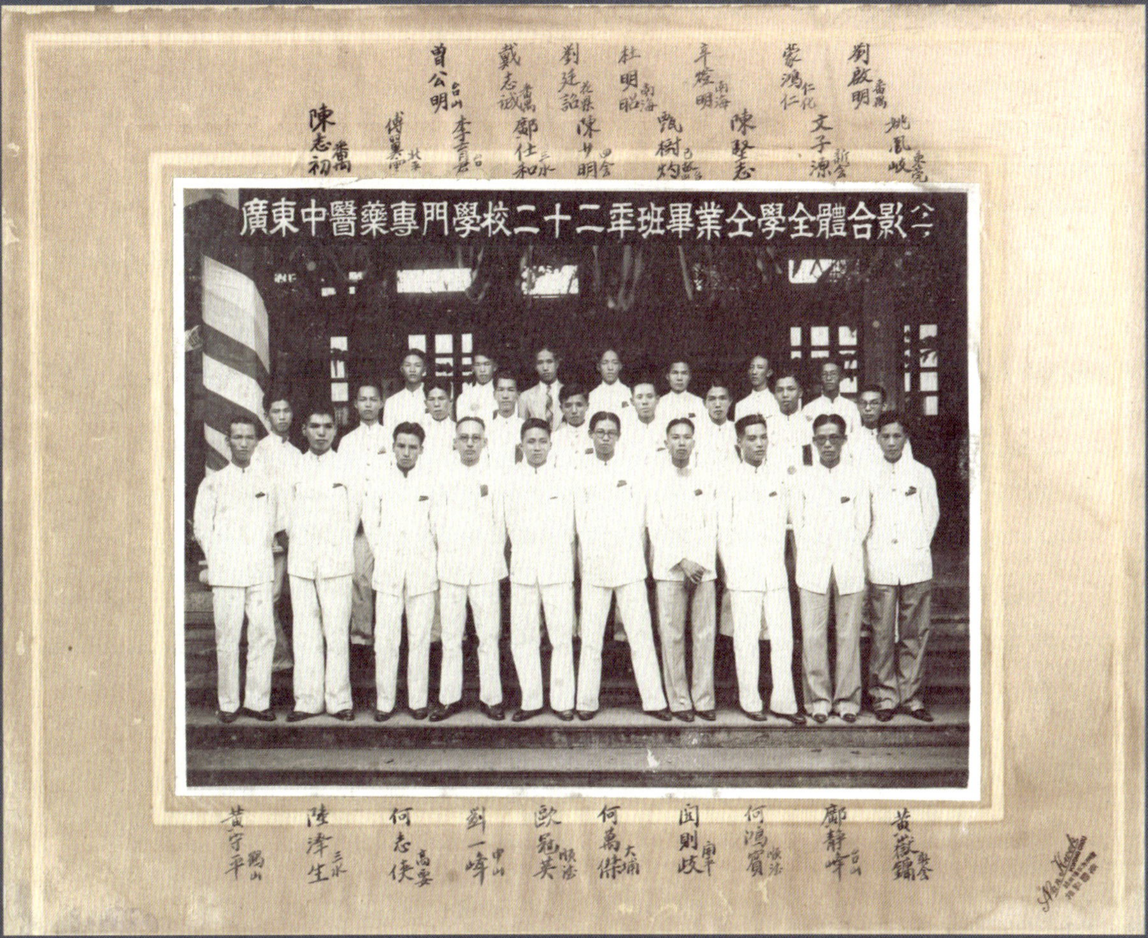

展品70

广东中医药专门学校二十二年班毕业同学全体合影

长40.1厘米，宽30.3厘米

纸质

二

广东光汉中医专门学校

1. 建校历程

1924年，广州医学卫生社、广东医学实习馆等中医社团组织在广东国民革命政府内政部备案，改称“广东光汉中医专门学校”（又名广东光汉中医专科学校、广东光汉中医学校，简称光汉医校），并正式上课。地址在广州文德南路厂后街8号。以“教授高等学术，养成中医专门人才”为办学宗旨。伍铨萃任首任校长，赖际熙为继任校长。

2. 学校设施

广东光汉中医专门学校的经济来源、学校医院房舍均由广州医学卫生社社员募捐，办学经费主要靠各大善堂地租赋税支持。1934年9月，在广州文德南路厂后街10号又成立了光汉医院。

3. 课程教学

广东光汉中医专门学校学制最初为4年，后改为5年。课程27门。实行5年学制期间，各学年课程编配如下：

第一学年：党义，国文，医学史，医学通论，药物学，生理学，解剖学，理化，外国文，军事学。

第二学年：党义，国文，药物学，内科学（伤寒杂病、温病），病理学，诊断学，细菌学，医化学，外国文，军事学。

第三学年：党义，国文，内科学，外科学，病理学，诊断学，医经，方剂学，军事学。

第四学年：党义，内科学，外科学，方剂学，妇科学，幼科学，喉科学，卫生学，针灸学，法医学，医经，临证实习。

第五学年：党义，医经，产科学，眼科学，针灸学，伤科学，花柳病学，推拿科学，临证实习。

4. 临床实习

1934年成立的光汉医院为医校附属医院，内设内科、外科、跌打科、眼科等赠医服务，学生需在附属医院完成实习方可毕业。

5. 学校沿革

学校有教职员工51人（抗战前），毕业生15届，学生464人。抗战后广州百业凋零，因善堂银钱短缺，学校失去经费后难以维系。1947年，当时的广东省教育厅以光汉医校“设备不合规定，基金不足法定数目”为借口，予以取缔。光汉医校的学生部分转入广东中医药专科学校，部分由黎云卿带领，在广州太邱书院兴办“复兴中医学校”，至1949年亦停办。

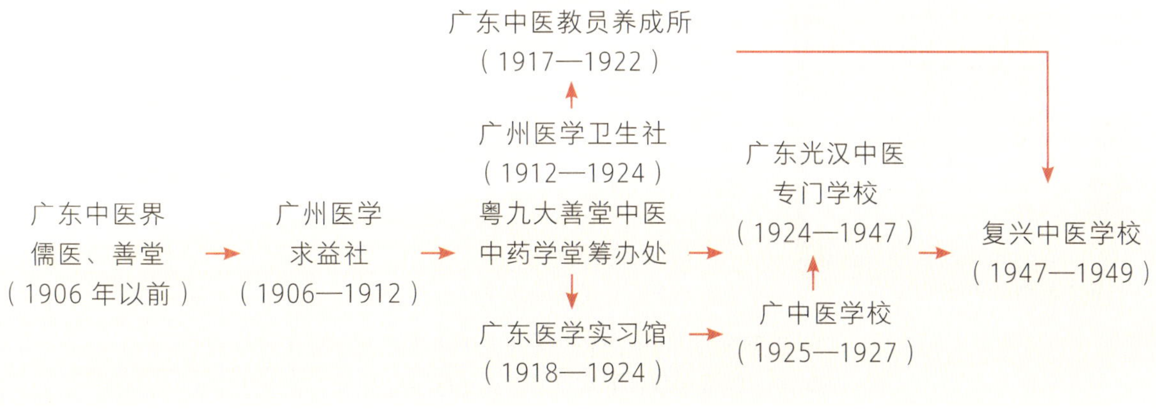

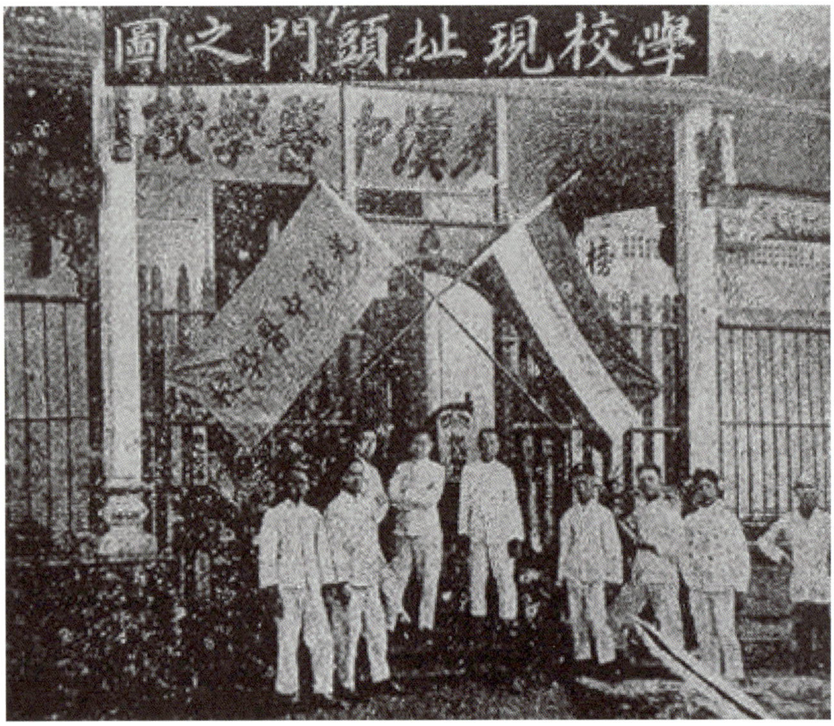

广东光汉中医学校校门

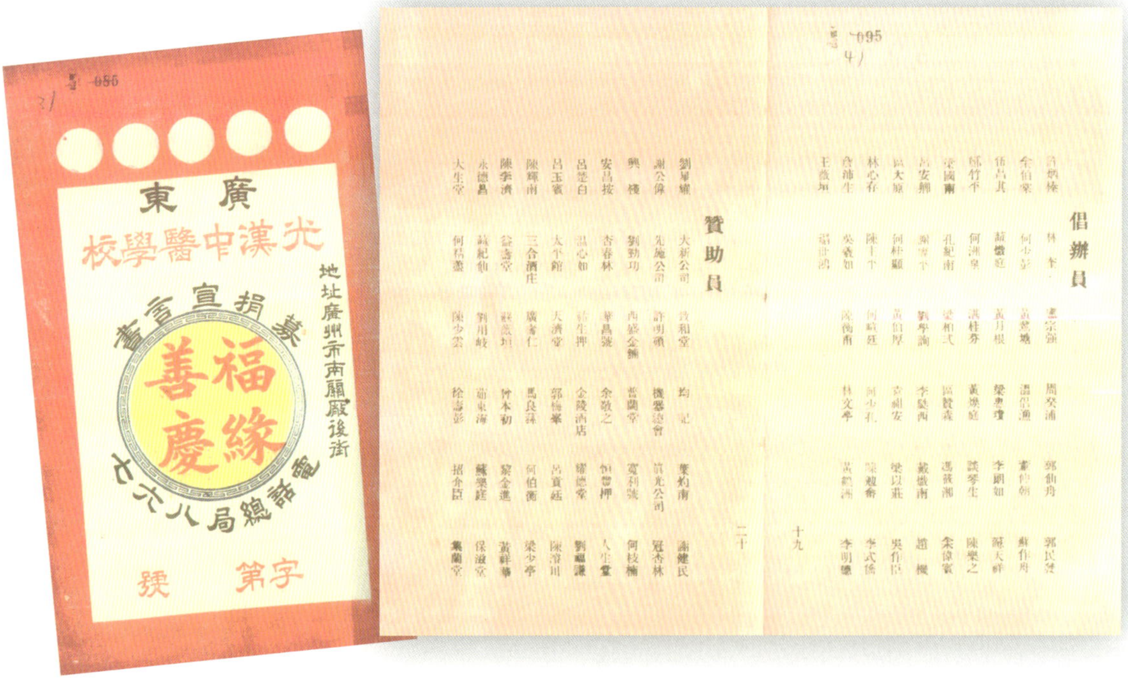

廣東
光漢中醫學校
募捐宣言書
地址廣州市南關殿後街
電話總局八六七
福緣善慶
字第　　號

倡辦員

[illegible]炳棟　林　[illegible]　盧宗強　周癸浦　郭仙舟　郭民[illegible]
余伯棠　何少彭　黃鸞[illegible]　湯侶漁　盧仲朝　蘇作舟
伍呂其　黃徵庭　黃月根　梁耆瓚　李嗣如　蔣天祥
鄔竹平　何洲泉　洪桂芬　黃煥庭　談琴生　陳樂之
梁國爾　孔紀南　梁柏式　區贊森　馮筱湘　朱偉賓
呂安卿　潘寄平　劉學詢　李睦西　戴徵南　趙　機
區大原　何桂顯　黃伯厚　袁綱安　梁以莊　吳作臣
林心存　陳十平　何蔚廷　何少孔　陳翹喬　李式係
詹浦生　吳叠如　陳衡甫　林文亭　黃[illegible]洲　李明[illegible]
王徵垣　[illegible]世鴻

十九

贊助員

劉華耀　大新公司　致和堂　均　記　葉灼南　湯健民
謝公偉　先施公司　許明頌　機器總會　眞光公司　冠杏林
興　棧　劉勤功　西盛金舖　普蘭堂　寬利號　何枝楠
安昌按　杏春林　華昌號　余敬之　恒豐押　人生堂
呂楚白　溫心如　祐生押　金陵酒店　積德堂　劉[illegible]謙
呂玉賓　太平館　大濟堂　鄧梅峯　呂寶廷　陳澄川
陳輝南　三合酒庄　廣耆仁　馬良蘇　何伯衡　梁少亭
陳李濟　益壽堂　[illegible]蔭垣　曾本初　黎金進　黃祥華
永德昌　蘇紀仙　劉用岐　蕭東海　鍾樂庭　保滋堂
大生堂　何精[illegible]　陳少雲　徐壽彭　招介臣　集蘭堂

二十

广东光汉中医学校募捐宣言书（图片来源：广州市档案馆，档案号0010-003-000059-010）

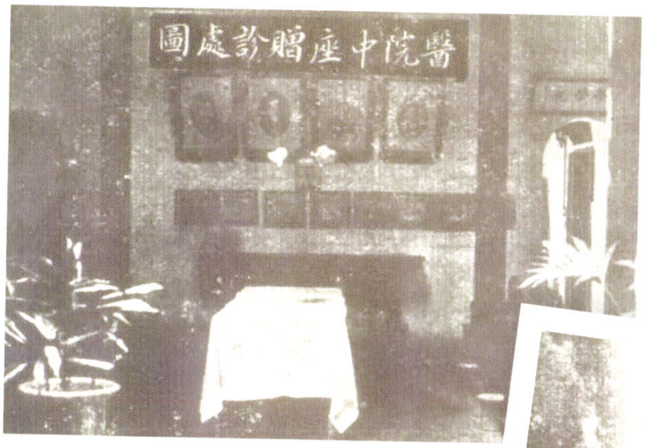

广东光汉中医学校医院中座赠诊处

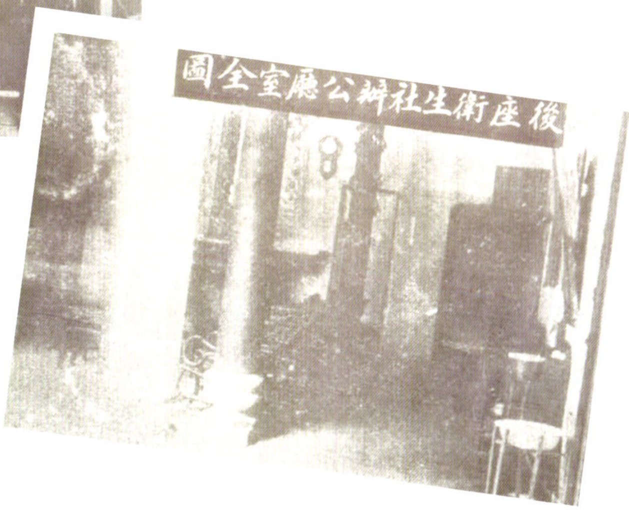

广东光汉中医学校后座卫生社办公厅室

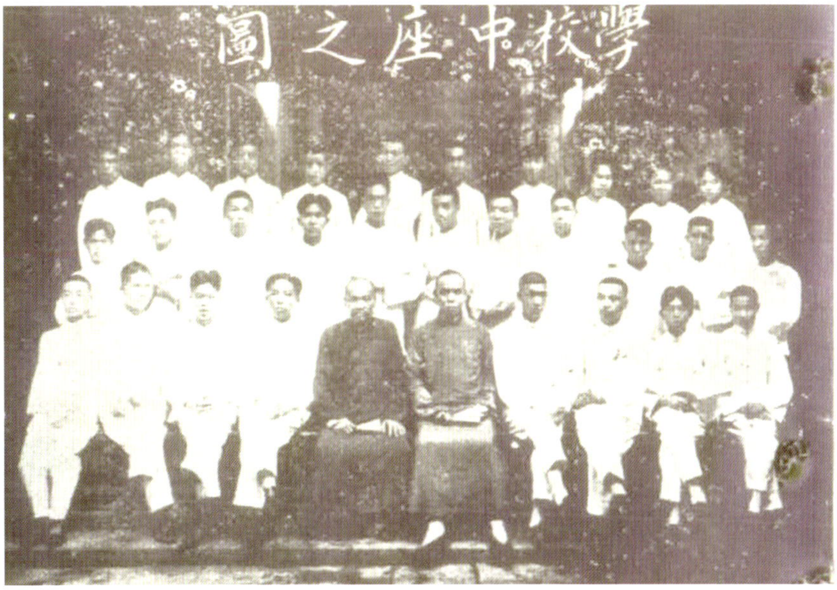

广东光汉中医学校中座之图（员生合影）

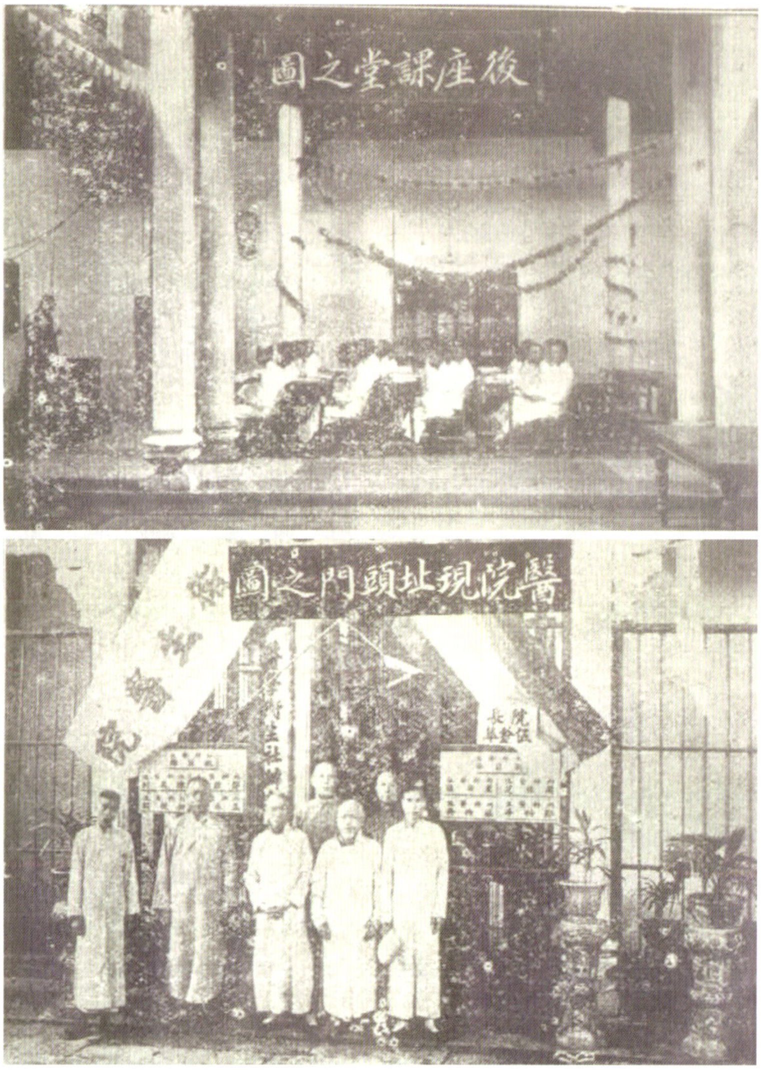

广东光汉中医学校后座课堂、医院头门

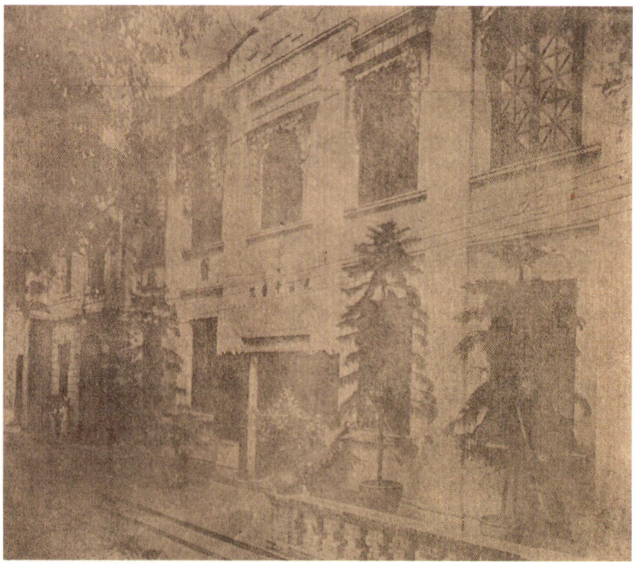

广东光汉中医学校自建的广州校舍暨光汉中医院外景

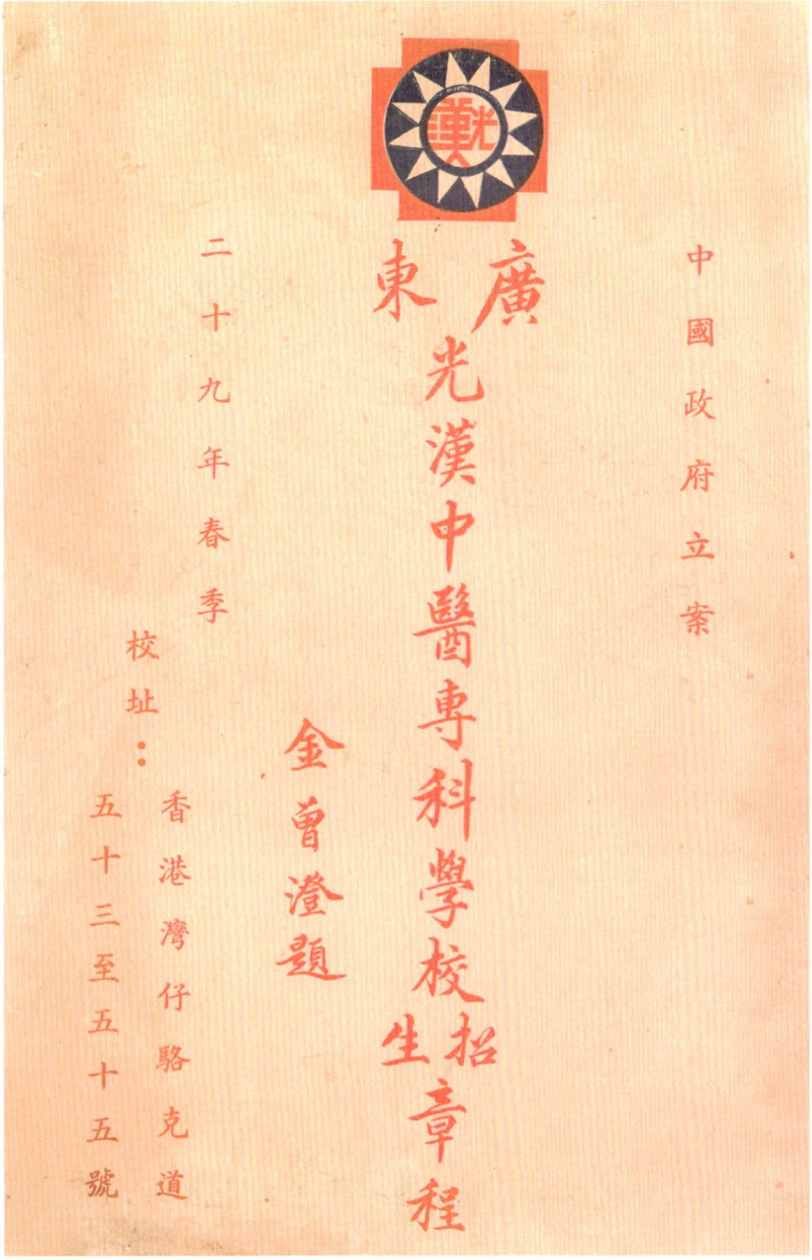
中國政府立案
廣東光漢中醫專科學校招生章程
金曾澄題
二十九年春季
校址：香港灣仔駱克道五十三至五十五號

展品71

1940年《广东光汉中医专科学校招生章程》

长26厘米，宽19厘米，一册

纸质

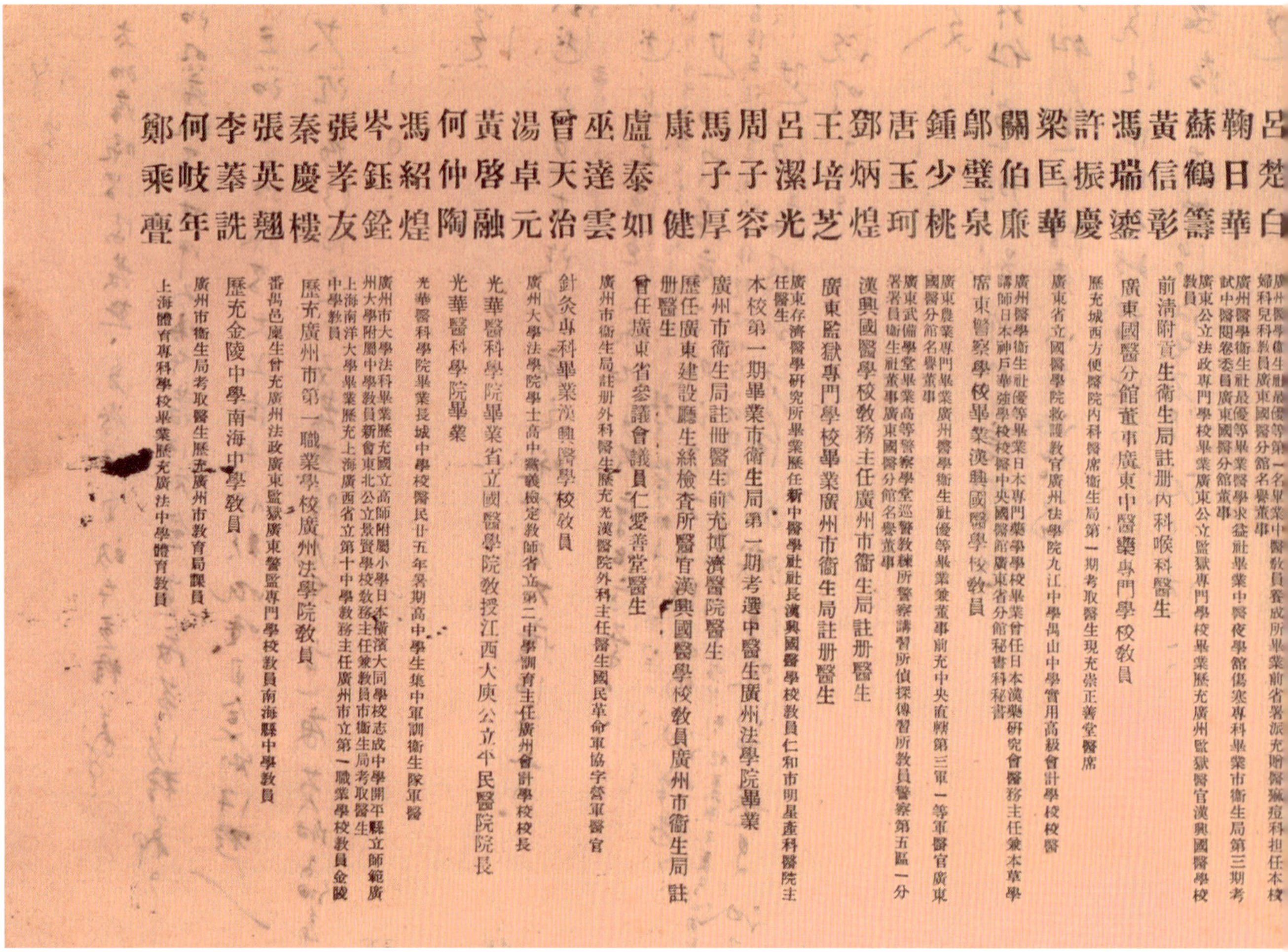

姓名	履歷
呂楚白	廣州醫學衛生社最優等第一名畢業中醫教員養成所畢業前省署派充附醫癲痘科担任本校婦科兒科教員廣東國醫分館名譽董事
鞠日華	廣州醫學衛生社最優等畢業醫學求益社畢業中醫夜學館傷寒專科畢業市衛生局第三期考試中醫閱卷委員廣東國醫分館董事
蘇鶴籌	廣東公立法政專門學校畢業廣東公立監獄專門學校畢業歷充廣州監獄醫官漢興國醫學校教員
黃信彰	前清附貢生衛生局註冊內科喉科醫生
馮瑞滺	廣東國醫分館董事廣東中醫藥專門學校教員
許振慶	歷充城西方便醫院內科醫席衛生局第一期考取醫生現充崇正善堂醫席
梁匡華	廣東省立國醫學院救護教官廣州法學院九江中學禺山中學實用高級會計學校校醫
關伯廉	廣州醫學衛生社優等畢業日本專門藥學學校畢業曾任日本漢藥研究會醫務主任兼本草學講師日本神戶華強學校校醫中央國醫館廣東省分館秘書科秘書
鄔璧泉	廣東警察學校畢業漢興國醫學校教員
鍾少桃	廣東農業專門畢業廣州醫學衛生社優等畢業兼董事前充中央直轄第三軍一等軍醫官廣東國醫分館名譽董事
唐玉珂	廣東武備學堂畢業高等警察學堂巡警教練所警察講習所偵探傳習所教員警察第五區一分署署員衛生社董事廣東國醫分館名譽董事
鄧炳煌	漢興國醫學校教務主任廣州市衛生局註冊醫生
王培芝	廣東監獄專門學校畢業廣州市衛生局註冊醫生
呂潔光	廣東存濟醫學研究所畢業歷任新中醫學社社長漢興國醫學校教員仁和市明星產科醫院主任醫生
周子容	本校第一期畢業市衛生局第一期考選中醫生廣州法學院畢業
馬子厚	廣州市衛生局註冊醫生前充博濟醫院醫生
康　健	歷任廣東建設廳生絲檢查所醫官漢興國醫學校教員廣州市衛生局註冊醫生
盧泰如	曾任廣東省參議會議員仁愛善堂醫生
巫達雲	廣州市衛生局註冊外科醫生歷充光漢醫院外科主任醫生國民革命軍協字營軍醫官
曾天治	針灸專科畢業漢興國醫學校教員
湯卓元	廣州大學法學院學士高中黨義檢定教師省立第二中學訓育主任廣州會計學校校長
黃啓融	光華醫科學院畢業省立國醫學院教授江西大庾公立平民醫院院長
何仲陶	光華醫科學院畢業
馮紹煌	光華醫科學院畢業長城中學校醫民廿五年暑期高中學生集中軍訓衛生隊軍醫
岑鈺銓	廣州市大學法科畢業歷充國立高師附屬小學日本橫濱大同學校志成中學開平縣立師範廣州大學附屬中學教員新會東北公立景賢學校教務主任兼教員市衛生局考取醫生
張孝友	上海南洋大學畢業歷充上海廣西省立第十中學教務主任廣州市立第一職業學校教員金陵中學教員
秦慶樓	歷充廣州市第一職業學校廣州法學院教員
張英翹	番禺邑庠生曾充廣州法政廣東監獄廣東警監專門學校教員南海縣中學教員
李蓁詵	歷充金陵中學南海中學教員
何岐年	廣州市衛生局考取醫生歷充廣州市教育局課員
鄭乘亹	上海體育專科學校畢業歷充廣法中學體育教員

展品72

民国《光汉中医学校招日夜班男女生章程》

长62厘米，宽25厘米，一页

纸质

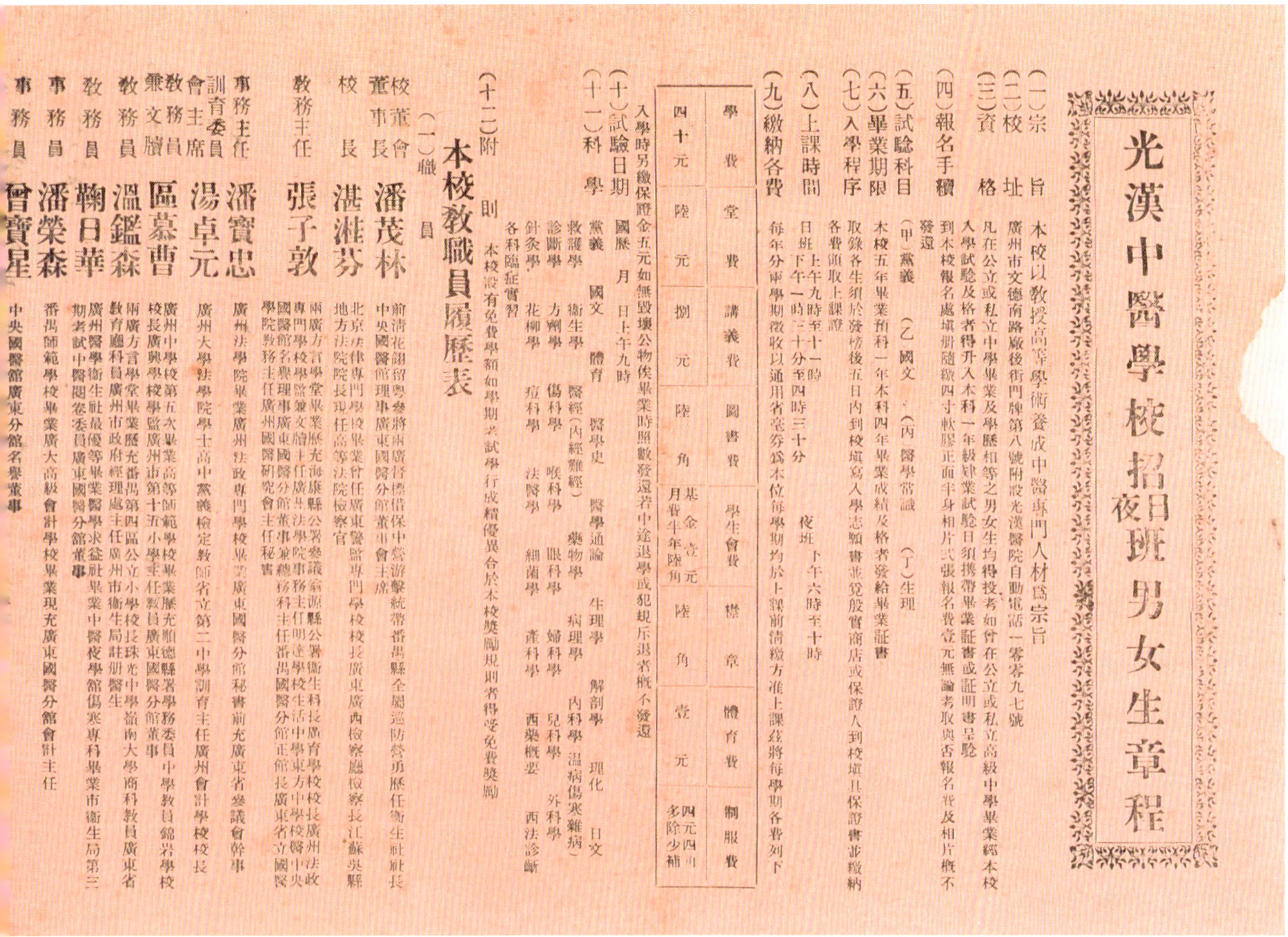

光漢中醫學校招日夜班男女生章程

(一)宗旨　本校以教授高等學術養成中醫專門人材為宗旨

(二)校址　廣州市文德南路廠後街門牌第八號附設光漢醫院自動電話一零零九七號

(三)資格　凡在公立或私立中學畢業及學歷相等之男女生均得投考如曾在公立或私立高級中學畢業經本校入學試驗及格者得升入本科一年級肄業試驗日須携帶畢業証書或証明書呈驗

(四)報名手續　到本校報名處填册隨繳四寸軟膠正面半身相片弍張報名費壹元無論考取與否報名費及相片概不發還

(五)試驗科目　(甲)黨義　(乙)國文　(丙)醫學常識　(丁)生理

(六)畢業期限　本校五年畢業預科一年本科四年畢業成績及格者發給畢業証書

(七)入學程序　取錄各生須於發榜後五日內到校填寫入學志願書並覓殷實商店或保證人到校填具保證書並繳納各費領取上課證

(八)上課時間　日班上午九時至十一時 下午一時三十分至四時三十分　夜班下午六時至十時

(九)繳納各費　每年分兩學期徵收以通用省毫劵為本位每學期均於上課前清繳方准上課玆將每學期各費列下

學費	堂費	講義費	圖書費	學生會費	標章	體育費	制服費
四十元	陸元	捌元	陸角	基金壹元 月費半年陸角	陸角	壹元	四元四毫 多除少補

入學時另繳保證金五元如無毁壞公物俟畢業時照數發還若中途退學或犯規斥退者概不發還

(十)試驗日期　國歷　月　日上午九時

(十一)科學　黨義　國文　體育　醫學史　醫學通論　生理學　解剖學　理化　日文　救護學　衛生學　醫經(內經難經)　藥物學　病理學　內科學(溫病傷寒雜病)　診斷學　方劑學　傷科學　喉科學　眼科學　婦科學　兒科學　外科學　針灸學　花柳學　瘡科學　法醫學　細菌學　產科學　西藥概要　西法診斷　各科臨症實習

(十二)附則　本校設有免費學額如學期考試學行成績優異合於本校獎勵規則者得受免費獎勵

本校教職員履歷表

(一)職員

校董會董事長	潘茂林	前清花翎留粵參將兩廣督標借保中營游擊統帶番禺縣全屬巡防營勇歷任衛生社社長中央國醫館理事廣東國醫分館董事會主席
校長	湛滙芬	北京法律專門學校畢業曾任廣東警監專門學校校長廣東廣西檢察廳檢察長江蘇吳縣地方法院院長現任高等法院檢察官
教務主任	張子敦	兩廣方言學堂畢業歷充海康縣公署參議翁源縣公署衛生科長廣州法政專門學校學監兼文牘主任廣州法學院事務主任明達學校生活中學東方中學校醫中央國醫館名譽理事廣東國醫分館董事兼總務科主任番禺國醫分館正館長廣東省立國醫學院教務主任廣州國醫研究會主任秘書
事務主任	潘寶忠	廣州法學院畢業廣州法政專門學校畢業廣東國醫分館秘書前充廣東省參議會幹事
訓育委員會主席	湯卓元	廣州大學法學院學士高中黨義檢定教師省立第二中學訓育主任廣州會計學校校長
教務員兼文牘	區慕曹	廣州中學校第五次畢業高等師範學校畢業歷充順德縣署學務委員中學教員錦岩學校校長廣興學校學監廣州市第十五小學主任教員廣東國醫分館董事
教務員	溫鑑森	兩廣方言學堂畢業歷充番禺第四區公立小學校長珠光中學嶺南大學商科教員廣東省教育廳科員廣州市政府經理處主任廣州市衛生局註册醫生
教務員	鞠日華	廣州醫學衛生社最優等畢業醫學求益社畢業中醫夜學館傷寒專科畢業市衛生局第三期考試中醫閱卷委員廣東國醫分館董事
事務員	潘榮森	番禺師範學校畢業廣大高級會計學校畢業現充廣東國醫分館會計主任
事務員	曾寶星	中央國醫館廣東分館名譽董事

展品73

1932年、1933年广东光汉中医专门学校学生证（廖韶恺）

长11.5厘米，宽8厘米，两张，正反面

纸质

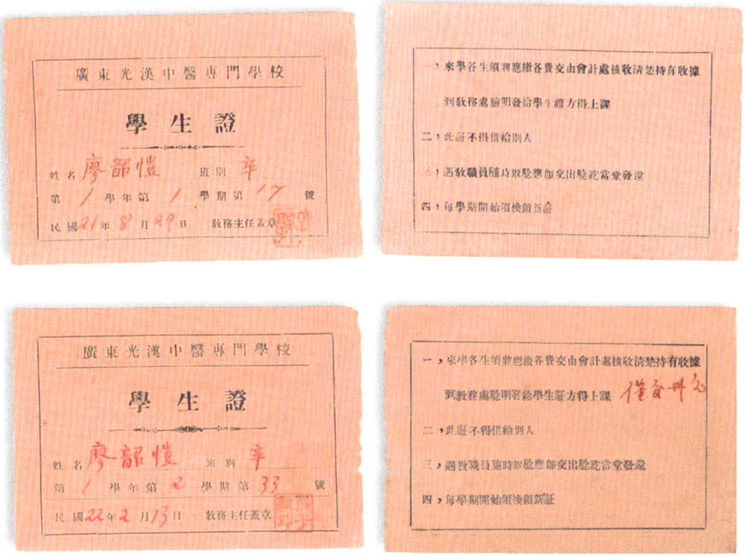

廣東光漢中醫專門學校

學生證

姓名 廖韶愷　班別 辛

第 1 學年第 1 學期第 17 號

民國 21 年 8 月 29 日　教務主任蓋章

一，來學各生須將應繳各費交由會計處核收清楚持有收據到教務處驗明發給學生證方得上課

二，此証不得借給別人

三，遇教職員隨時取驗應即交出驗訖當堂發還

四，每學期開始須換領新証

廣東光漢中醫專門學校

學生證

姓名 廖韶愷　班別 辛

第 1 學年第 2 學期第 33 號

民國 22 年 2 月 13 日　教務主任蓋章

一，來學各生須將應繳各費交由會計處核收清楚持有收據到教務處驗明發給學生證方得上課

二，此証不得借給別人

三，遇教職員隨時取驗應即交出驗訖當堂發還

四，每學期開始須換領新証

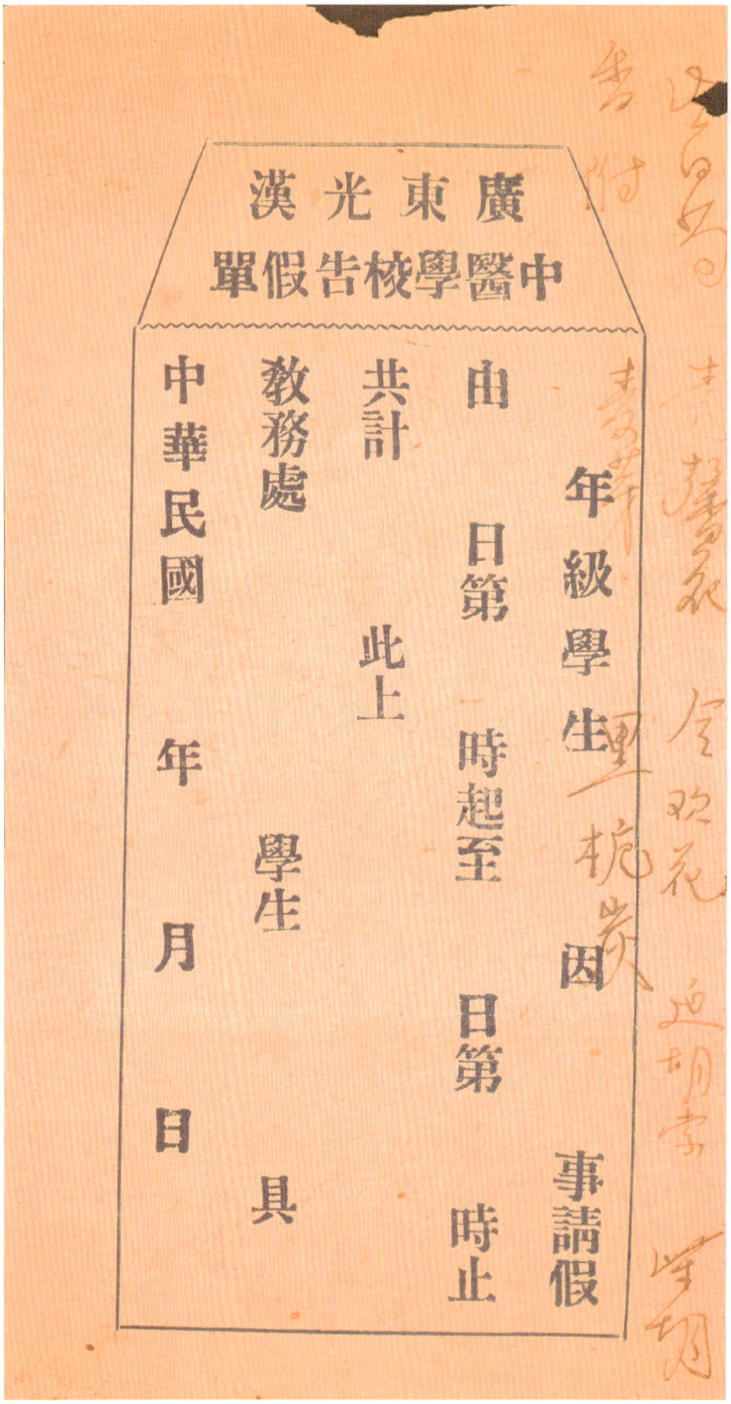

廣東光漢
中醫學校告假單

年級學生　因　事請假
由　日第　時起至　日第　時止
共計　此上
教務處　學生　具
中華民國　年　月　日

展品74

民国广东光汉中医学校告假单

长20厘米，宽11厘米，一页

纸质

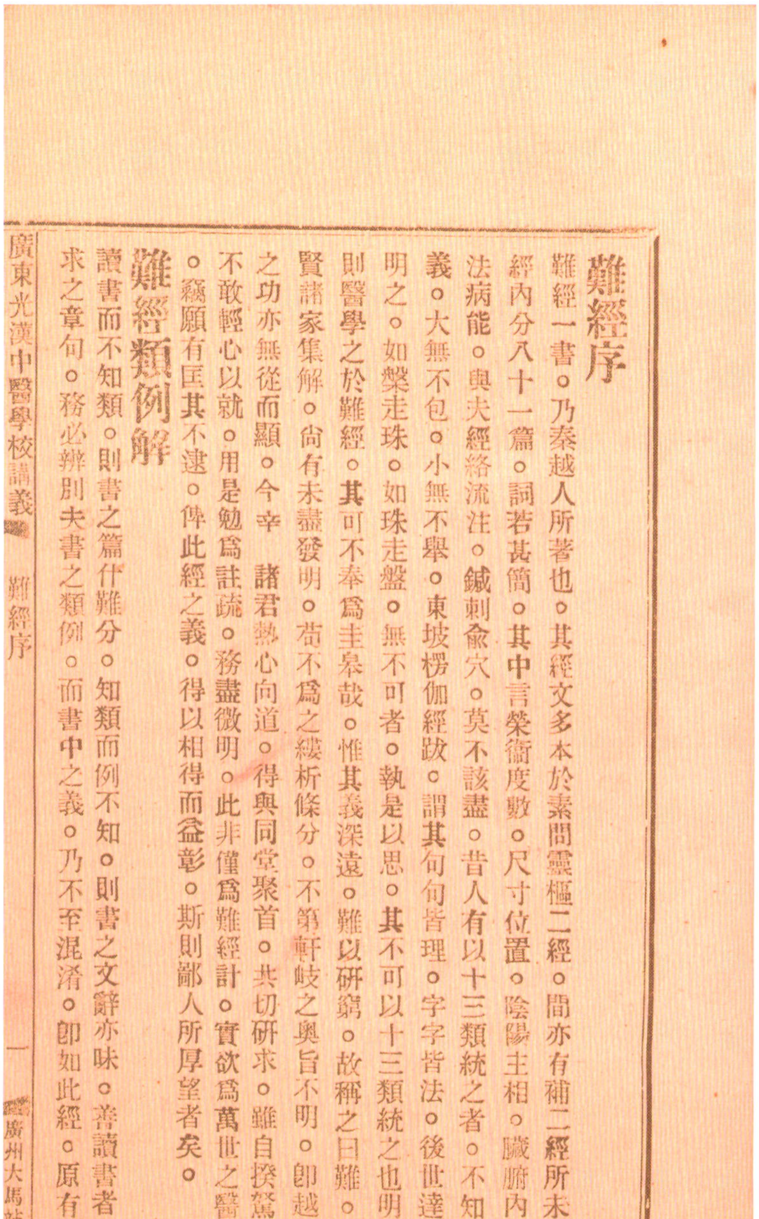

難經序

難經一書。乃秦越人所著也。其經文多本於素問靈樞二經。間亦有補二經所未備者。經內分八十一篇。詞若甚簡。其中言榮衛度數。尺寸位置。陰陽主相。臟腑內外。脈法病能。與夫經絡流注。鍼刺俞穴。莫不該盡。昔人有以十三類統之者。不知此經之義。大無不包。小無不舉。東坡楞伽經跋。謂其句句皆理。字字皆法。後世達者神而明之。如槃走珠。如珠走盤。無不可者。執是以思。其不可以十三類統之也明矣。然則醫學之於難經。其可不奉爲圭臬哉。惟其義深遠。難以研窮。故稱之曰難。難經前賢諸家集解。尚有未盡發明。苟不爲之縷析條分。不第軒岐之奥旨不明。卽越人著述之功亦無從而顯。今幸　諸君熱心向道。得與同堂聚首。共切研求。雖自揆駑駘。斷不敢輕心以就。用是勉爲註疏。務盡微明。此非僅爲難經計。實欲爲萬世之醫道計也。竊願有匡其不逮。俾此經之義。得以相得而益彰。斯則鄙人所厚望者矣。

難經類例解

讀書而不知類。則書之篇什難分。知類而例不知。則書之文辭亦昧。善讀書者。不徒求之章句。務必辨別夫書之類例。而書中之義。乃不至混淆。卽如此經。原有類例。

廣東光漢中醫學校講義　難經序　一　廣州大馬站播文承印

展品75

民国《广东光汉中医学校讲义·难经》

长24厘米，宽14.5厘米，厚2.6厘米，一册

纸质

展品76

民国梁翰芬编辑《广东光汉中医专门学校诊断学讲义》

长25厘米，宽15.2厘米，厚4.3厘米，一册

纸质

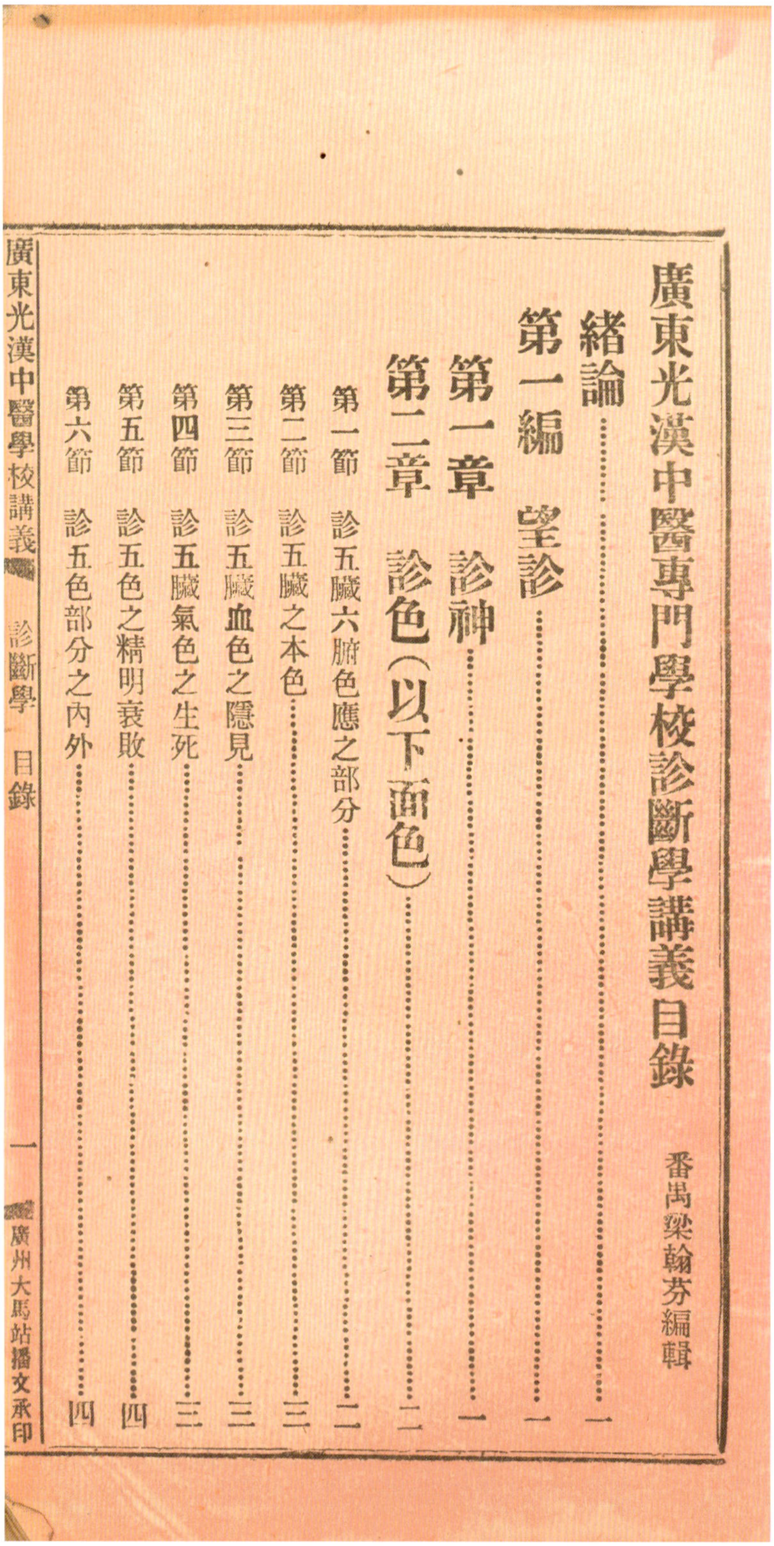

廣東光漢中醫專門學校診斷學講義目錄

番禺梁翰芬編輯

廣東光漢中醫學校講義　診斷學　目錄　一　廣州大馬站播文承印

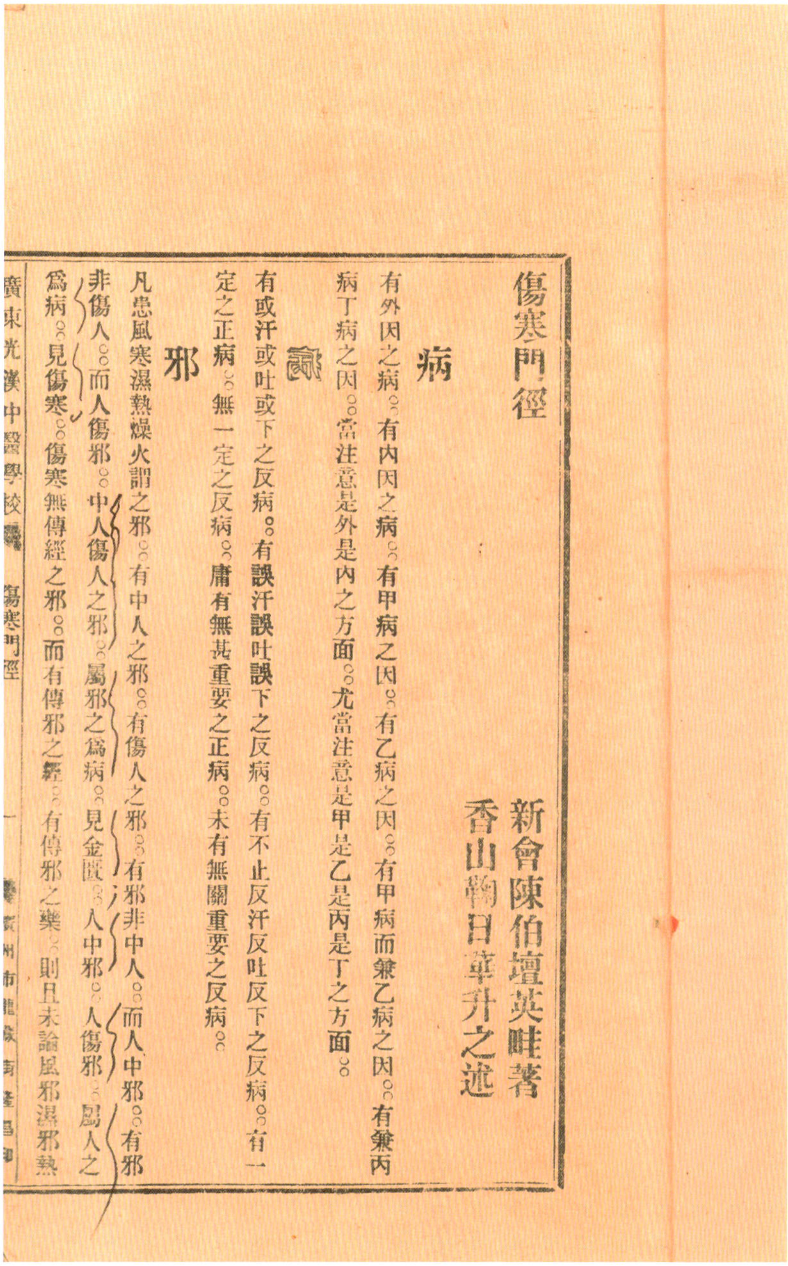

展品77

民国《广东光汉中医学校讲义·伤寒门径》

长25.6厘米，宽15.6厘米，厚1厘米，一册

纸质

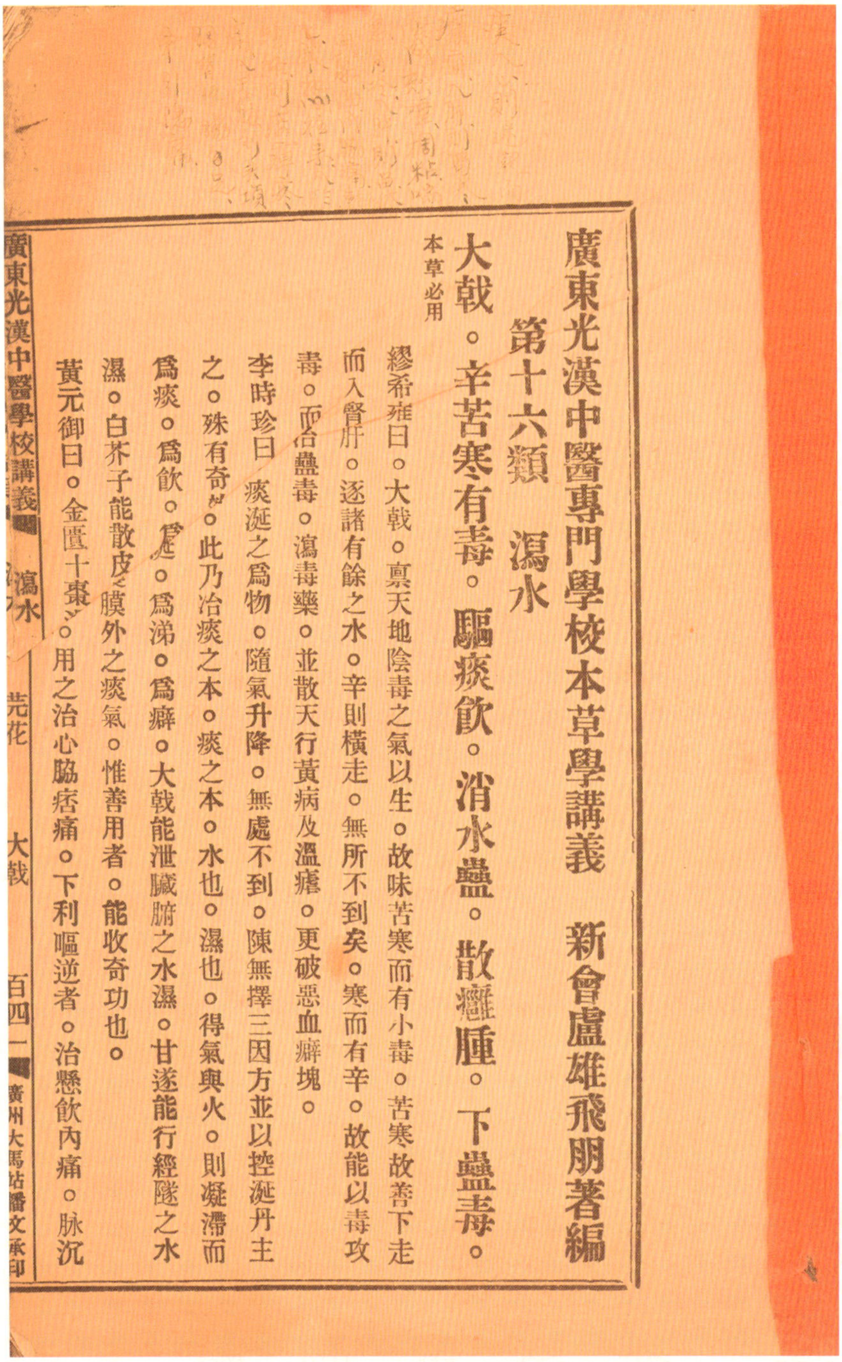

廣東光漢中醫專門學校本草學講義　新會盧雄飛朋著編

第十六類　瀉水

大戟。辛苦寒有毒。驅痰飲。消水蠱。散癰腫。下蠱毒。

本草必用

繆希雍曰。大戟。稟天地陰毒之氣以生。故味苦寒而有小毒。苦寒故善下走而入腎肝。逐諸有餘之水。辛則橫走。無所不到矣。寒而有辛。故能以毒攻毒。而治蠱毒。瀉毒藥。並散天行黃病及溫瘧。更破惡血癖塊。

李時珍曰。痰涎之爲物。隨氣升降。無處不到。陳無擇三因方並以控涎丹主之。殊有奇〻。此乃治痰之本。痰之本。水也。濕也。得氣與火。則凝滯而爲痰。爲飲。爲涎。爲涕。爲癖。大戟能泄臟腑之水濕。甘遂能行經隧之水濕。白芥子能散皮〻膜外之痰氣。惟善用者。能收奇功也。

黃元御曰。金匱十棗〻。用之治心脇痞痛。下利嘔逆者。治懸飲內痛。脉沉

廣東光漢中醫學校講義　瀉水　芫花　大戟　百四一　廣州大馬站潘文承印

展品78

民国卢朋著编《广东光汉中医专门学校讲义本草学》

长24厘米，宽14.5厘米，厚2厘米，一册

纸质

展品79

民国黄少禄编《光汉中医专门学校讲义·医学通论》

长24厘米，宽14.6厘米，厚0.9厘米，一册

纸质

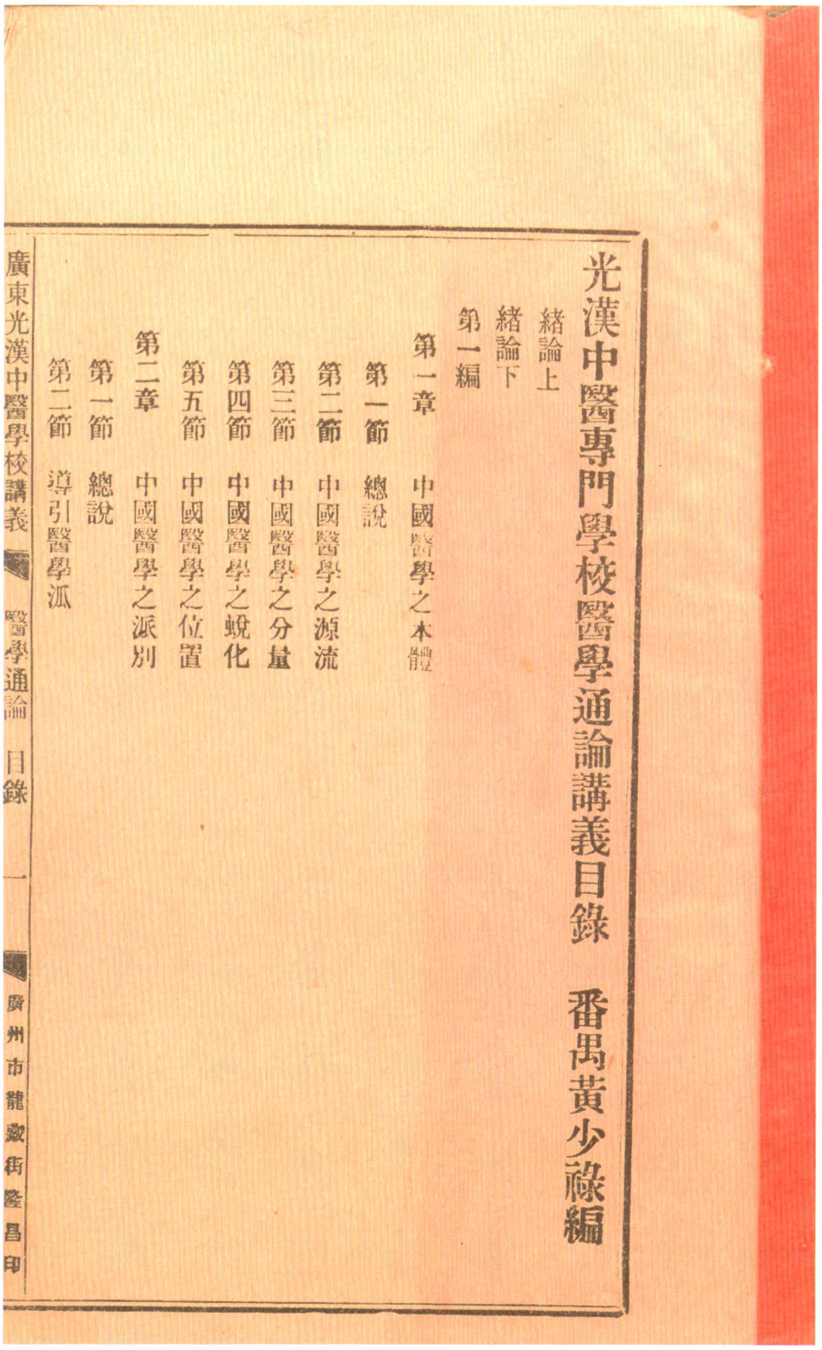

光漢中醫專門學校醫學通論講義目錄　番禺黃少祿編

廣東光漢中醫學校講義　醫學通論　目錄　一　廣州市龍藏街隆昌印

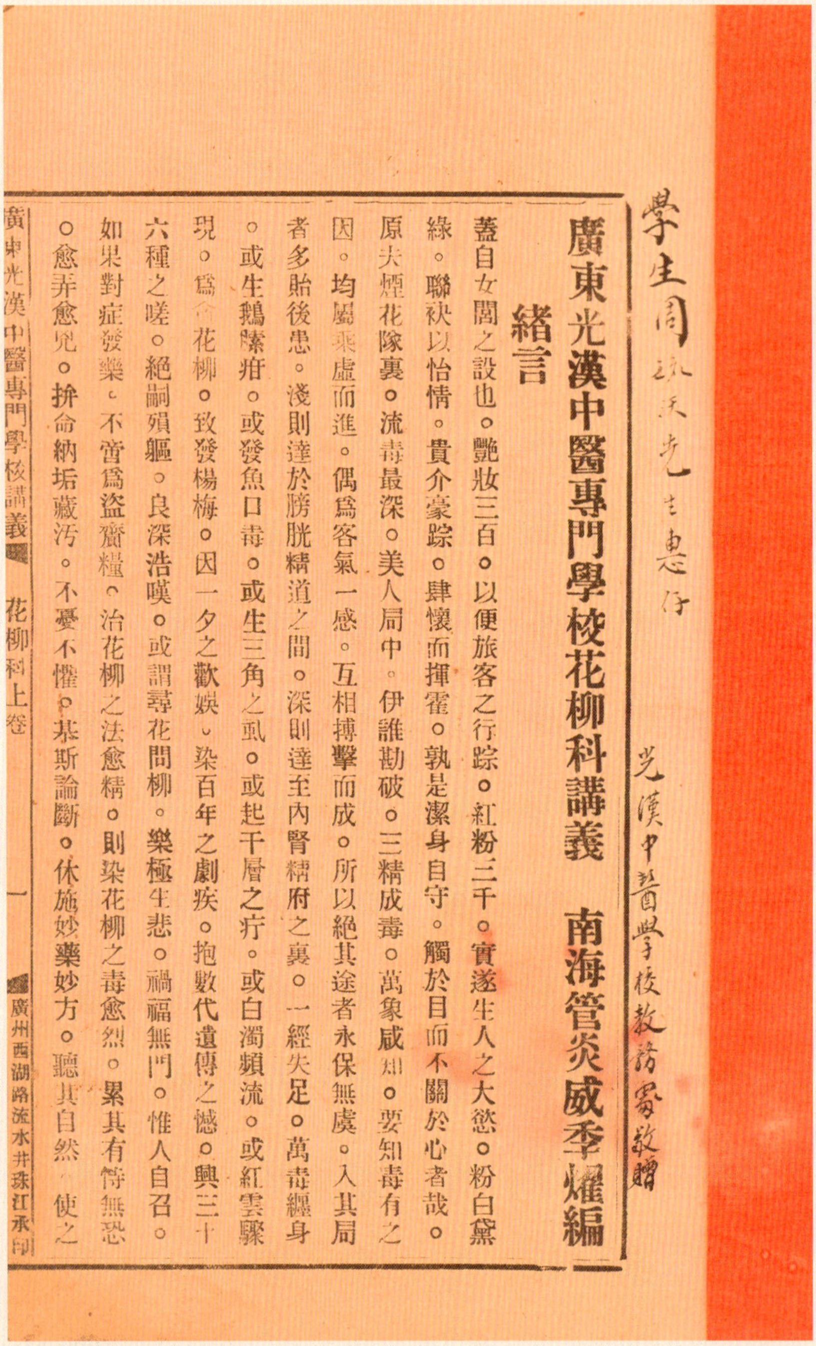

廣東光漢中醫專門學校花柳科講義　南海管炎威季燿編

緒言

蓋自女閭之設也。艶妝三百。以便旅客之行踪。紅粉三千。實遂生人之大慾。粉白黛綠。聯袂以怡情。貴介豪踪。肆懷而揮霍。孰是潔身自守。觸於目而不關於心者哉。原夫煙花隊裏。流毒最深。美人局中。伊誰勘破。三精成毒。萬象咸知。要知毒有之因。均屬乘虛而進。偶爲客氣一感。互相搏擊而成。所以絕其途者永保無虞。入其局者多貽後患。淺則達於膀胱精道之間。深則達至內腎精府之裏。一經失足。萬毒纏身。或生鵝膝疳。或發魚口毒。或生三角之虱。或起千層之疔。或白濁頻流。或紅雲驟現。爲合花柳。致發楊梅。因一夕之歡娛。染百年之劇疾。抱數代遺傳之憾。興三十六種之嗟。絕嗣殞軀。良深浩嘆。或謂尋花問柳。樂極生悲。禍福無門。惟人自召。如果對症發藥。不啻爲盜齎糧。治花柳之法愈精。則染花柳之毒愈烈。累其有恃無恐。愈弄愈兇。拚命納垢藏汚。不憂不懼。基斯論斷。休施妙藥妙方。聽其自然。使之

廣東光漢中醫專門學校講義　花柳科上卷　一　廣州西湖路流水井珠江承印

展品80

民国管炎威编《广东光汉中医专门学校讲义·花柳科》

长24厘米，宽14.5厘米，厚2厘米，一册

纸质

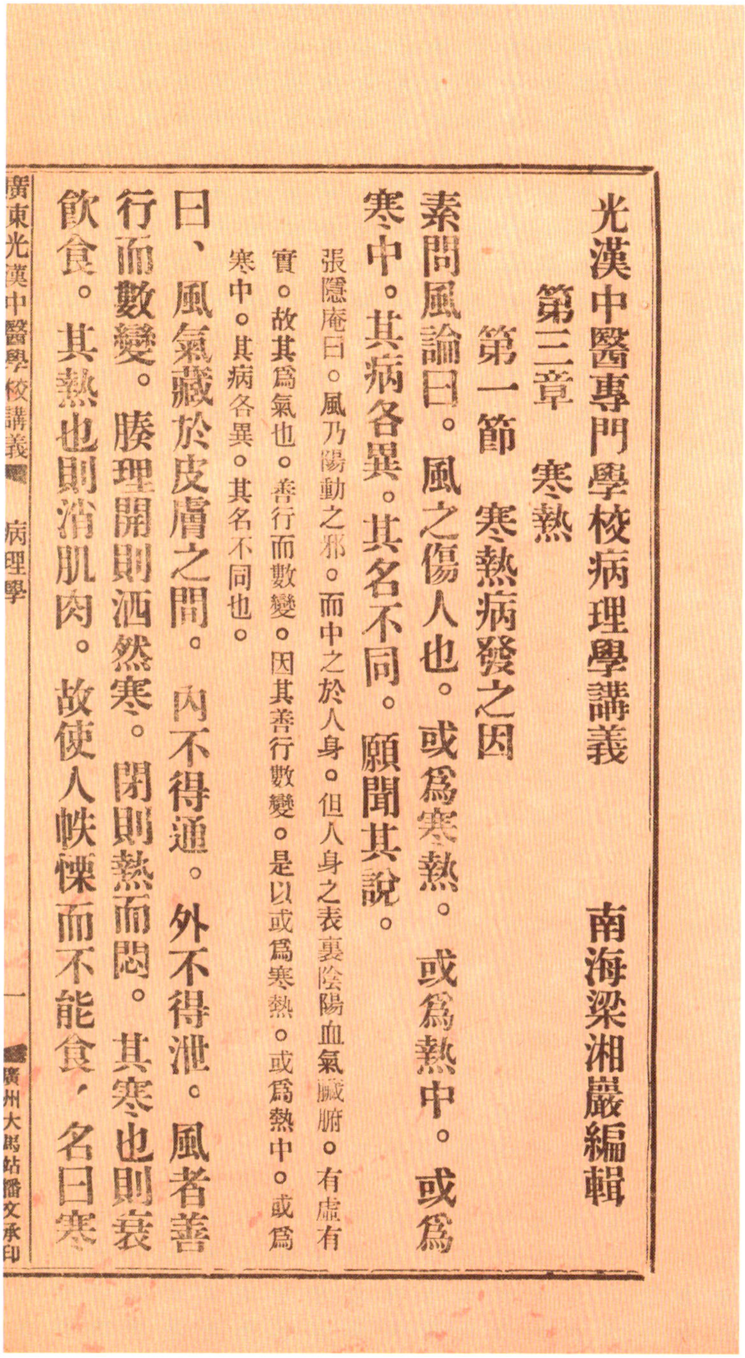

光漢中醫專門學校病理學講義　南海梁湘巖編輯

第三章　寒熱

第一節　寒熱病發之因

素問風論曰。風之傷人也。或爲寒熱。或爲熱中。或爲寒中。其病各異。其名不同。願聞其說。

張隱庵曰。風乃陽動之邪。而中之於人身。但人身之表裏陰陽血氣臟腑。有虛有實。故其爲氣也。善行而數變。因其善行數變。是以或爲寒熱。或爲熱中。或爲寒中。其病各異。其名不同也。

曰、風氣藏於皮膚之間。內不得通。外不得泄。風者善行而數變。腠理開則洒然寒。閉則熱而悶。其寒也則衰飲食。其熱也則消肌肉。故使人怢慄而不能食，名曰寒

廣東光漢中醫學校講義　病理學　一　廣州大馬站播文承印

展品81

民国梁湘岩编辑《光汉中医专门学校讲义·病理学》

长24厘米，宽14.5厘米，厚3厘米，一册

纸质

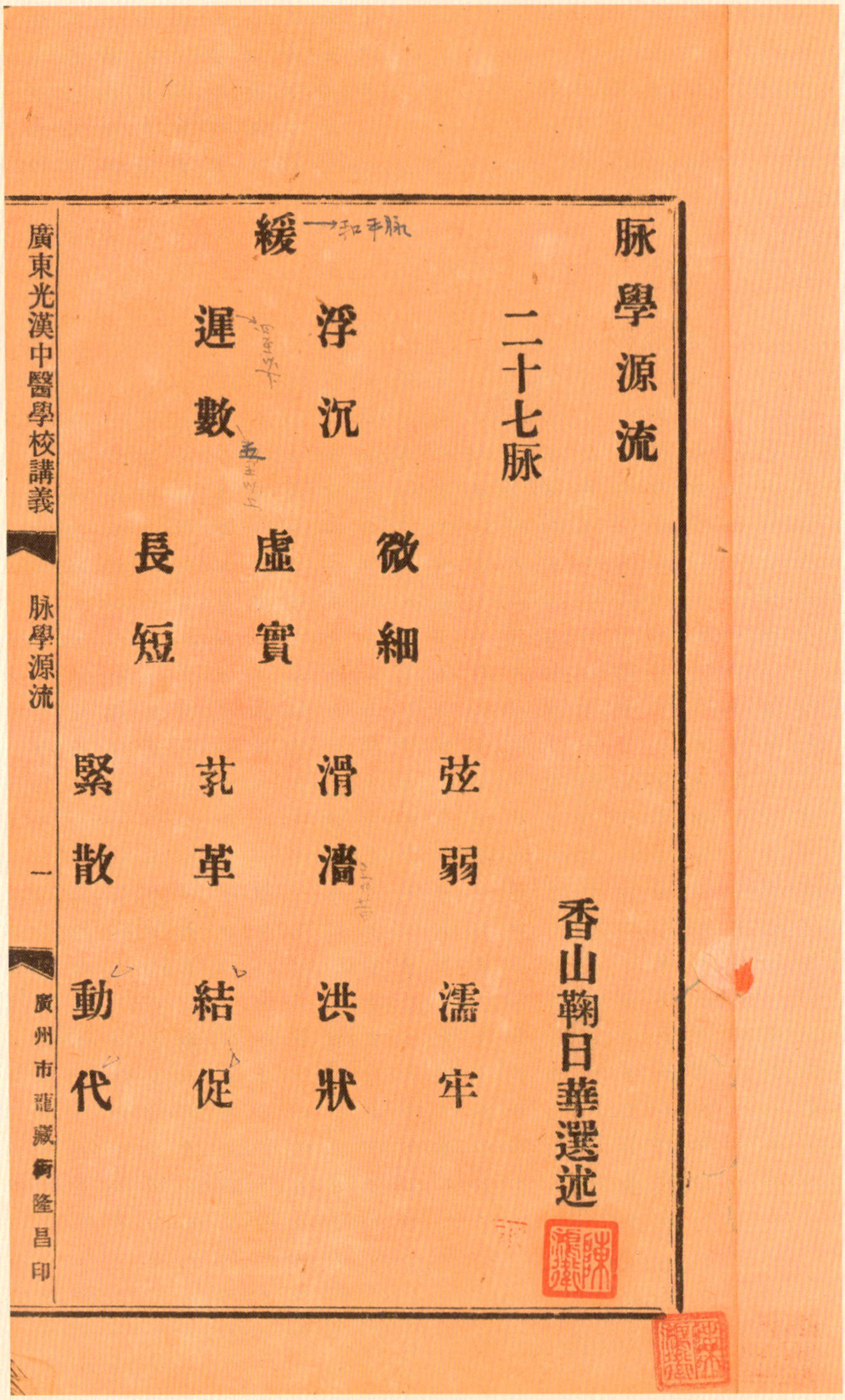
脉學源流

二十七脉

緩

浮沉　遲數

微細　虛實　長短

弦弱　滑濇　芤革　緊散

濡牢　洪狀　結促　動代

香山鞠日華選述

廣東光漢中醫學校講義　脉學源流　一

廣州市龍藏街隆昌印

展品82

民国鞠日华选述《广东光汉中医学校讲义·脉学源流》

长23.5厘米，宽14.5厘米，厚1.5厘米，一册

纸质

展品83

民国《光汉中医学校救护训练讲义·担架术》

长21.5厘米，宽16厘米，厚0.1厘米，一册

纸质

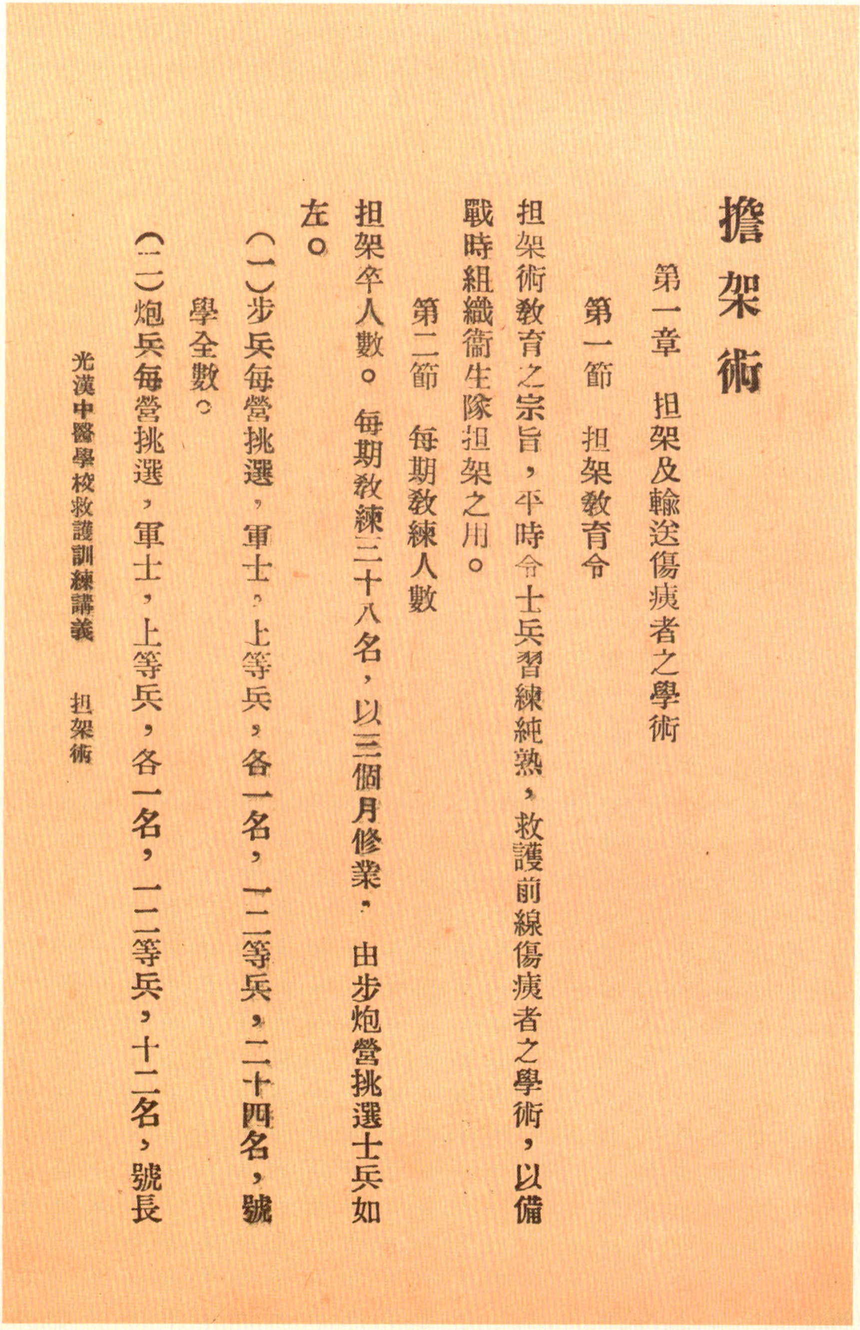

擔架術

第一章　担架及輸送傷痍者之學術

第一節　担架教育令

担架術教育之宗旨，平時令士兵習練純熟，救護前線傷痍者之學術，以備戰時組織衛生隊担架之用。

第二節　每期教練人數

担架卒人數。每期教練三十八名，以三個月修業，由步炮營挑選士兵如左。

（一）步兵每營挑選，軍士，上等兵，各一名，一二等兵，二十四名，號學全數。

（二）炮兵每營挑選，軍士，上等兵，各一名，一二等兵，十二名，號長

光漢中醫學校救護訓練講義　担架術

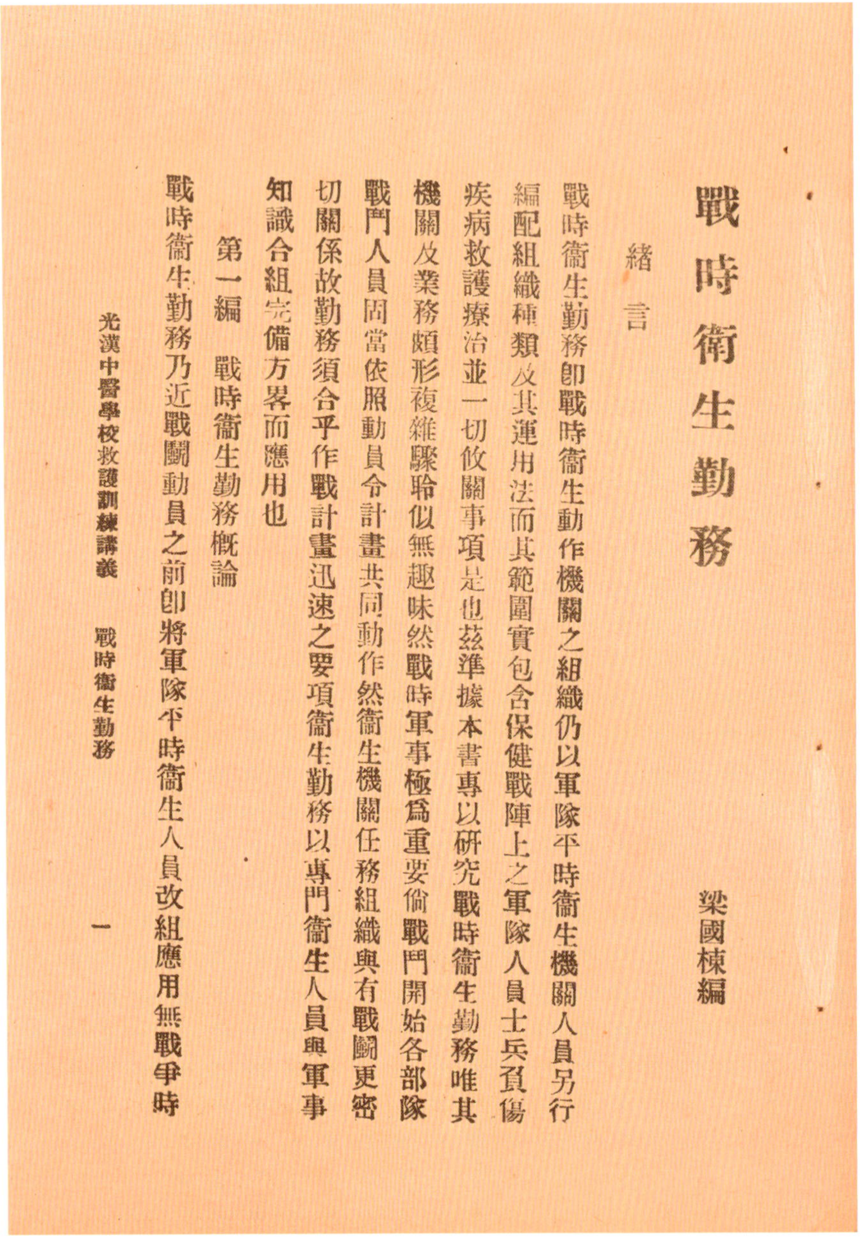

戰時衛生勤務

梁國棟編

緒言

戰時衛生勤務卽戰時衛生動作機關之組織仍以軍隊平時衛生機關人員另行編配組織種類及其運用法而其範圍實包含保健戰陣上之軍隊人員士兵負傷疾病救護療治並一切攸關事項是也茲準據本書專以研究戰時衛生勤務唯其機關及業務頗形複雜驟聆似無趣味然戰時軍事極爲重要倘戰鬥開始各部隊戰鬥人員固當依照動員令計畫共同動作然衛生機關任務組織與有戰鬥更密切關係故勤務須合乎作戰計畫迅速之要項衛生勤務以專門衛生人員與軍事知識合組完備方畧而應用也

第一編　戰時衛生勤務概論

戰時衛生勤務乃近戰鬥動員之前卽將軍隊平時衛生人員改組應用無戰爭時

光漢中醫學校救護訓練講義　戰時衛生勤務　一

展品84

民国梁国栋编《光汉中医学校救护训练讲义·战时卫生勤务》

长21.7厘米，宽16厘米，厚0.1厘米，一册

纸质

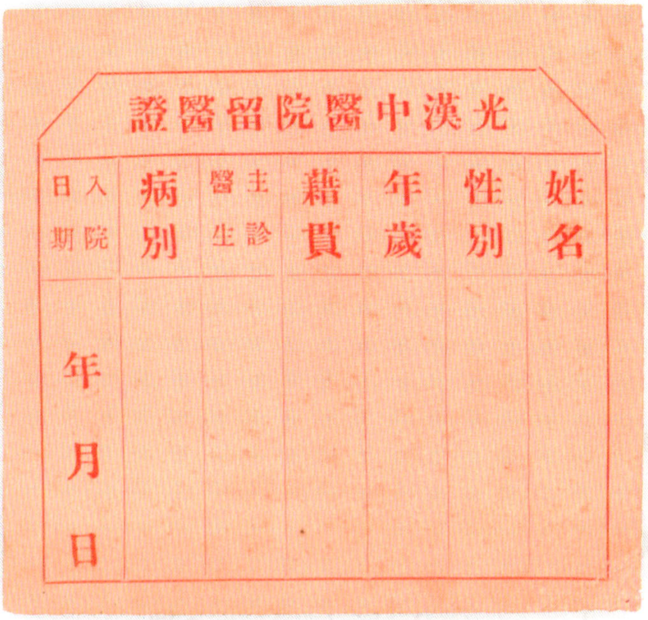

光漢中醫院留醫證

姓名	性別	年歲	藉貫	主診醫生	病別	入院日期
						年 月 日

展品85

民国光汉中医院留医证

长12厘米，宽11.5厘米，一页

纸质

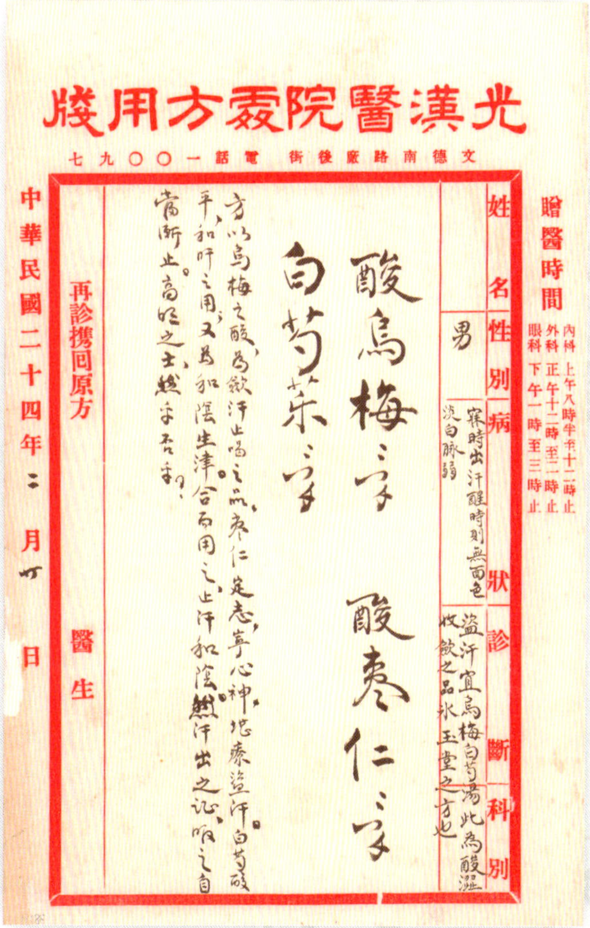

光漢醫院處方用箋

文德南路麻後街 電話一〇〇九七

瞻醫時間 內科 上午八時半至十二時止 外科 正午十二時至二時止 眼科 下午一時至三時止

姓名

性別 男

病狀 寐時出汗，醒時則無，面色淡白，脈弱

診斷 盜汗宜烏梅白芍湯，此為酸澀收斂之品，亦玉壺之方也

科別

酸烏梅三錢 酸棗仁三錢 白芍藥三錢

方以烏梅之酸，為斂汗止喝之品，棗仁定志寧心神，故療盜汗。白芍酸平，和肝之用，又為和陰生津，合而用之，止汗和陰。然汗出之證，服之自當漸止。高明之士，然乎否乎？

再診携同原方

醫生

中華民國二十四年二月廿日

展品86

1935年光汉医院处方用笺

长30.5厘米，宽19.5厘米，一页

纸质

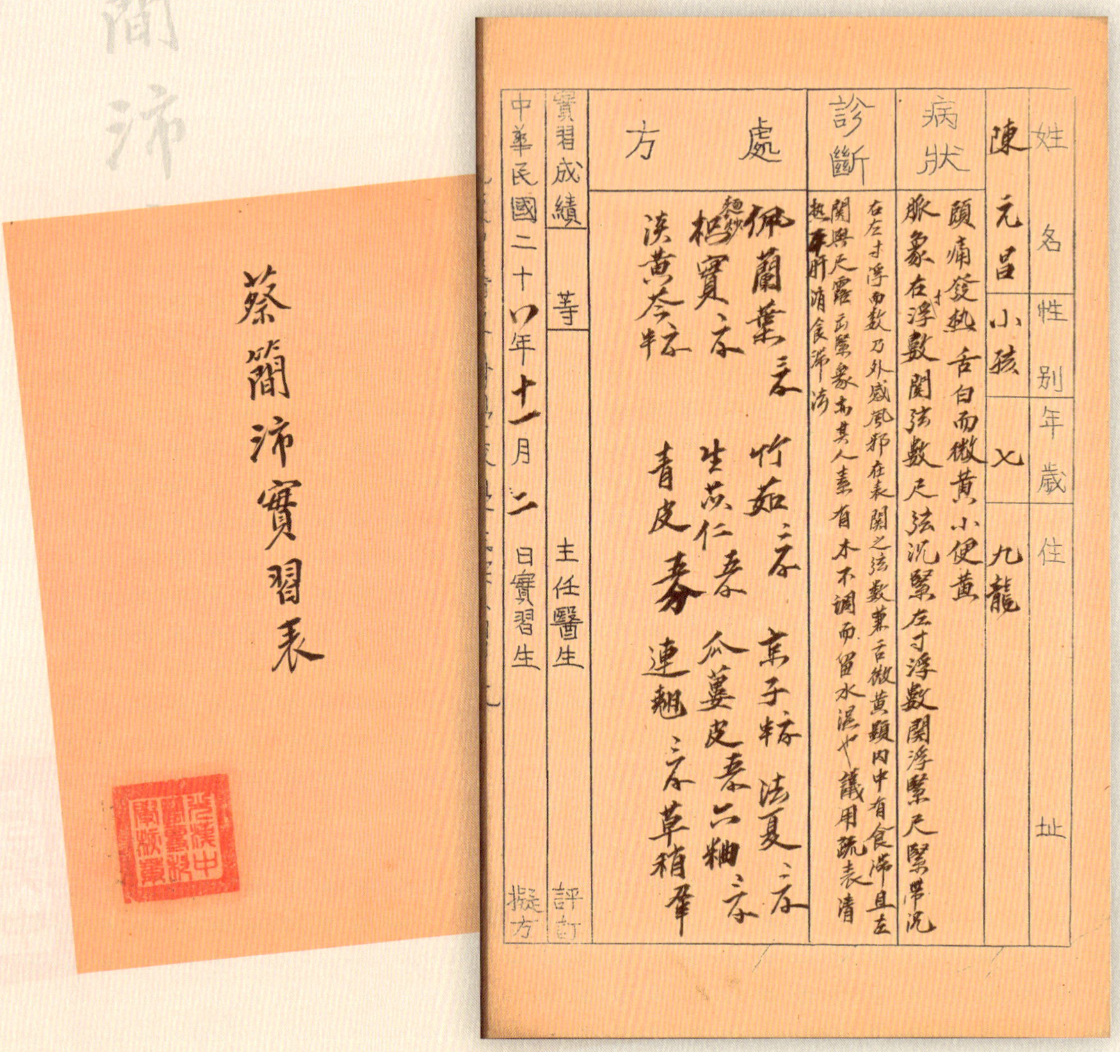

展品87

1939年蔡简沛实习表（光汉中医专科学校）

长26.9，宽14.5，厚0.2厘米，一册

纸质

展品88

1939年广东光汉中医专科学校第十一届毕业同学录

长18.5厘米，宽24.7厘米，厚1.3厘米，一册

纸质

说明：

内容有第一届至第十一届毕业生名单及合影。

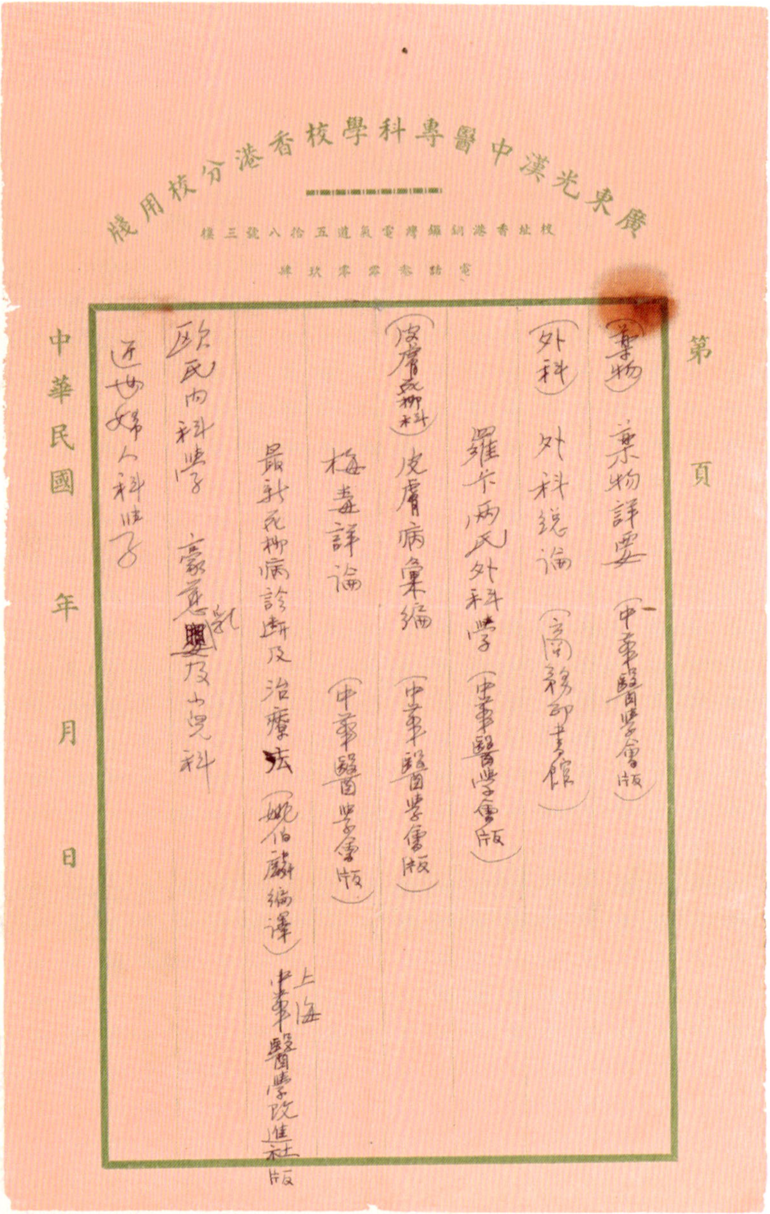
廣東光漢中醫專科學校香港分校用牋

校址香港銅鑼灣電氣道五拾八號三樓

電話叁零零玖肆

第　頁

(藥物) 藥物詳要 (中華醫學會版)

(外科) 外科総論 (商務印書館)

羅卜丙氏外科學 (中華醫學會版)

(皮膚及花柳科) 皮膚病彙編 (中華醫學會版)

梅毒詳論 (中華醫學會版)

最新花柳病診斷及治療法 (姚伯麟編譯) 上海中華醫學改進社版

歐氏內科學

豪意氏嬰及小兒科

近世婦人科學

中華民國　年　月　日

展品89

民国广东光汉中医专科学校香港分校用笺（选课表）

长19.5厘米，宽29厘米，一页

纸质

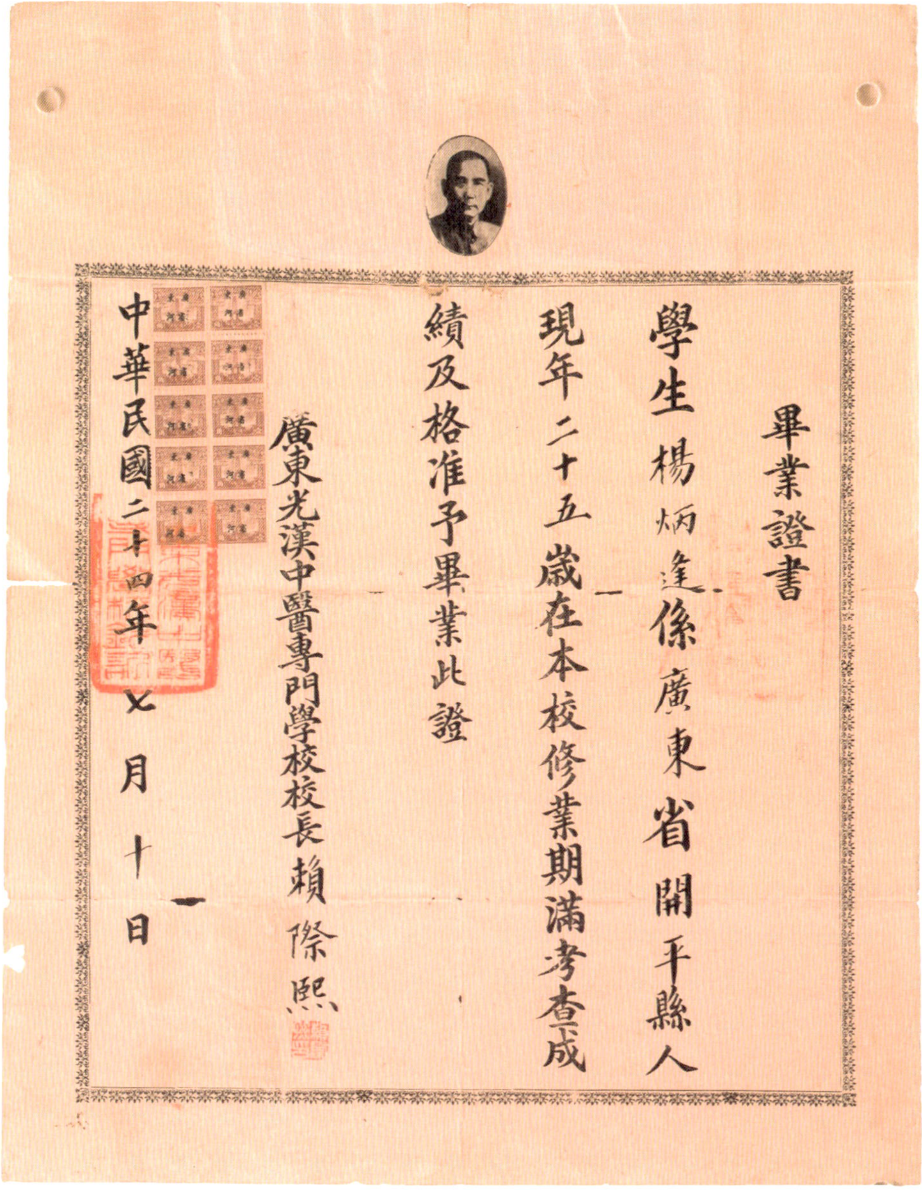
畢業證書

學生楊炳逢係廣東省開平縣人

現年二十五歲在本校修業期滿考查成

績及格准予畢業此證

廣東光漢中醫專門學校校長賴際熙

中華民國二十四年七月十日

展品90

1935年广东光汉中医专门学校毕业证书（杨炳逢）

长39厘米，宽49厘米，一页

纸质

三

广州汉兴国医学校

1. 建校历程

1934年，广州开业名医于广州维新路自创“中兴中医学校”。省城名医邓柏游、黎云卿、谢香浦、周棠、潘静江等主持校务工作。方德华先生给予财力支持，改名为“汉兴国医学校”（又名汉兴中医学校、汉兴国医专科学校），并任首任校长，校址迁至广州新丰街旧广西会馆。以“造就中医药专门技术优秀人才、发展我国固有之医药学”为办学宗旨。

2. 立案艰难

广州汉兴国医学校按照私立学校开班一年始能立案的要求，于1935年呈请立案时，国民党政府教育部门方面批示，以中医学校系统未有明文规定，饬改为中医药讲习所。校方以广东光汉中医学校前例，坚持用国医学校名义。但至1936年，仍以中医药讲习所名义立案。

1937年，第一届99名学生毕业合格，学校于1938年备文连同成绩册及毕业证书99张，呈请广州市社会局（当时教育局并入社会局）核实，获批示准予毕业。因抗日战争爆发，毕业生未领到验印正式证书。1945年，学校以讲习所名义呈请教育局核实并补发证书。延至1948年广州市教育局同意验发毕业证书。学校曾以国医学校名义向教育厅申请注册，均未蒙核准。1947年，学校依照职业学校设立组织，改组为汉兴高级中医职业学校呈奉备案，广州市教育局准予立案。

3. 教学课程

汉兴国医学校以“造就中医药专门技术优秀人才、发展我国固有之医药学”为办学宗旨。按照学校规定，分为三年制和五年制，凡在初中毕业或具有同等学力者可考入三年制，凡在高小毕业或具有同等学力者可考入五年制。汉兴国医学校的课程设置，在学科上偏重中医学，但将生理、解剖等重要的西医学科，也列为学校重要课程。在医术传授上偏重中医方法，对于西医器械如X光、显微镜等亦有运用。

汉兴国医学校未改组为职业学校之前，共设置课程29门，有国文、医史、伤寒、生理、病理、金匮、温病、针灸、方剂、妇儿科等。改组为职业学校之后，课程精简为25门，其中8门或于课外讲授。学生毕业后须实习半年至一年。

4. 临床实习

学校重视临床实习，规定二年级学生每日必须实习1小时，三年级学生每日必须实习3小时。学生实习内容包括诊断（脉法、舌法、探热、问法及其他）、病理、处方、检验、临床研究等。

临床实习场所：附属医院、志德中医院、惠普善堂等其他医院、善堂、医生事务所等。

5. 学校沿革

汉兴国医学校有教职工57人，学生约260人，共办理4届毕业。汉兴国医学校培养了不少中医人才，如毕业生胡海天（1957年于广州中医学院任教《内经》课程）、王香石（广州市名老中医）等。

抗战期间全部校舍、设备荡然无存。汉兴国医学校首届毕业生程蓬、徐国桢、苏志诚等于1946年租得广州龙津东路96号易字祠做校址复校开课，并改名为“广州汉兴私立高级中医执业学校”。1952年学校解散停办，在校学生部分转入广东中医药专门学校，部分转至广州卫校。

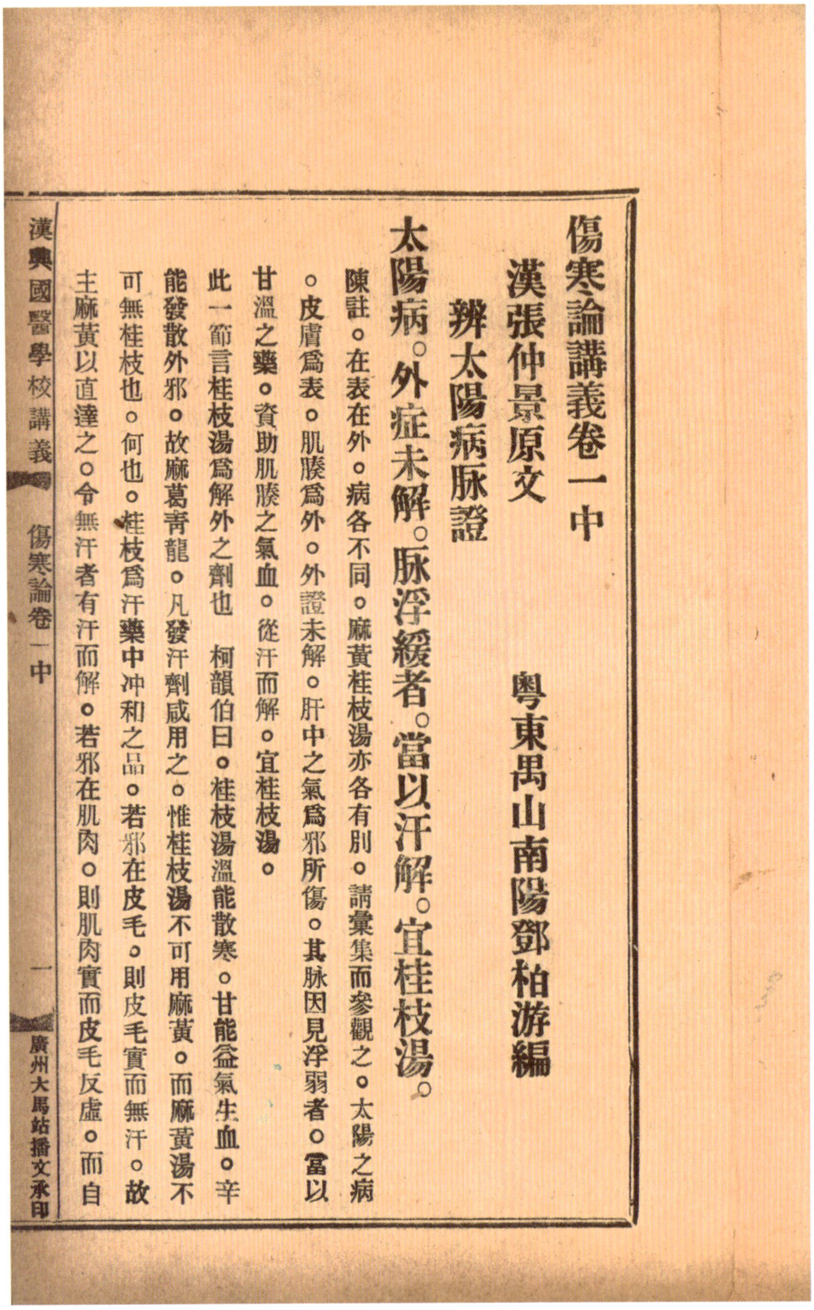

傷寒論講義卷一中

漢張仲景原文　粵東禺山南陽鄧柏游編

辨太陽病脉證

太陽病。外症未解。脉浮緩者。當以汗解。宜桂枝湯。

陳註。在表在外。病各不同。麻黃桂枝湯亦各有別。請彙集而參觀之。太陽之病。皮膚爲表。肌腠爲外。外證未解。肝中之氣爲邪所傷。其脉因見浮弱者。當以甘溫之藥。資助肌腠之氣血。從汗而解。宜桂枝湯。

此一節言桂枝湯爲解外之劑也　柯韻伯曰。桂枝湯溫能散寒。甘能益氣生血。辛能發散外邪。故麻葛青龍。凡發汗劑咸用之。惟桂枝湯不可用麻黃。而麻黃湯不可無桂枝也。何也。桂枝爲汗藥中冲和之品。若邪在皮毛。則皮毛實而無汗。故主麻黃以直達之。令無汗者有汗而解。若邪在肌肉。則肌肉實而皮毛反虛。而自

漢興國醫學校講義　傷寒論卷一中　一　廣州大馬站播文承印

展品91

民国邓柏游编《汉兴国医学校讲义·伤寒论》

长25厘米，宽15厘米，厚1厘米，一册

纸质

展品92

民国《汉兴中医学校讲义·金匮》（上册）

长18厘米，宽12.8厘米，厚0.6厘米，一册

纸质

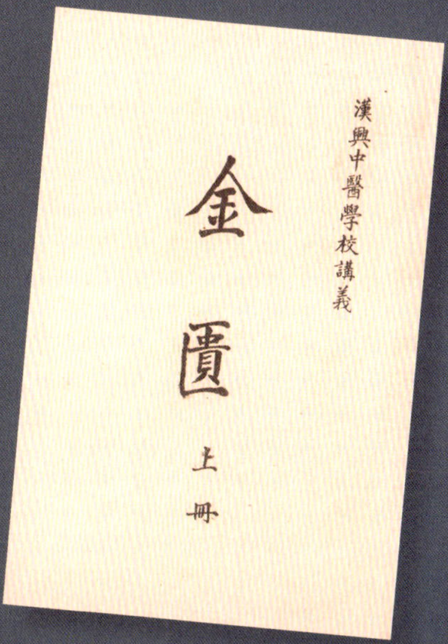

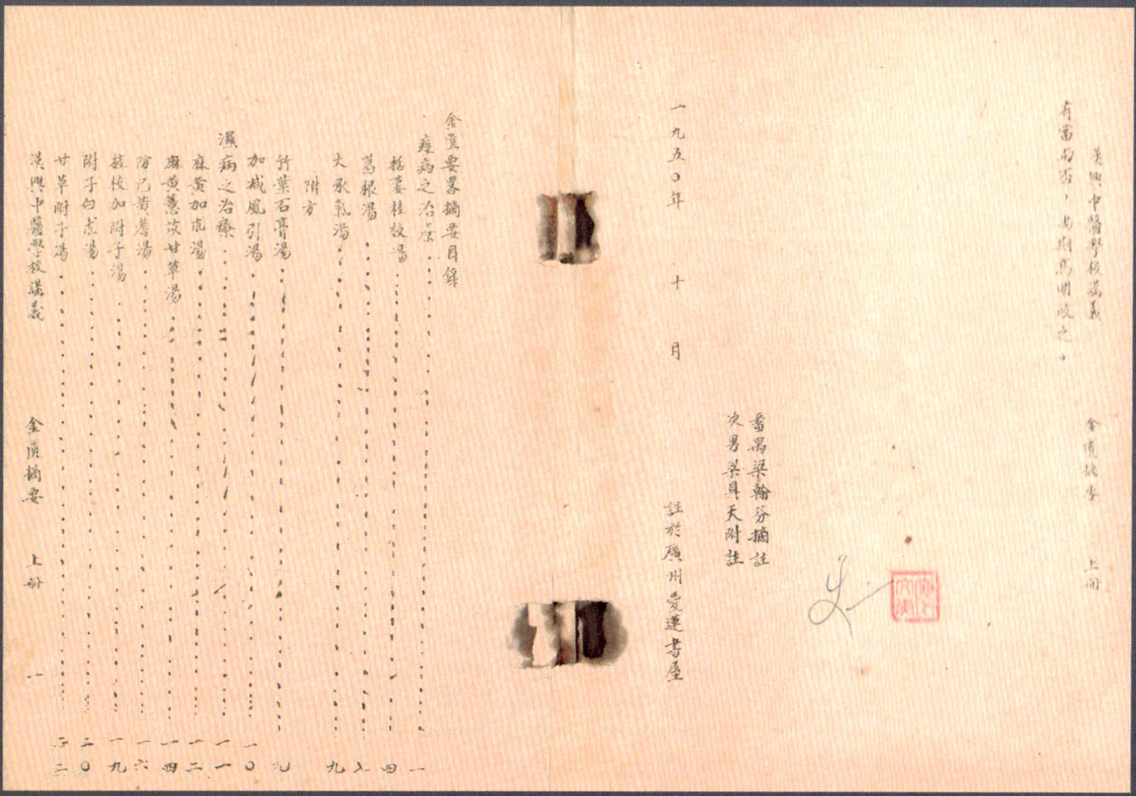

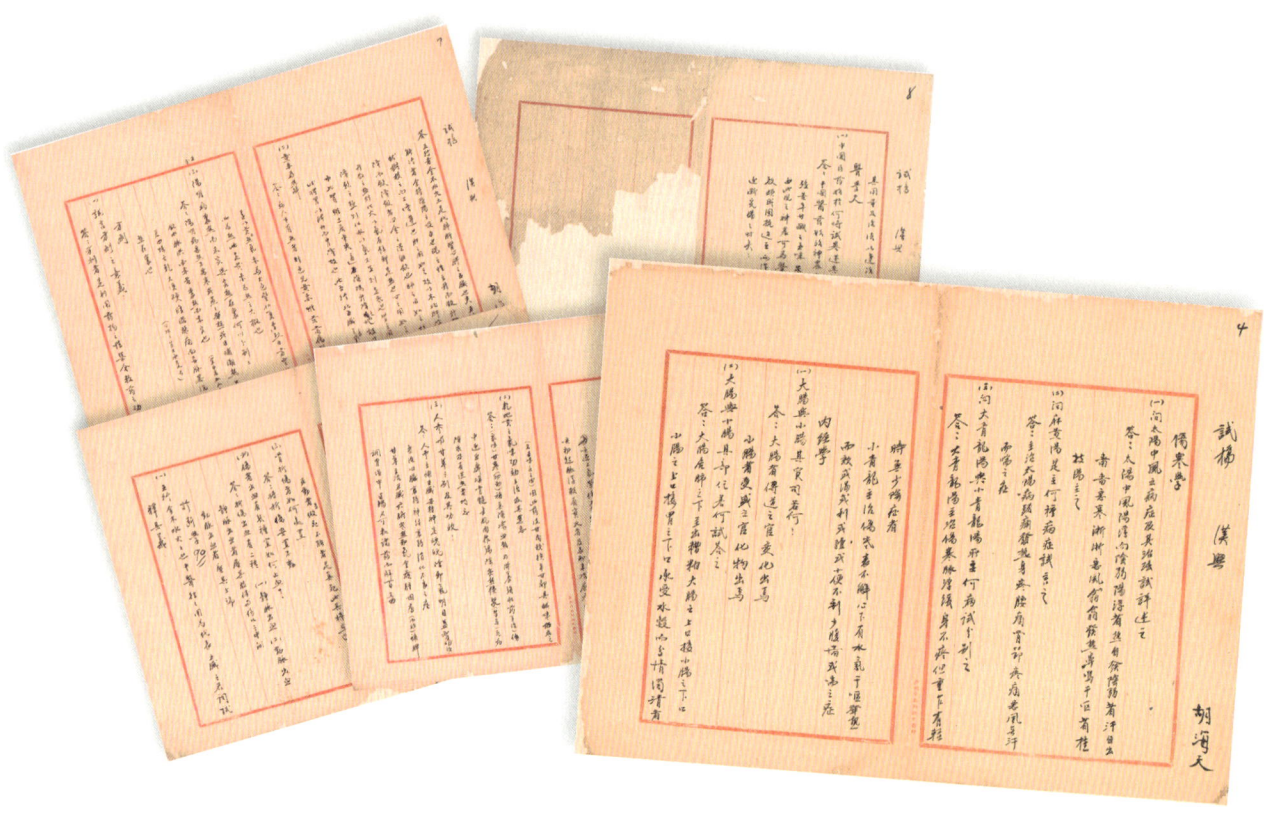

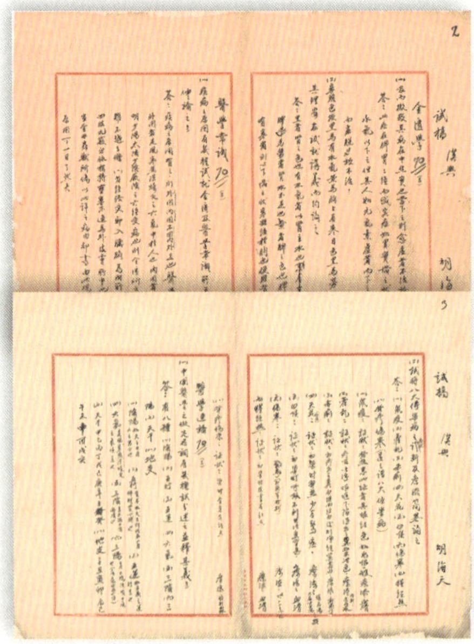

展品93

民国汉兴国医专科学校试稿（胡海天）

长28.5厘米，宽38厘米，共7页

纸质

说明：

记录《金匮学》《医学常识》《医学通论》《伤寒论》《内经学》《救护学》《诊断学》《方剂学》《医学史》试题及分数。

四

广东近代其他中医学校

1. 伯坛中医专科学校：又名伯坛中医夜学馆、伯坛中医学校、伯坛中医专校，始创于1924年，地址在广州教育南路书坊街。初办时有学生50多人，1930年后迁往香港文咸东街文华里47号。该校以校长陈伯坛之名命名，培养了很多学生，其中不少成为伤寒派临床家，如鞠日华、程祖培等。

2. 广东梅县国医专科学校：前身为梅城医学专修实习所，创始于1927年，由梅县中医工会黄公伟、黄驾农、黎志宁、张恭文、钟白明、萧龙初等人发起，创办一段时间后停办。1937年6月，邓绍南等再次磋商设立医校并获当地政府核准立案，地址在梅县凌风西路丘氏宗祠，学制3年，邓绍南任校长，教职员工有21人。

3. 梅县新中医学社：创始于1930年，主持人为萧梓材，地址在梅县五里亭梓材医院，学制4年。

4. 潮安国医学校（1933—1937）：由潮安国医工会主办。地址在潮安城陈家祠。主持人为李配石，有教职工6人、学生50多人，学制甲班4年，乙班5年。

5. 台山中医学校（1935—1941）：校长为李超甫，地址在台山城西安路1号。

6. 广东保元中医专科学校（1935—1941）：创办于1935年，校长为王道、梁翰芬，地址在广州越华路华宁里48号。学制为4年，有学生100多人。

7. 华南国医学院（1935—1937）：陈济棠主办，黄焯南任院长，地址在广州一德路305号，以广济医院做校舍。有学生80多人。

8. 惠阳开明中医学校（1936—1938）：地址在惠州府城马王庙，校长为夏稚威，刘仕昌任主讲老师，学制3年，有学生50多人。

9. 广中医药专门学校（1925—1927）：罗熙如主办。

10. 新中医学校（1927—1938）：王德芳、吕洁光主办。

11. 粤南医药专门学校（1929—1931）：广州西关十八甫谭佐寿堂谭琴生主办。

12. 华夏中医学校（1935—1938）：广州大新路陈斗医馆江松石主办。

13. 广州华佗针灸治疗讲习所（1934—1938）：曾天治主办。

14. 复兴中医学校（1947—1949）：黎云卿主办。地址在广州大南路太邱书院。

15. 香港光大国医学院（1938—1941）：阮君实主办。

16. 香港南国新中医学院（1938—1941）：邓铁涛、康北海主办。

17. 香港国医专门学校（1936—？）：潘诗宪主办。

18. 新加坡函授中医学校（1939—1941）：何志雄主办。

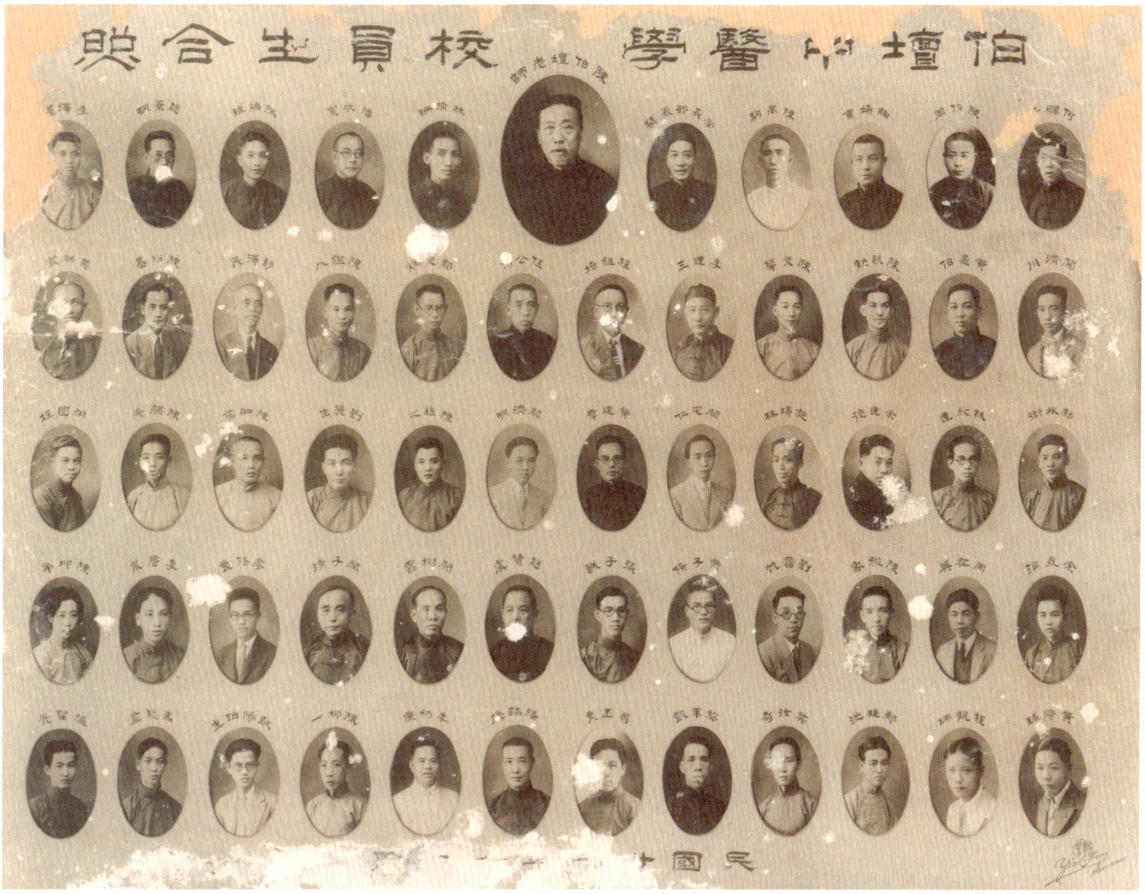

展品94

1931年伯坛中医学校员生合照

长28.5厘米，宽20.7厘米

纸质

说明：

陈伯坛为广东近代著名的伤寒派医家，独资创办伯坛中医学校，并参与授课。

展品95

民国陈伯坛著《伯坛中医专校讲义·读过金匮卷十九》

长22厘米，宽15厘米，厚1.8厘米，一册

纸质

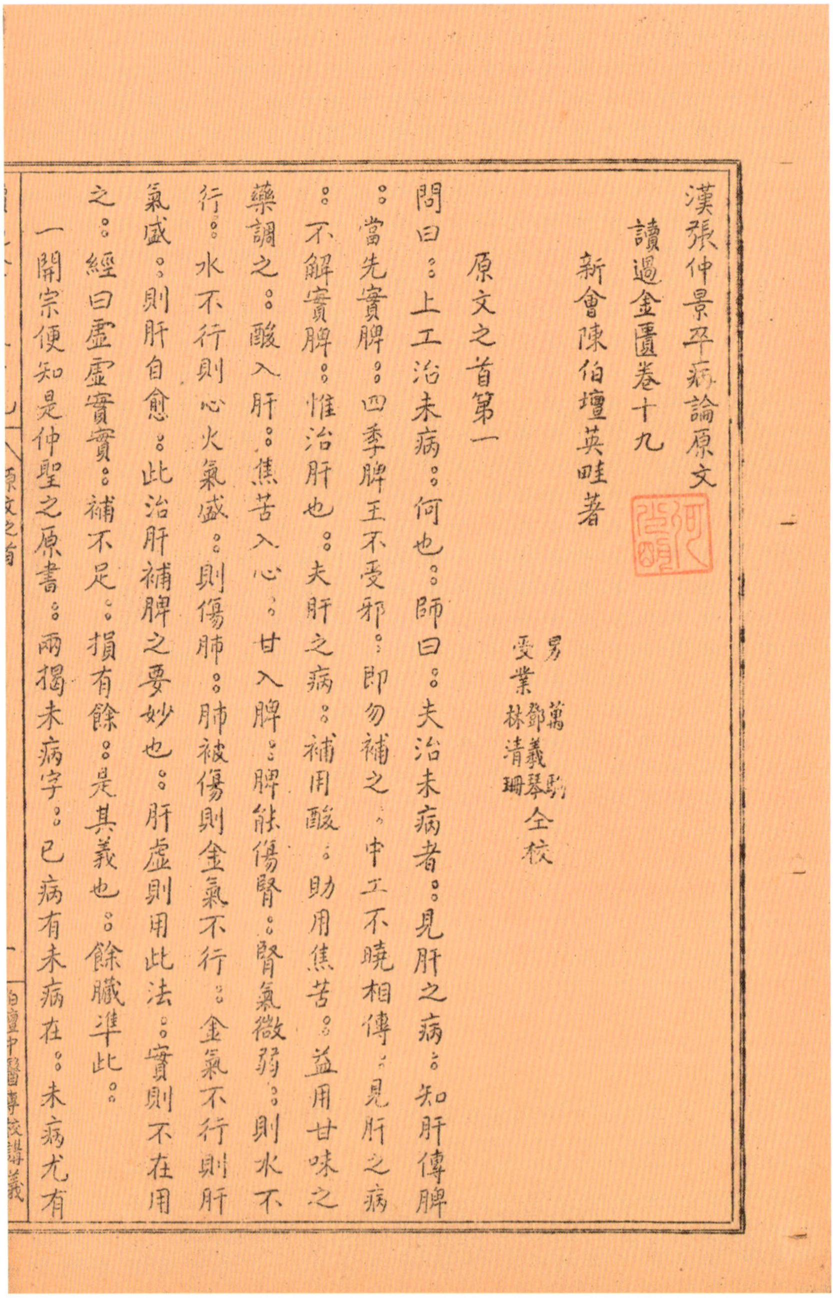
漢張仲景卒病論原文

讀過金匱卷十九

新會陳伯壇英畦著

男 萬騶
受業 鄧義琴
林清珊 仝校

原文之首第一

問曰。上工治未病。何也。師曰。夫治未病者。見肝之病。知肝傳脾。當先實脾。四季脾王不受邪。即勿補之。中工不曉相傳。見肝之病。不解實脾。惟治肝也。夫肝之病。補用酸。助用焦苦。益用甘味之藥調之。酸入肝。焦苦入心。甘入脾。脾能傷腎。腎氣微弱。則水不行。水不行則心火氣盛。則傷肺。肺被傷則金氣不行。金氣不行則肝氣盛。則肝自愈。此治肝補脾之要妙也。肝虛則用此法。實則不在用之。經曰虛虛實實。補不足。損有餘。是其義也。餘臟準此。

一開宗便知是仲聖之原書。兩揭未病字。已病有未病在。未病尤有

原文之首　伯壇中醫專校講義

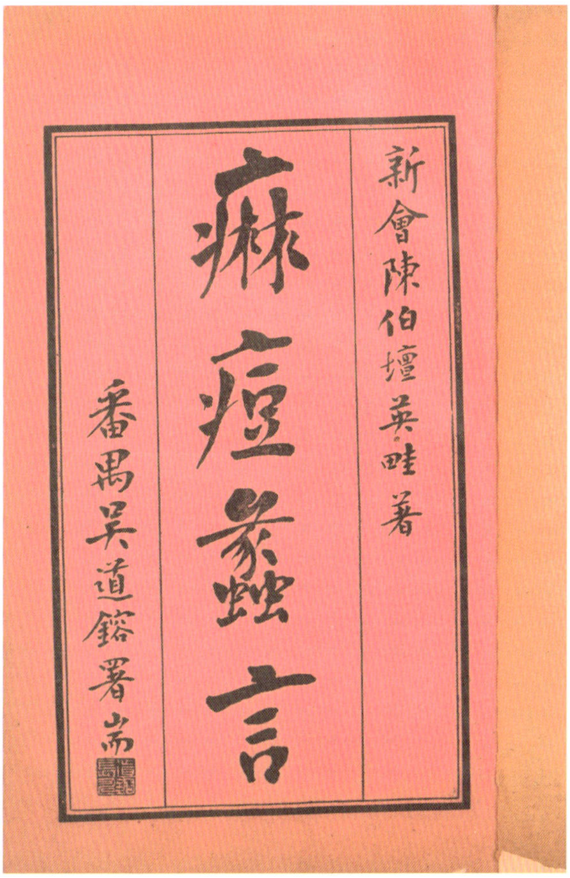
新會陳伯壇英畦著

麻痘蠢言

番禺吳道鎔署耑

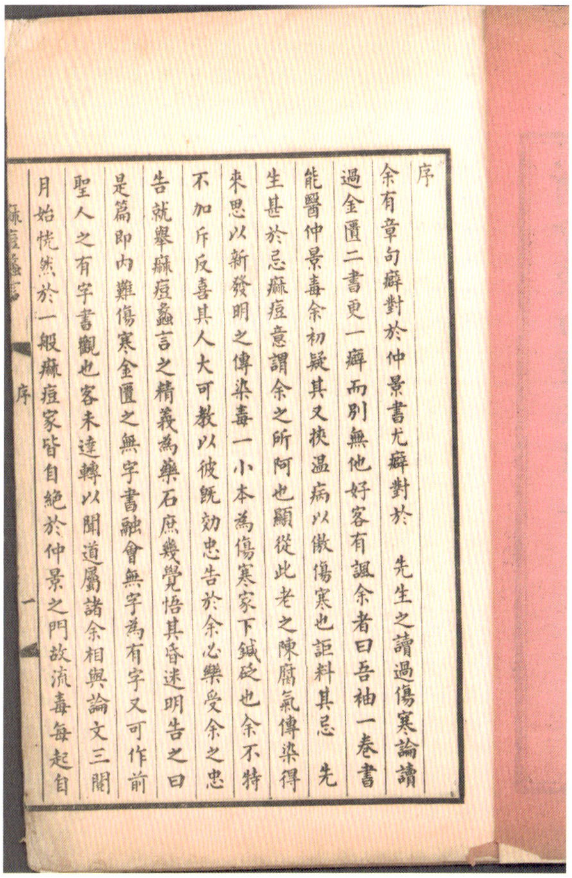
序

余有章句癖對於仲景書尤癖對於　先生之讀過傷寒論讀過金匱二書更一癖而別無他好客有諷余者曰吾袖一卷書能醫仲景毒余初疑其又挾溫病以儆傷寒也詎料其忌　先生甚於忌痲痘意謂余之所阿也顯從此老之陳腐氣傳染得來思以新發明之傳染毒一小本為傷寒家下鍼砭也余不特不加斥反喜其人大可教以彼既効忠告於余必樂受余之忠告就舉痲痘蠢言之精義為藥石庶幾覺悟其昏迷明告之曰是篇即內難傷寒金匱之無字書融會無字為有字又可作前聖人之有字書觀也客未達轉以聞道屬諸余相與論文三閱月始恍然於一般痲痘家皆自絕於仲景之門故流毒每起自

痲痘蠢言　序　一

展品96

民国陈伯坛著《伯坛中医学校讲义》第七册《麻痘蠢言》

长26.8厘米，宽17.5厘米，厚0.3厘米，一册

纸质

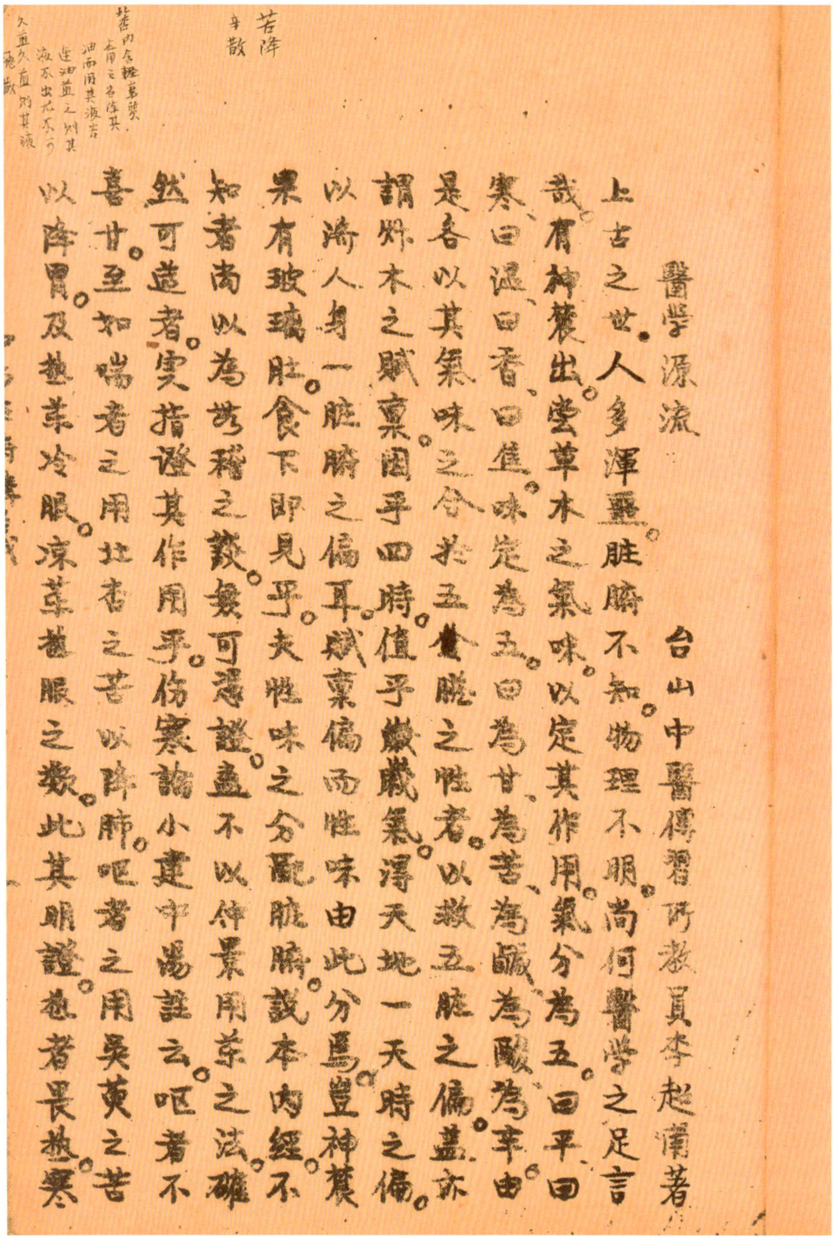

苦降
辛散

台山中醫傳習所教員李超甫著

醫学源流

上古之世。人多渾噩。脏腑不知。物理不明。尚何醫学之足言哉。有神農出。嘗草木之氣味。以定其作用。氣分為五。曰平、曰寒、曰温、曰香、曰焦。味定為五。曰為甘、為苦、為鹹、為酸、為辛。由是各以其氣味之合於五[illegible]脏之性者。以救五脏之偏。蓋亦謂草木之賦稟。因乎四時。值乎徵藏氣。得天地一天時之偏。以濟人身一脏腑之偏耳。賦稟偏而性味由此分焉。豈神農果有玻璃肚。食下即見乎。夫性味之分配脏腑。載本内經。不知者尚以為荒稽之談。無可憑證。蓋不以仲景用藥之法。確然可造者。實指證其作用乎。傷寒論小建中湯註云。嘔者不喜甘。至如喘者之用北杏之苦以降肺。嘔者之用吳萸之苦以降胃。及热藥冷服。凉藥热服之類。此其明證。热者畏热寒

展品97

民国李超甫著《中西脏腑讲义》

长26.5厘米，宽16.5厘米，厚3.3厘米，一册

纸质

说明：

李超甫，台山中医学校校长。

《中西脏腑讲义》是台山中医传习所教材。

展品98

1938年岭南国医药专门学院毕业证书（黄惠琼）

长56.2厘米，宽49.7厘米

纸质

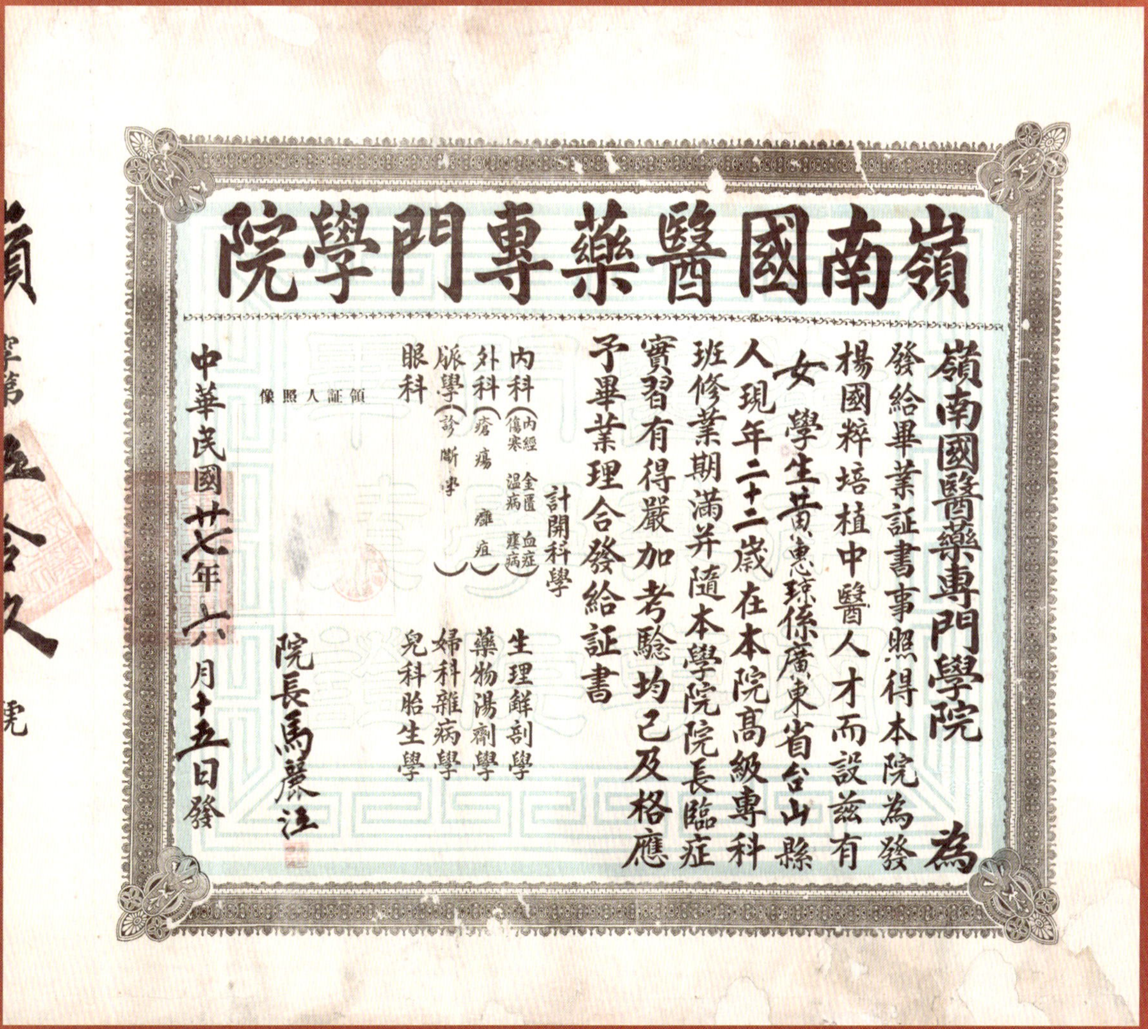

嶺南國醫藥專門學院

嶺南國醫藥專門學院為
發給畢業証書事照得本院為發
揚國粹培植中醫人才而設茲有
女學生黃惠琼係廣東省台山縣
人現年二十二歲在本院高級專科
班修業期滿并隨本學院院長臨症
實習有得嚴加考驗均已及格應
予畢業理合發給証書

計開科學

內科（內經 傷寒 金匱 溫病 血症 雜病）
外科（瘡瘍 癰疽）
脈學（診斷學）
眼科
生理解剖學
藥物湯劑學
婦科雜病學
兒科胎生學

領証人照像

院長馬[illegible]江

中華民國廿七年六月十五日發

展品99

民国《香港华南国医学院研究丙班同学录》

长18.3厘米，宽11.5厘米，厚1厘米，一册

纸质

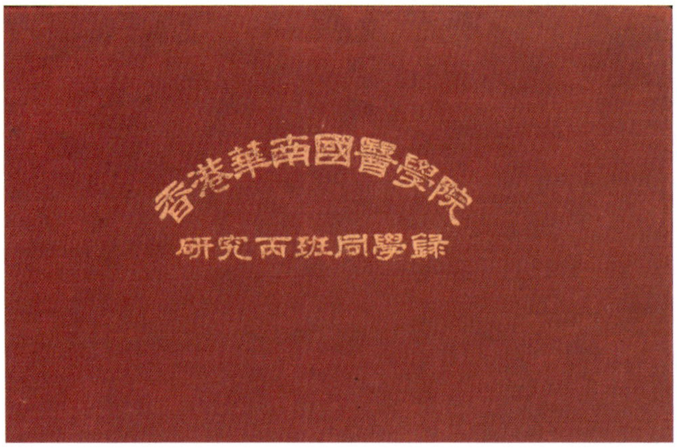

展品100

民国华南国医学院毕业证明书（梁永亨）

长77厘米，宽25.5厘米，一页

纸质

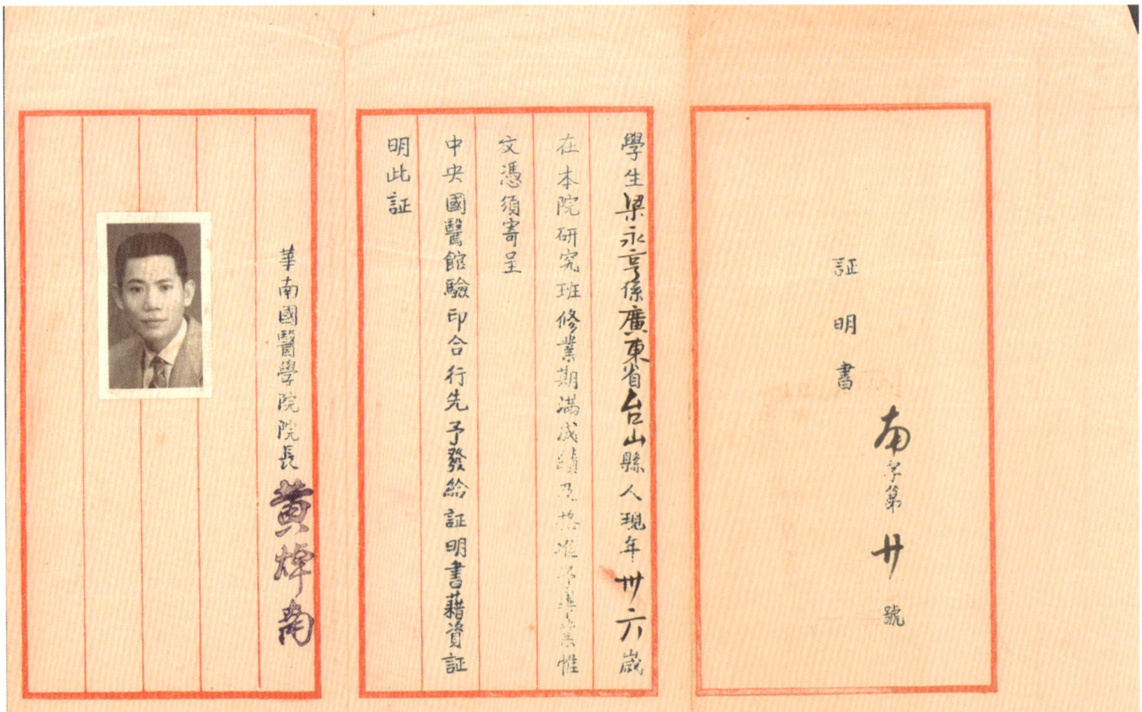
證明書

南字第卄號

學生梁永亨係廣東省台山縣人現年卅六歲
在本院研究班修業期滿成績及格准予畢業惟
文憑須寄呈
中央國醫館驗印合行先予發給證明書藉資證
明此証

華南國醫學院院長 黃焯南

第四部分

名师风范 教书育人

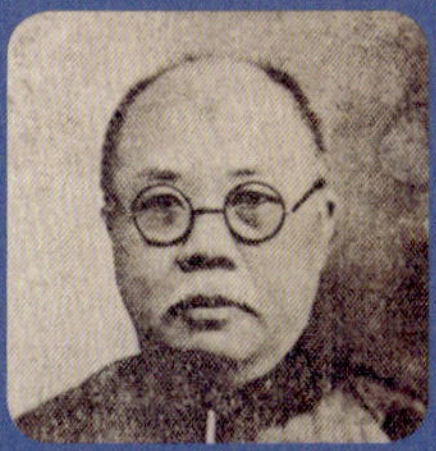
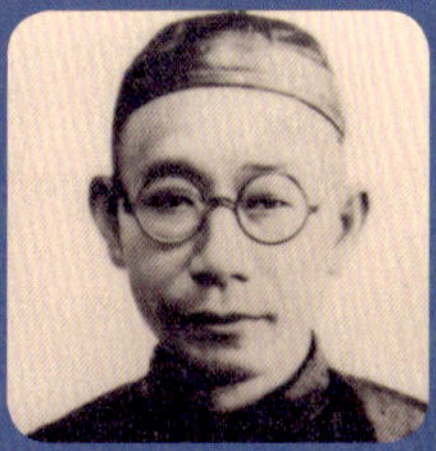
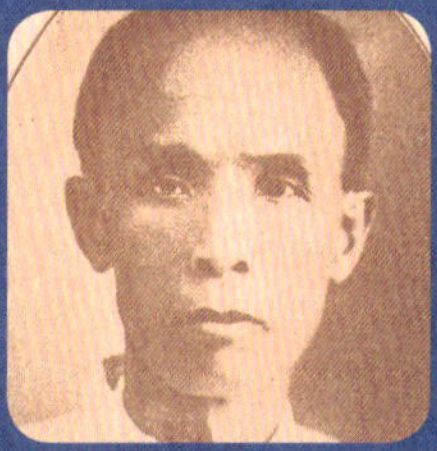
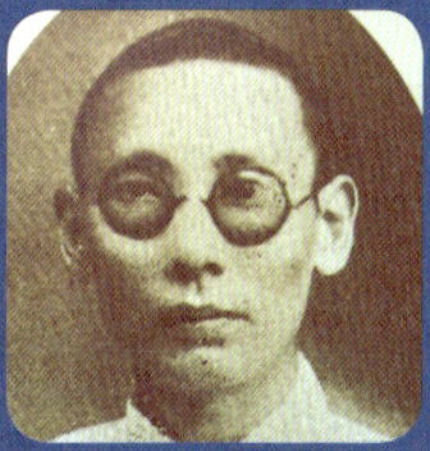
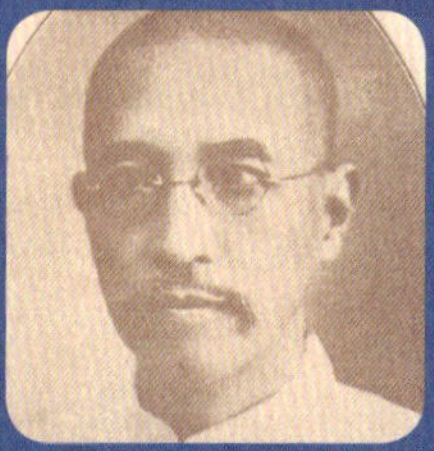

教书育人，薪火相传。乱世中华，却造就了一批杰出的中医药教育家。在广东，中医、教育两界的佼佼者纷纷投身于广东中医药教育事业，他们撰写教材，创办期刊，积极探索中医教育创新发展之路，他们为岭南医学的发展奠定了基础。

陈任枚

1870—1945年

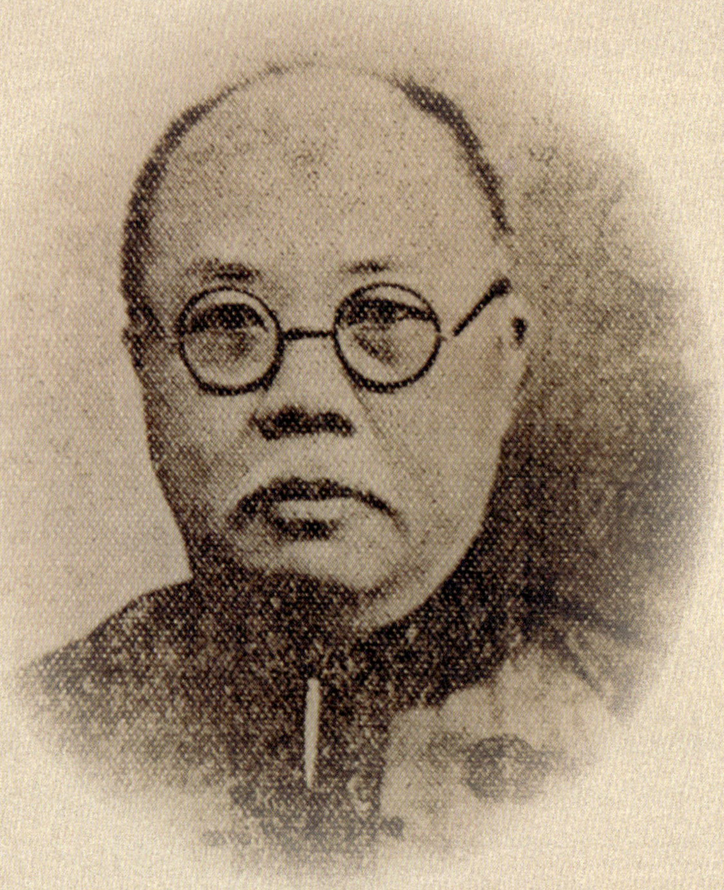

陈任枚（1870—1945年），字敬慎，广东南海狮山乡人，广东近代温病学家暨中医教育家。陈氏原任南海小学校长、南海中学教师兼学监，儒而通医。民国初年设医寓于广州龙津西路，名曰“陈敬慎堂”。1927年8月广东中医药专门学校首任校长卢乃潼逝世，陈任枚继任校长，带领学校度过环境恶劣之秋。1929年3月17日全国性中医抗争风潮爆发，陈任枚率领广东代表前往上海，参加全国医药团体联合总会向国民政府的请愿，同年5月任全国中医学校统一教材编写会议主席。1931年3月偕同梁翰芬等11人出席南京中央国医馆成立大会，任常年理事。1933年建成广东中医院，任内学生多达500余名，使学校日趋兴旺，不负省港中医药界期望。

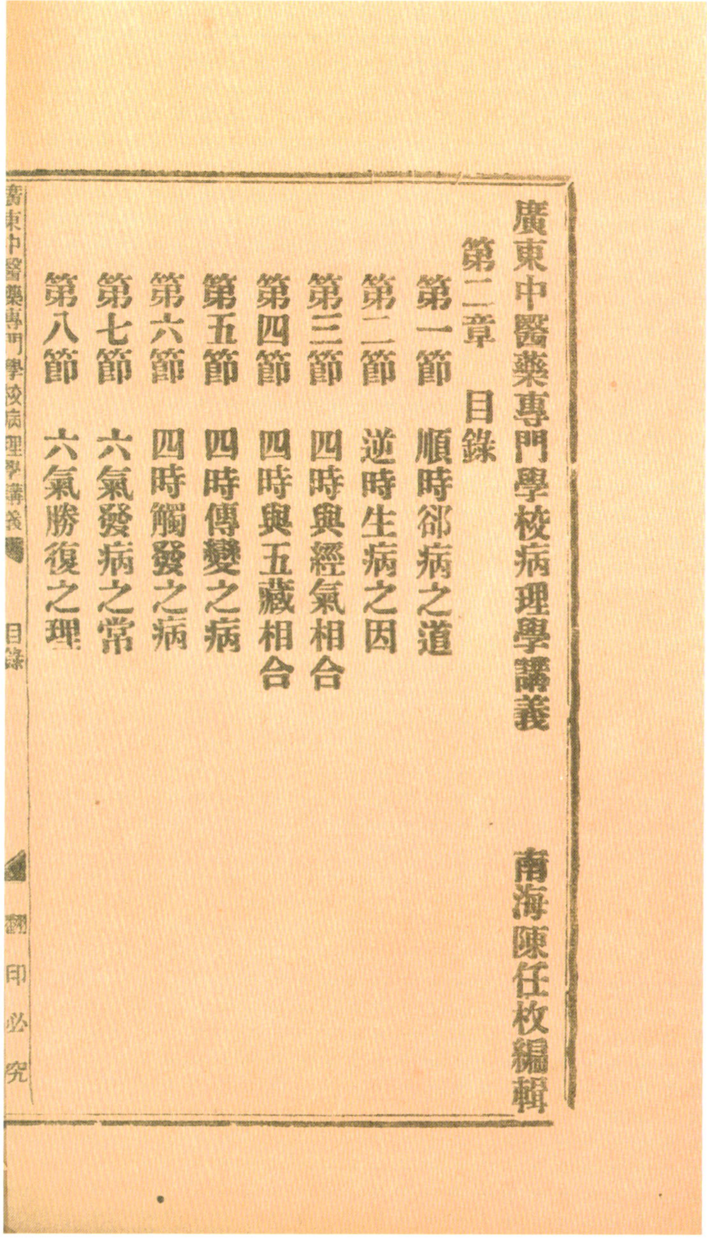
廣東中醫藥專門學校病理學講義　南海陳任枚編輯

第二章　目錄

第一節　順時郤病之道

第二節　逆時生病之因

第三節　四時與經氣相合

第四節　四時與五藏相合

第五節　四時傳變之病

第六節　四時觸發之病

第七節　六氣發病之常

第八節　六氣勝復之理

廣東中醫藥專門學校病理學講義　目錄

翻印必究

展品101

民国陈任枚编辑《广东中医药专门学校病理学讲义》

长24厘米，宽14.5厘米，厚1厘米，一册

纸质

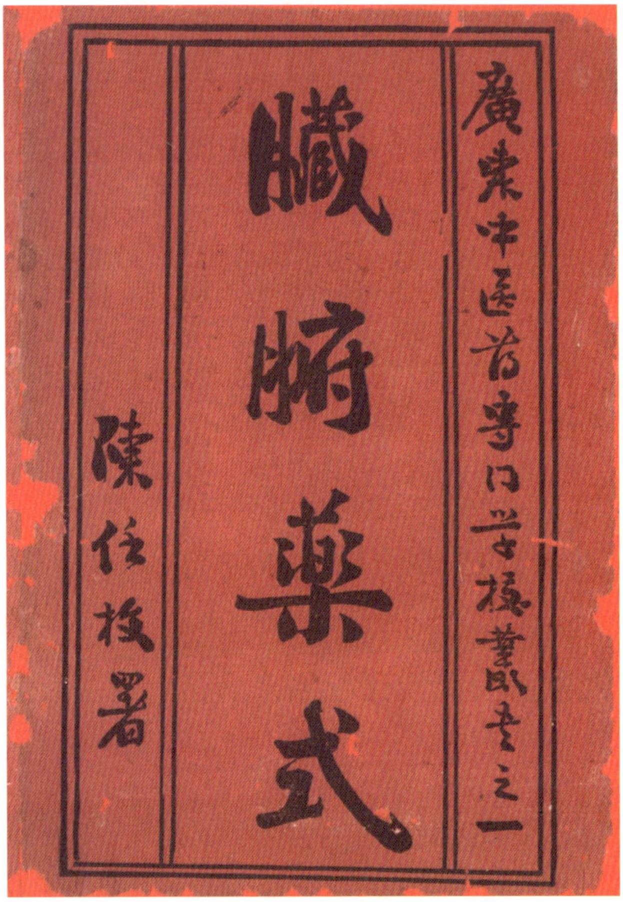

展品102

1927年陈任校署、胡真著广东中医药专门学校丛书之一《脏腑药式》

长24厘米，宽14.5厘米，厚1.2厘米，一册

纸质

说明：

全书分张元素著《脏腑标本药式》（周学海校正）、《脏腑药式表系》。

卢朋著

1876—1939年

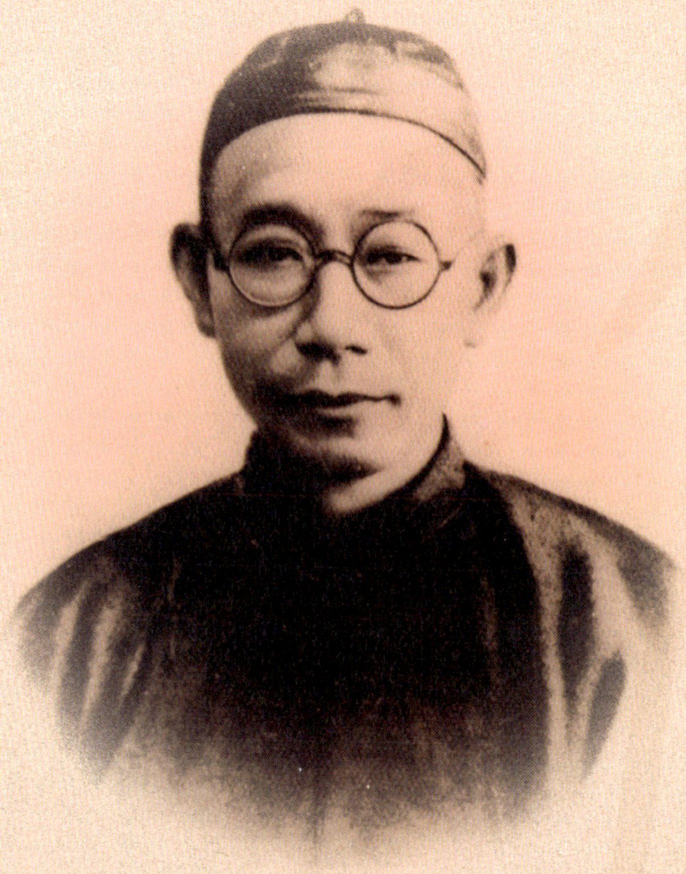

卢朋著（1876—1939年），名雄飞，广东新会人。出身于书香世家，清代贡生。先后任教于两广师范、广州中学、南海中学、番禺中学、东莞师范、潮州旅省中学等八校。1912年卢氏辞去教职，于广州惠爱路（今中山五路）流水井开设卢仁术堂医馆，因屡起沉疴，名噪一时。曾任中央国医馆名誉理事、全国中医学校教材编委会委员、广东中医药专门学校教员兼编辑主任、光汉中医专门学校教员和广州市政府卫生局中医考试阅卷委员等职。

展品103

民国卢朋著编《广东中医药专门学校方剂学讲义》

长24厘米，宽14.5厘米，厚1.2厘米，一册

纸质

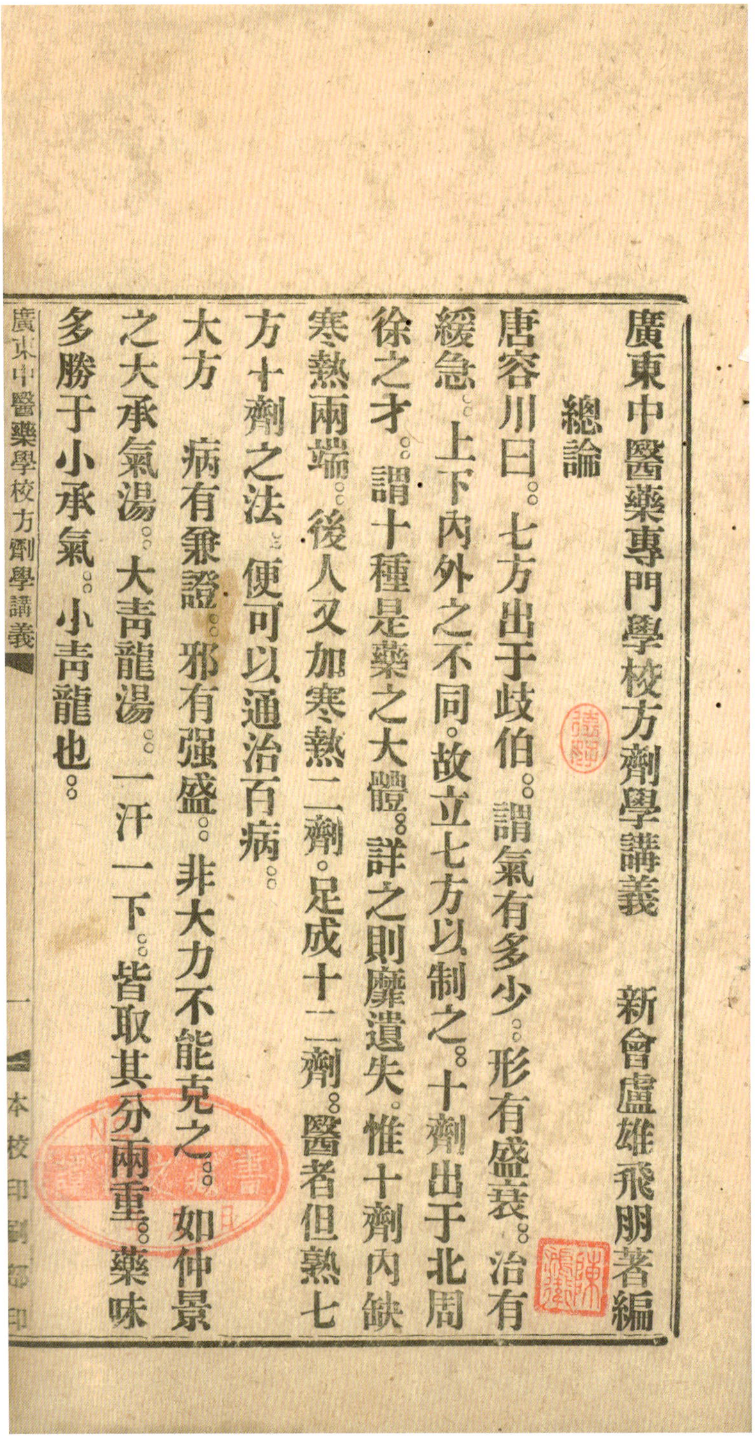
廣東中醫藥專門學校方劑學講義　新會盧雄飛朋著編

總論

唐容川曰。七方出于歧伯。謂氣有多少。形有盛衰。治有緩急。上下內外之不同。故立七方以制之。十劑出于北周徐之才。謂十種是藥之大體。詳之則靡遺失。惟十劑內缺寒熱兩端。後人又加寒熱二劑。足成十二劑。醫者但熟七方十劑之法。便可以通治百病。

大方　病有兼證。邪有強盛。非大力不能克之。如仲景之大承氣湯。大青龍湯。一汗一下。皆取其分兩重。藥味多勝于小承氣。小青龍也。

廣東中醫藥學校方劑學講義　一　本校印刷部印

梁翰芬

1876—1960年

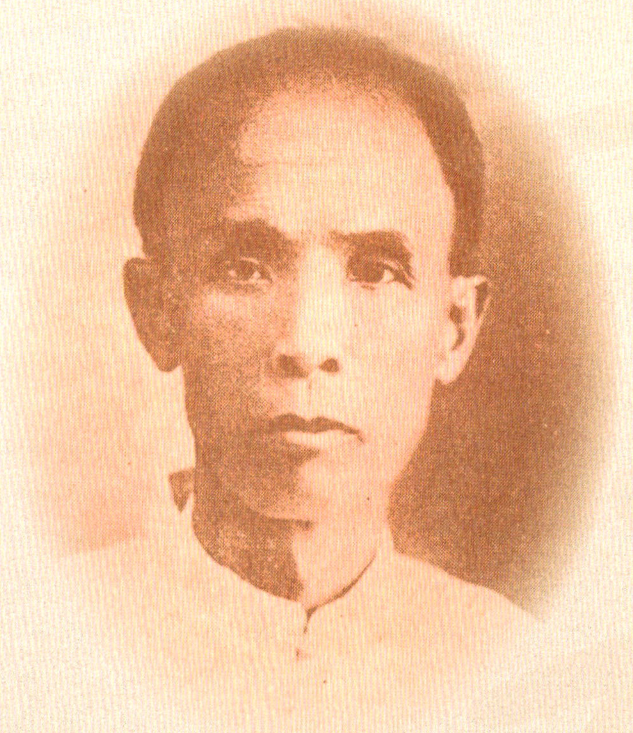

梁翰芬（1876—1960），广东番禺人。清代监生出身，近代杰出中医临床家。梁氏初师从同乡杨某学医，清末参加粤省医才考试，以第一名成绩被录取，受聘于广州城西方便医院任医师席。其间梁氏以中医中药救活许多待收入殓之患者，由是名声大振。旋于广州龙津路开设两间诊所，一边诊病，一边授徒。梁氏不仅精于临证，对中医教育也极为重视，曾任广州汉兴国医学校校长，广东中医药专门学校、广东光汉中医学校、广东保元国医学校及华南国医学院等校赠医处主任并在校执教。新中国成立后任广州中医学院内科学教师。著有《诊断学讲义》《治疗学讲义》《眼科讲义》《辨舌疏证》《痛症疏案》《脏腑药式》等。

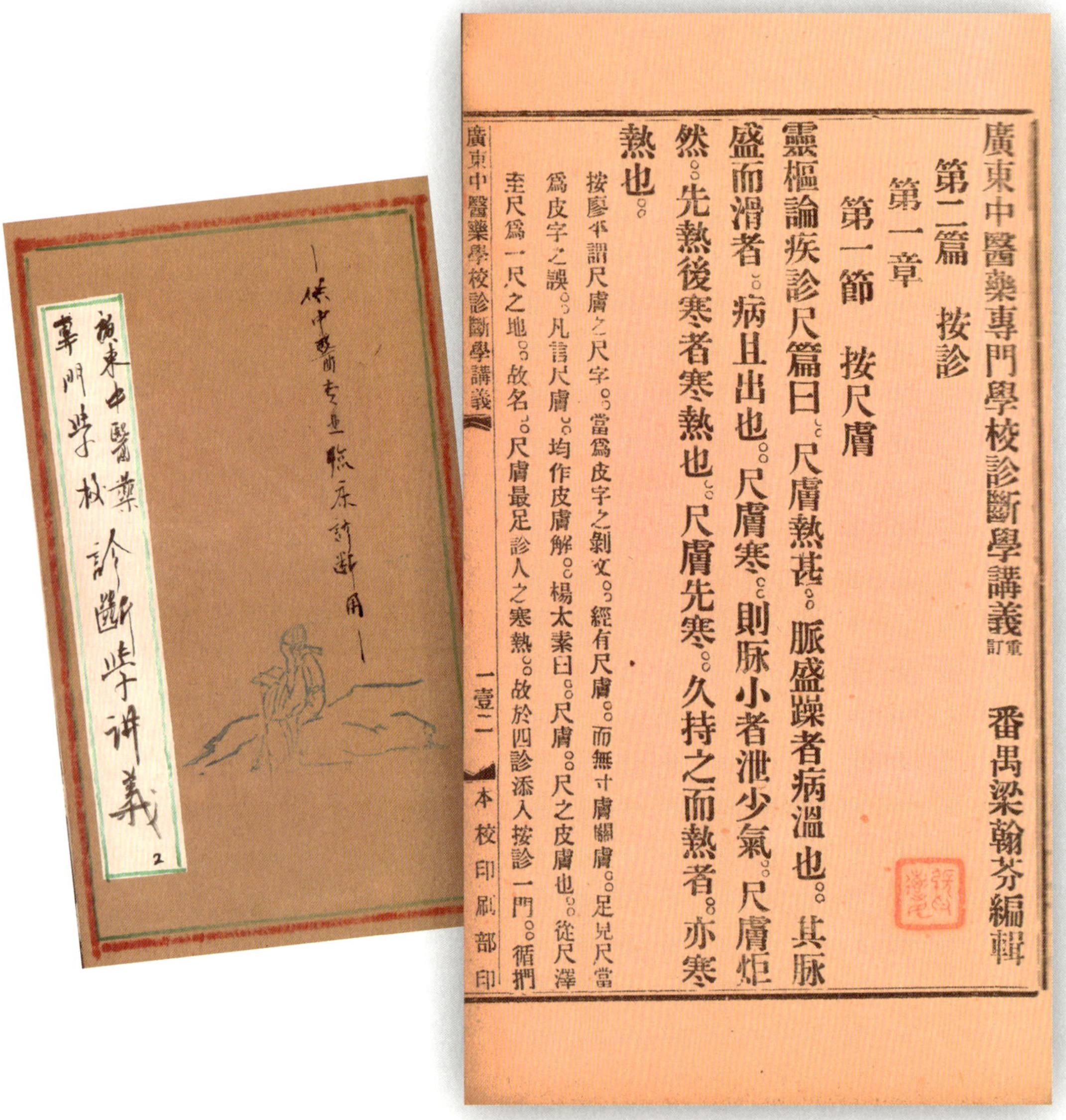

展品104

民国梁翰芬编辑《广东中医药专门学校诊断学讲义》

长26.7厘米，宽16.5厘米，厚2厘米，一册

纸质

刘赤选

1897—1979年

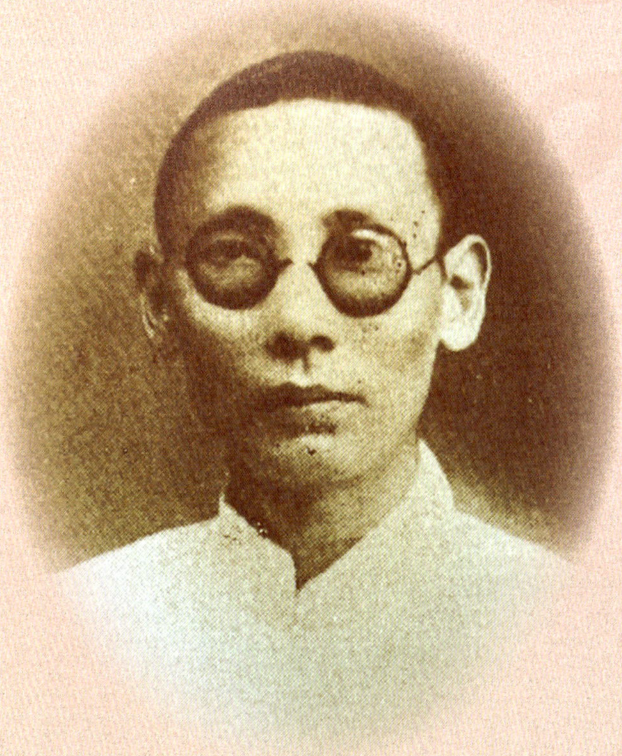

刘赤选（1897—1979），广东顺德人，广东省名老中医。16岁起随师学习医学，25岁经考试院检核合格，批准为注册中医师，在广州西关十八甫开设诊所，善治发热病、咳嗽症。1928年起，历任广东中医药专门学校、华南国医学校、广州汉兴国医学校、广东省中医进修学校教师，广东中医院内科主任，广州中医学院内科教研室教师、温病学教研组主任、教务处副处长等职。著作有《温病学讲义》《温病知要》《刘赤选医案医话》等。

展品105

民国刘赤选编述《广东中医药专门学校温病学讲义》

长25.2厘米，宽15厘米，厚1.8厘米，一册

纸质

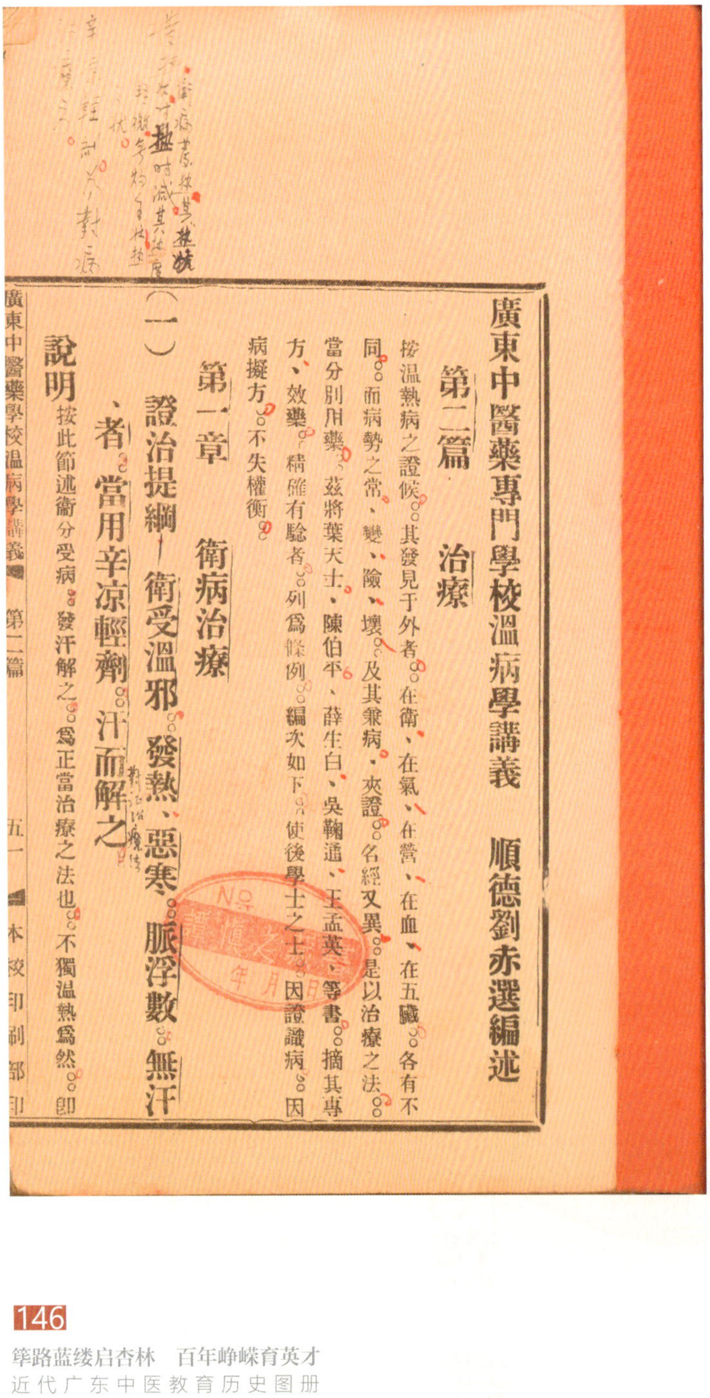

廣東中醫藥專門學校溫病學講義　順德劉赤選編述

第二篇　治療

按溫熱病之證候。其發見于外者。在衛、在氣、在營、在血、在五臟。各有不同。而病勢之常、變、險、壞、及其兼病、夾證。名經又異。是以治療之法。當分別用藥。茲將葉天士、陳伯平、薛生白、吳鞠通、王孟英等書。摘其專方、效藥。精確有驗者。列爲條例。編次如下。使後學之士。因證識病。因病擬方。不失權衡。

第一章　衛病治療

（一）證治提綱──衛受溫邪。發熱、惡寒。脈浮數。無汗者。當用辛涼輕劑。汗而解之。

說明　按此節述衛分受病。發汗解之。爲正當治療之法也。不獨溫熱爲然。即

廣東中醫藥學校溫病學講義　第二篇　五一　本校印刷部印

管炎威

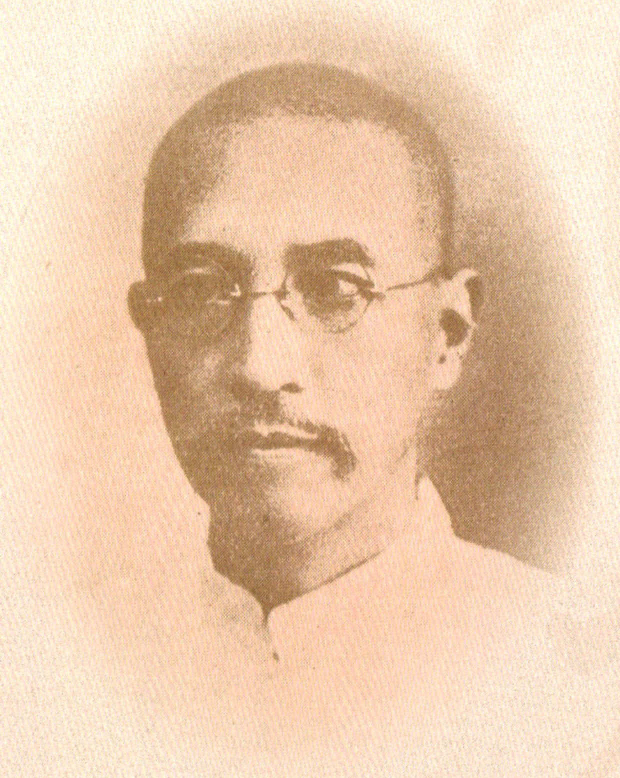

管炎威，号季耀，广东南海人，生卒年不详。岭南骨伤名家，岭南骨伤科管氏流派后人。历任广东中医药专门学校教师、广东中医院骨科主任，执教于广东中医药专门学校、广东光汉中医专门学校。管炎威继承了父亲管镇乾的医术，且精通文理，能把骨伤经验上升为理论，著有《伤科讲义》（又名《伤科学讲义》）、《救护学讲义》《花柳科讲义》。民国十八年（1929年），全国医药团体联合会在上海召开中医学校教材编纂会议，出席会议的广东中医药专门学校校长陈任枚将管炎威编撰的《伤科学讲义》陈述于席间，诸委员对管氏所编的《伤科学讲义》称赞不绝。管氏家族后人管霈民、管铭生亦为近现代广东名医。

展品106

民国管炎威编《广东中医药专门学校伤科讲义》

长25.2厘米，宽15厘米，厚1.8厘米，一册

纸质

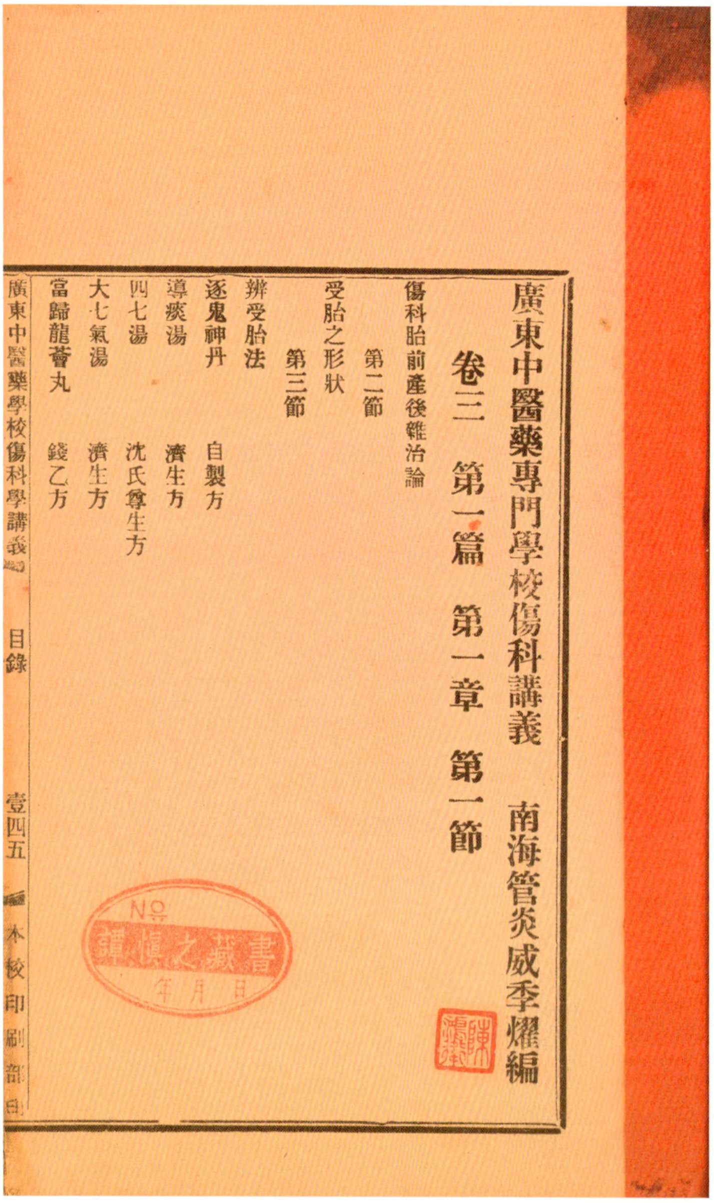
廣東中醫藥專門學校傷科講義　南海管炎威季燿編

卷三　第一篇　第一章　第一節

傷科胎前產後雜治論

第二節

受胎之形狀

第三節

辨受胎法

逐鬼神丹　自製方

導痰湯　濟生方

四七湯　沈氏尊生方

大七氣湯　濟生方

當歸龍薈丸　錢乙方

廣東中醫藥學校傷科學講義　目錄　壹四五　本校印刷部印

第五部分

舆论阵地/杏林喉舌

近代是中医药期刊萌芽、发展的活跃时期，不仅是因为新文化运动的普遍开展，促进了学术交流的风气。更重要的是，在反对北洋政府和南京政府排斥、废止中医的斗争中，中医药期刊不仅是中医药界交流学术信息的主要媒介，也是探索生存和发展道路的重要舆论工具。

这一时期，出现了大量中医药刊物。这些刊物促进了中医药学术交流、喊出了中医药界的呼声，体现了这一时期新中医青年们主张中西医汇通的开明认识和忧国忧民的民族大义。

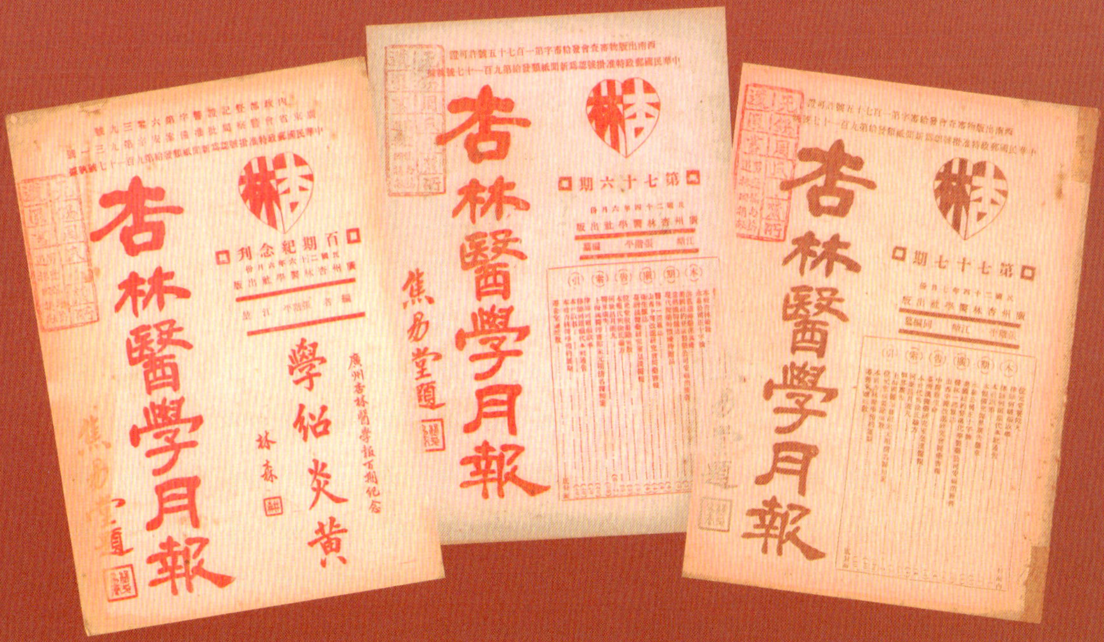

1. 《广东医药杂志》

1926年4月创刊，由广东中医药专门学校学生会编辑，广东中医药专门学校出版发行。地址在广州大德路麻行街84号广东中医药专门学校内。刊登中西医学、药学及中国医学史方面的论文和广东中医药专门学校各科讲义，并报道该校消息。旨在“奠医学之教育、集群贤以讨论、汇中西之南针”。

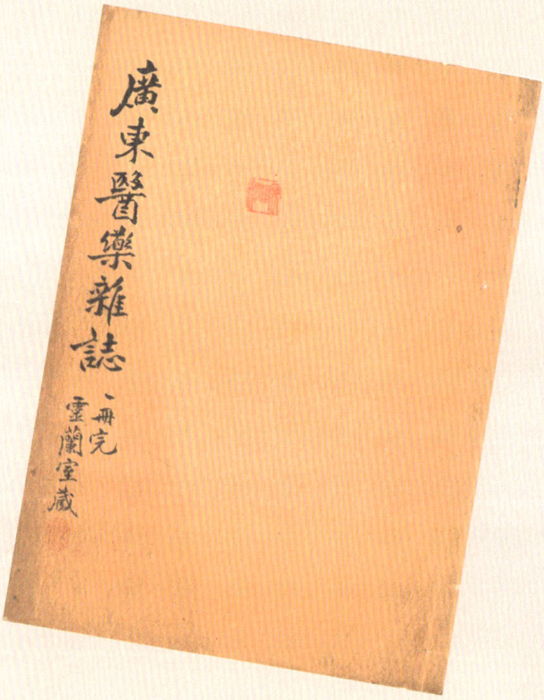

展品107

1926年《广东医药杂志》创刊号

长25，宽19，厚1.1厘米，一册

纸质

说明：

编辑、发行：广东中医药专门学校。

2. 《中医杂志》

1926年4月创刊，由广东中医药专门学校教务处编辑并出版发行。1928年11月停刊，共出版6期。收录内容分为8个栏目：专著、学说、课艺、医案、验方、调查、杂俎、校务。主要内容有中医理论研究、病例治疗经过、各地中医调查研究、广东中医药专门学校校务情况等。

目錄

3. 《广东中医药学校校刊》

1929年创刊，由广东中医药专门学校教务处出版发行，张阶平、陈亦毅编辑。地址在广州大德路麻行街84号广东中医药专门学校内。共出版9期，广州沦陷时停办。该刊专门反映广东中医药专门学校办学情况，内容包括校董会议、校务记事、课程安排、考核成绩、学籍管理等。

展品108

民国《广东中医药学校校刊》第四、第五、第九期

长25.9厘米，宽19.1厘米，厚1厘米，三册

纸质

说明：

出版发行：广东中医药专门学校教务处。

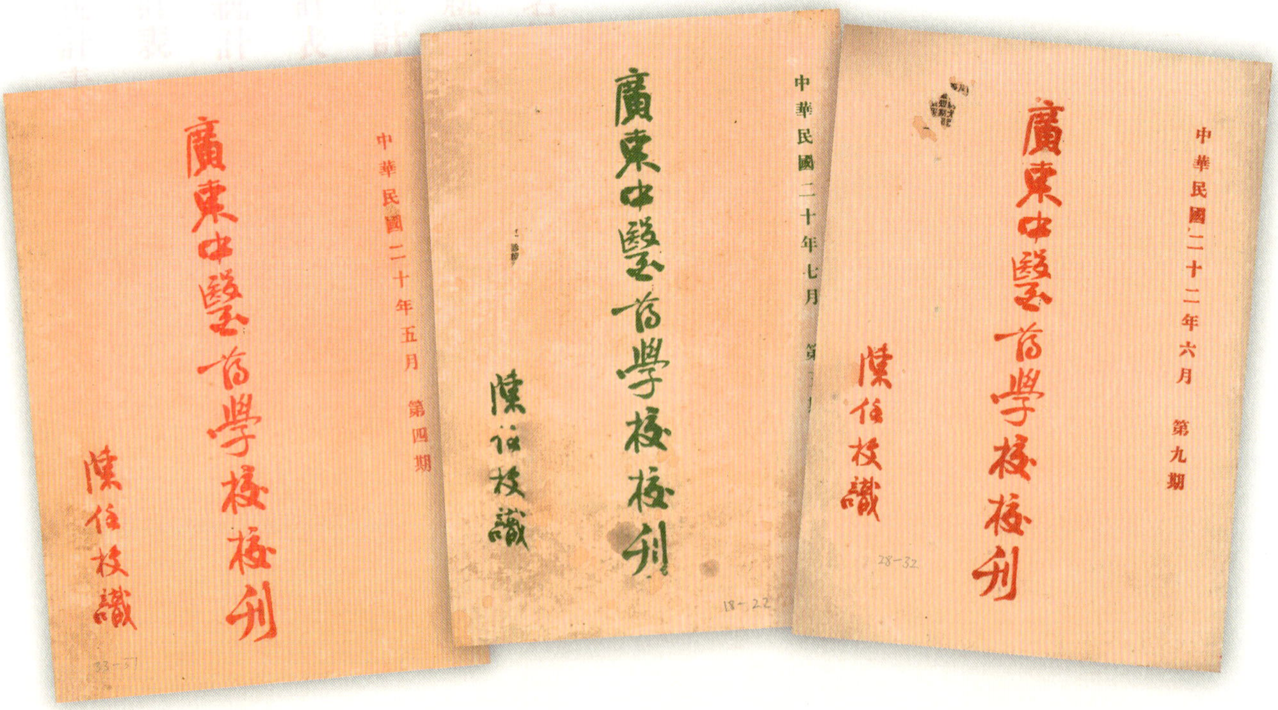

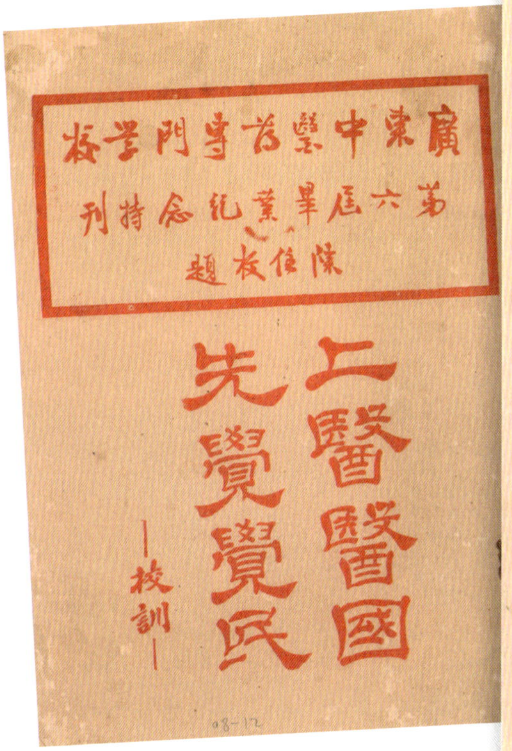

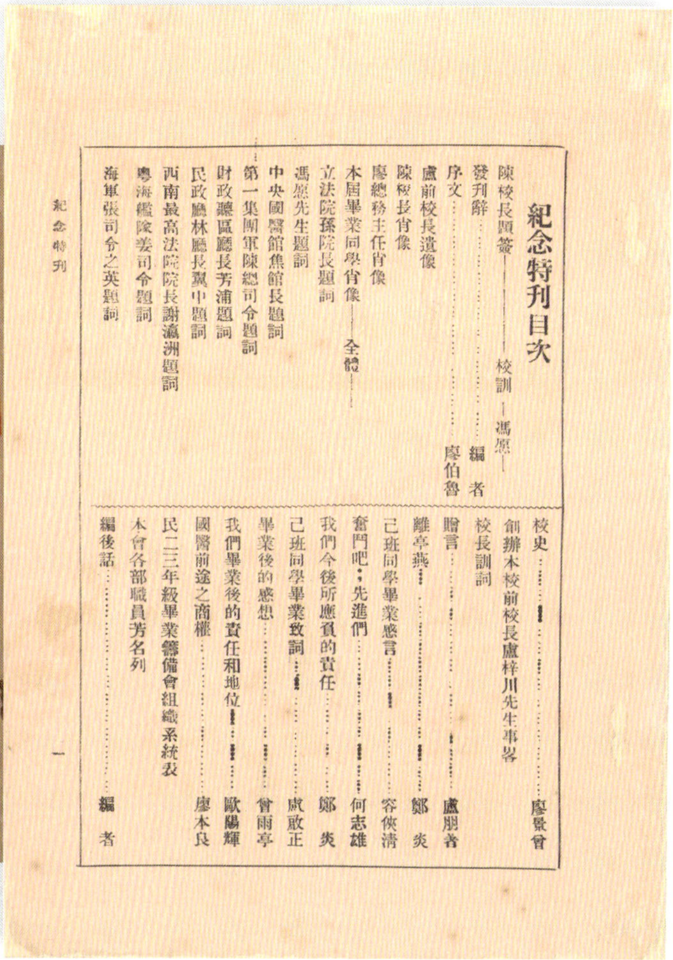

紀念特刊目次

紀念特刊

一

展品109

1934年《广东中医药专门学校第六届毕业纪念特刊》

长26.4，宽18.8，厚0.3厘米，一册

纸质

4. 《杏林医学月报》

1929年1月创刊，由广州杏林医学月报社出版发行，由时任广东中医药专门学校校长陈任枚支持创办，张阶平、江堃编辑。地址在广州大德路麻行街84号广东中医药专门学校内。至1937年7月共出版101期（1929年2月、12月因故停版），刊载中医文献共1402篇，内容涉及医论、医话、医案和医事等，是民国时期广东中医药期刊出版时间最长，现存期数最多、最完整者。该刊宗旨在于融贯古今，沟通中外，研究我国医药之实用，宣传我国医药文化。

5. 《杏林》

1929年2月创刊，由广州杏林医学月报社出版发行，1929年10月后改名为《杏林医报》。该刊旨在发扬中医国粹，培养医学人才，切磋交流知识，取人之长，补己之短，改制药剂，提倡社会卫生，实现富国强民。刊载内容主要包括医学论著介绍、各地医林消息及各种病症的临床案例等。

6. 《杏林医报》

1929年11月创刊，由《杏林》继承而来，英文名为*MEDICAL MONTHLY*，由杏林医报社编辑，广州杏林医学社出版。1930年1月后改名为《杏林医学月报》。刊载内容主要包括医学论著介绍、各地医林消息及各种病症的临床案例处理等。

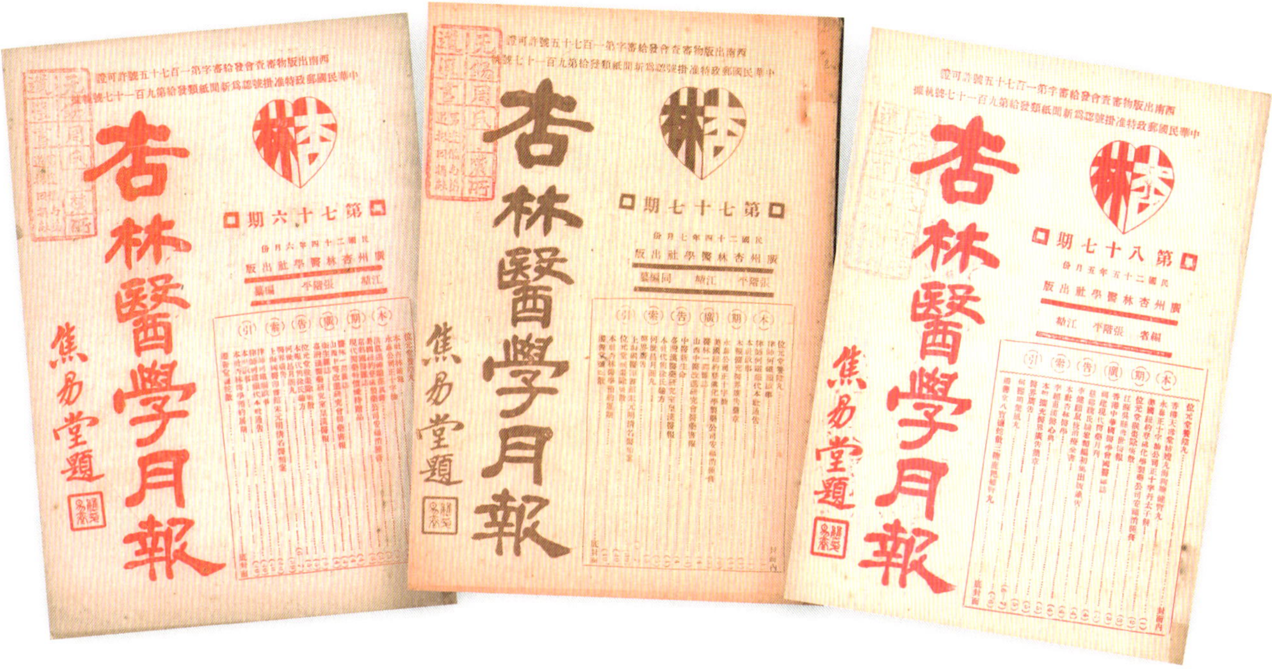

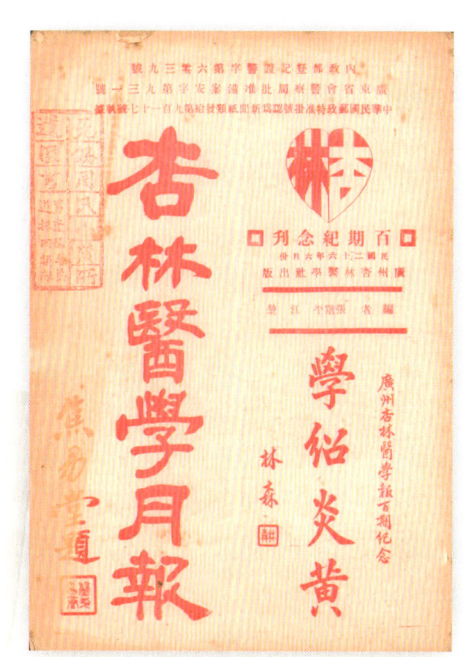

展品110

民国《杏林医学月报》第76、第77、第87期及百期纪念刊

长26.1厘米，宽19厘米

纸质

7. 《医林一谔》

为民国时期持续时间较长、影响力较大的中医药期刊。1931年1月创刊，由岭南医林一谔社出版发行，李仲守、陈亦毅编辑。1935年6月停刊，共发行5卷54期。地址在广州大德路麻行街84号广东中医药专门学校内。由时任广东中医药专门学校校长陈任枚支持创办，“医林一谔”是陈任枚取《史记》“众人之诺诺，不如一士之谔谔”之语命名。该刊旨在“集中全国之精神，商榷古今之学说，共谋国医药之进化”，主要栏目有论坛、评论、言论、专著（论著）、学说、研究、药物、实验、笔记、医药消息等。撰稿者多为知名医家和广东中医药专门学校教师。有“医药生机专号”辑录关于1931年中央国医馆成立前后的种种材料，以及广东代表陈任枚等11人在此次会议上所做之努力。该刊是1929—1937年间全国性中医抗争风潮时期广东中医药界的代表性刊物，也是近代广东中医药学发展的一个重要标志。该刊收藏了许多当时医药界的时政消息，反映出在国民政府的执政下中医药业受到抑制的情景，以及广东中医药界前辈为维护中华民族宝贵医药遗产所做的努力。作为中医药界之喉舌，《医林一谔》坚持为振兴中医药发声，因其文笔犀利、观点鲜明，曾风行一时、蜚声海外。

8. 《医药学报》

1930年1月创刊，由中国医药学社出版发行，李仲守、陈亦毅、陈少明、杜明昭、陈曜宇编辑。地址在广州大德路麻行街84号广东中医药专门学校内。1930年底停办，前后出版4期。刊载医务评论文章，宣传中医理论和中医药知识及治疗病例，介绍中医学典籍，报道国内外有关中医学的消息。该报在全国中医抗争风潮中创办，出版有“本市医潮”特辑，记录了当时中医人不畏强权、敢于抗争的事迹。

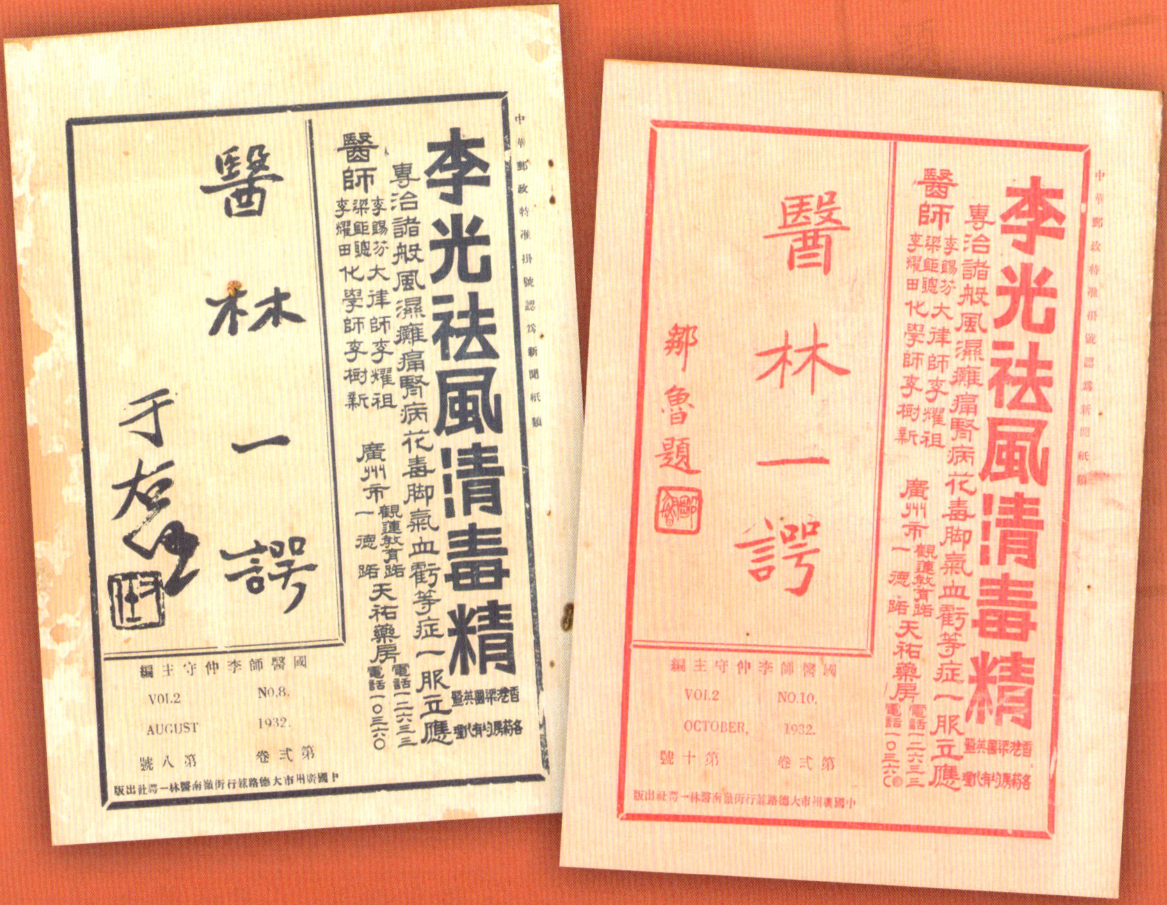

展品111

1932年《医林一谔》

长26.3厘米，宽18.3厘米，厚0.4厘米，各一册

纸质

9.《克明医刊》

1933年1月创刊，由广东克明医学会出版发行，罗元恺、毛新甫编辑。地址在广州大德路麻行街84号广东中医药专门学校内。共出10期。刊名取自《尚书·尧典》中“克明俊德”句，意谓发扬中医药之大德，创办学术刊物义不容辞。该刊以宣传中医中药为宗旨，研究中医中药理论及临诊问题，发表反对汪精卫废除中医中药主张的论文，要求中西医平等，发展中医事业，同时介绍大众卫生常识，报道医药卫生界的新闻等。

展品112

民国《克明医刊》创刊号、第一卷第六期、第二卷第三期

长26.6厘米，宽19.5厘米，厚0.5厘米，各一册

纸质

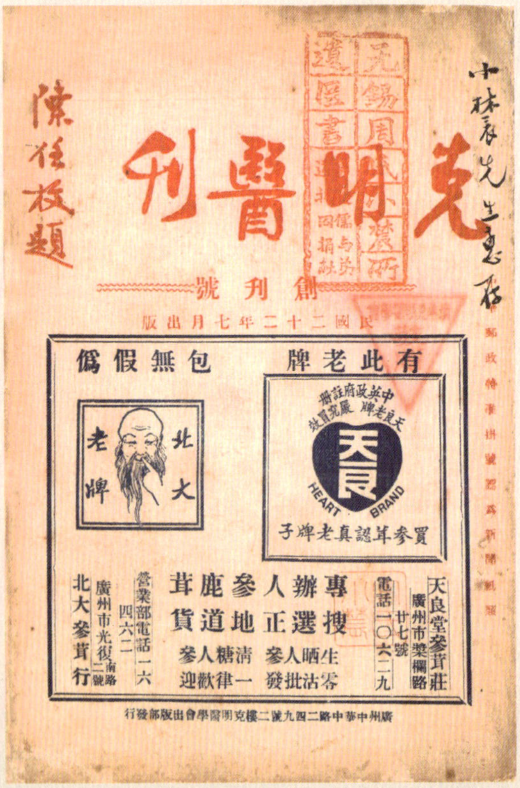

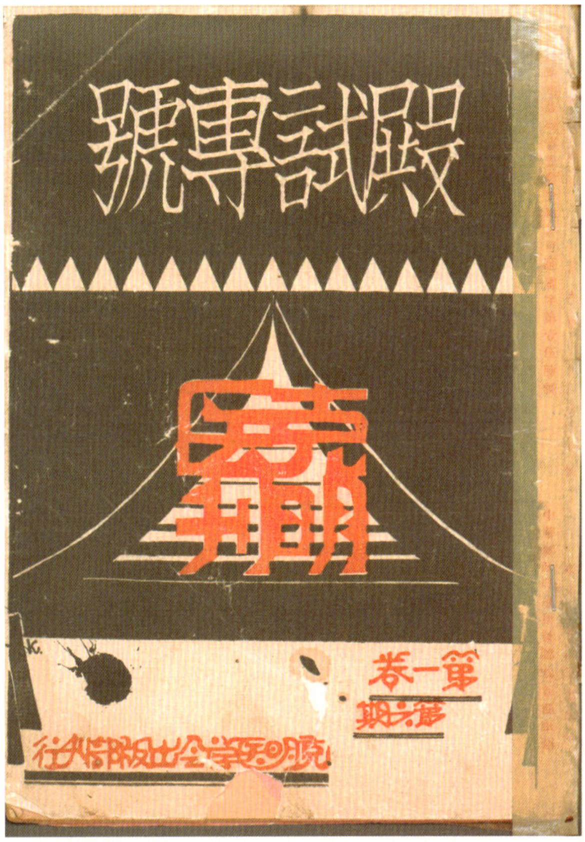
殿試專號
第一卷

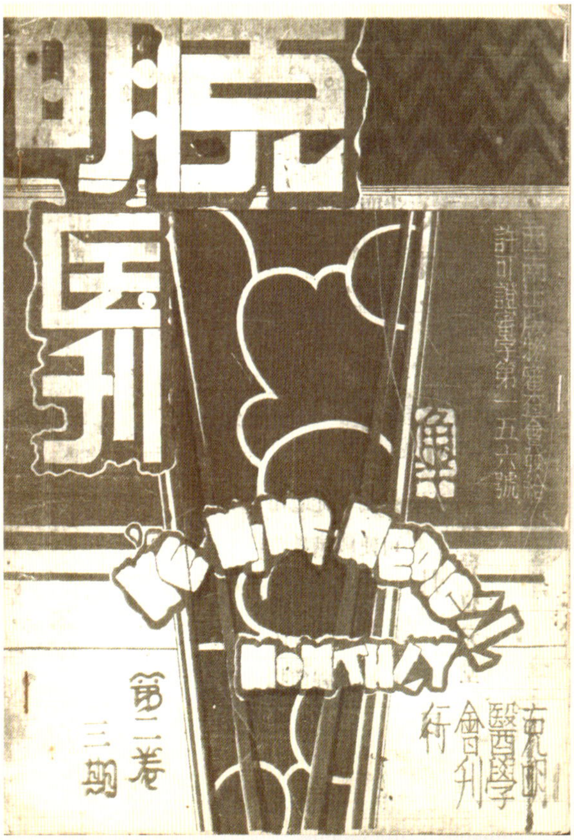
第二卷
三期

10.《广东医药月报》

1929年1月创刊，由广州新中医学会创办，广州新中医学会编辑委员会编辑发行。地址在广州大德路麻行街19号三楼。共出版9期。主要栏目有社论、专著、论说、医案、药物、问答、常识等，还刊载一些中药信函、布告、宣言和演讲词等。该刊以发扬中国传统文化，促进中医学术发展，加强中西医学交流沟通，促进人类健康事业为使命。其内容丰富，集专业性、科普性于一身，既有供医学专业人士学习借鉴的专业知识，又有供普通民众获取的医学常识，还专设“医潮特刊号”，再现当时中医兴废存亡的曲折抗争之路。

11.《广东光汉医药月刊》

1931年1月创刊，由广东光汉中医专门学校同学会出版发行，余超平等编辑。地址在广州文德路厂后街8号。原为旬刊，由广州医药卫生社发起；后改为月刊，由广东光汉中医专门学校同学会负责编刊，教职员指导。该刊以发扬国医学术为宗旨，主要刊载推广、发扬中医的文章，发表研究中医诊治、药理等方面的论文，介绍医生、医案、验方等，并附载校闻和会况。

12.《光汉医药》

1933年创刊，由广东光汉中医专门学校学生自治会出版发行，蔡镜堂、区慕曹编辑。地址在广州文德路厂后街8号。前身为《广东光汉医药月刊》。出至24期时改为《光汉医药》。1934年1月10日第12期有广东光汉中医专门学校在校同学录名册253人，详列通信地址、籍贯、性别等。

13.《光芒》

1934年创刊，由光汉中医专门学校学生自治会出版发行，主编为陈谦益、关玉棠、吴惠谦、苏炳彨等。地址在广州文德路厂后街8号。1937年停刊。该刊继承于广州光汉中医专门学校创办的《广东光汉医药月刊》，编辑人员多为在校学生，投稿者为该校师生。分为论坛、医学、文艺、校闻栏目。内容包括对于中医未来发展和当时相关新闻事件的评论性文章、中医各种疾病的诊断和治疗方法、草药功用的介绍、中医诊病理论和临床疾病诊治记录等，还包括当时中医学校的新闻、教育情况。

展品113

民国《光汉校刊》第一期（创刊号）

长26.3厘米，宽19.3厘米，厚0.5厘米，一册

纸质

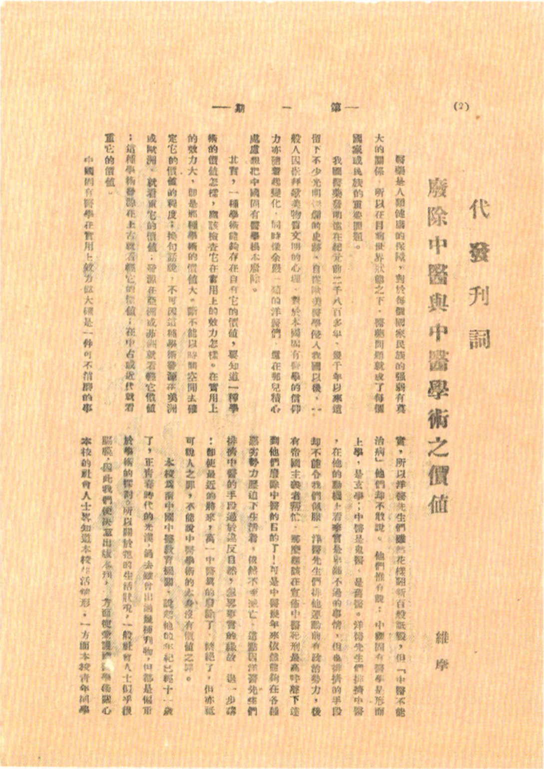
(2) 第一期

代發刊詞

廢除中醫與中醫學術之價值

維摩

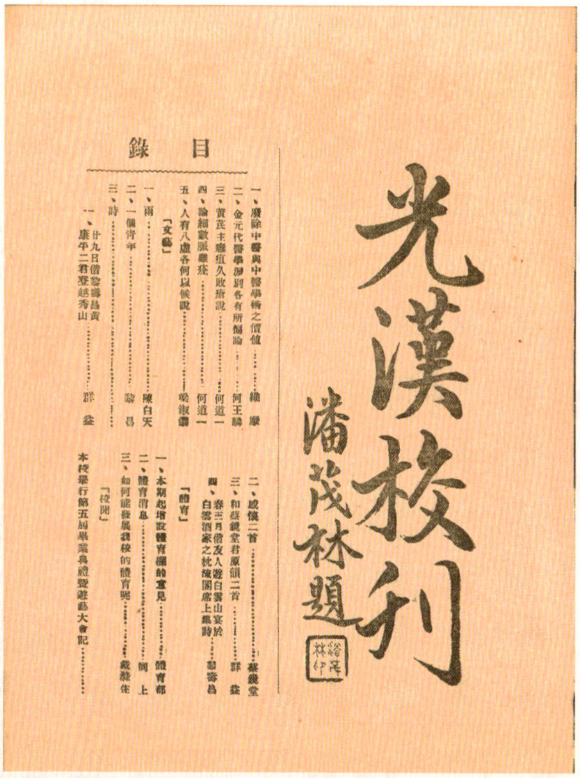

目錄

展品114

1933年《光汉医学》第七期

长26.5厘米，宽19.2厘米，厚0.1厘米，一册

纸质

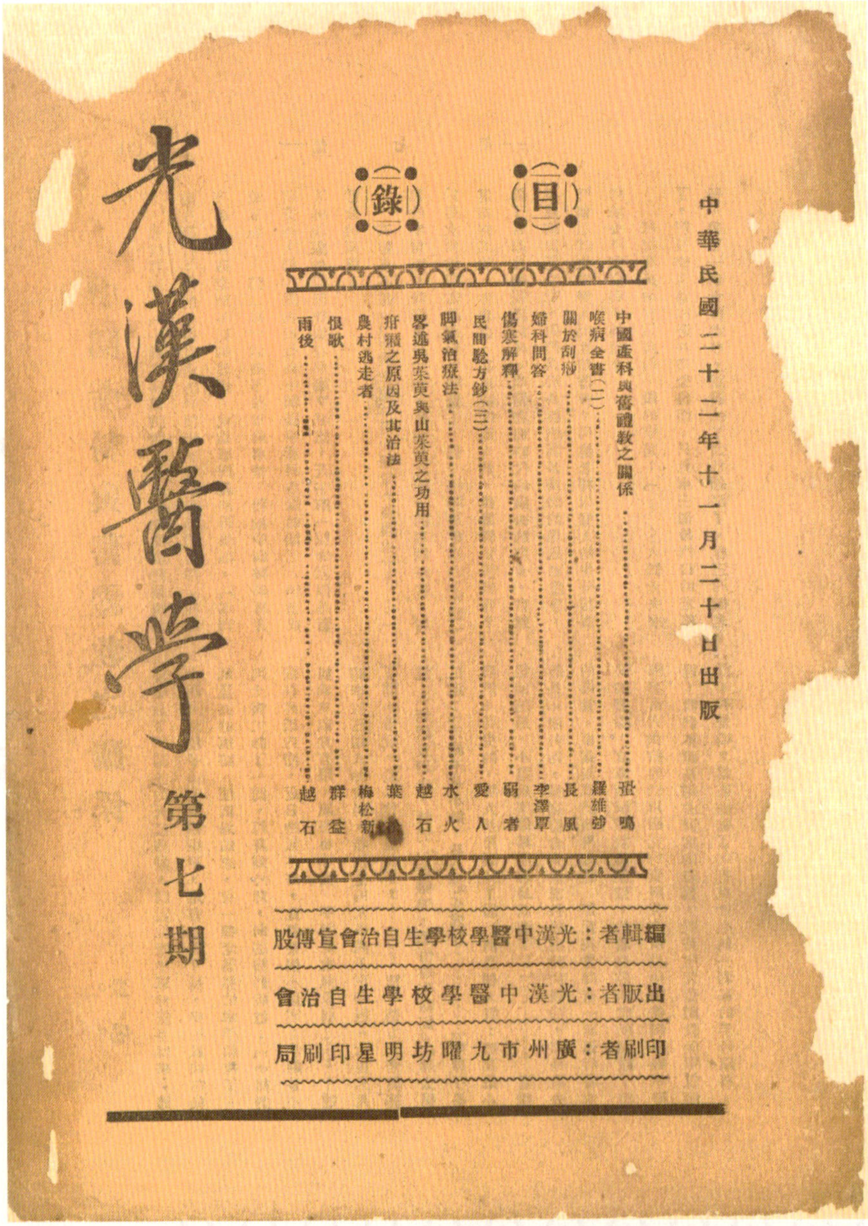

光漢醫学

第七期

中華民國二十二年十一月二十日出版

目錄

編輯者：光漢中醫學校學生自治會宣傳股
出版者：光漢中醫學校學生自治會
印刷者：廣州市九曜坊明星印刷局

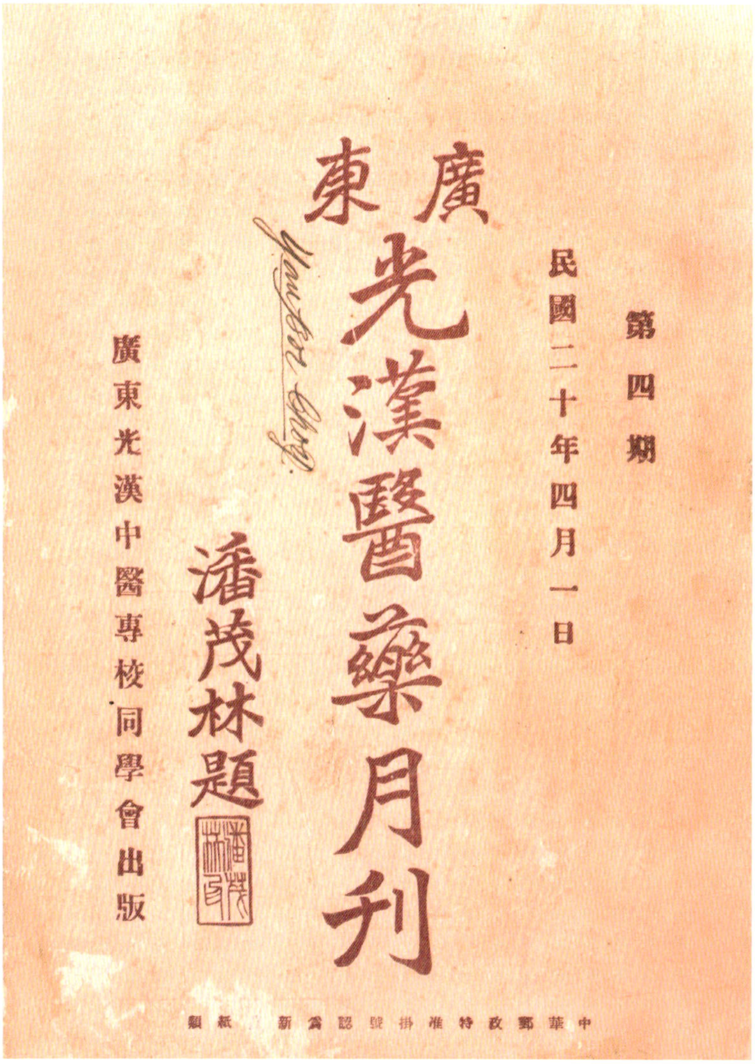

展品115

1931年《广东光汉医药月刊》第四期

长26厘米，宽19.2厘米，厚0.3厘米，一册

纸质

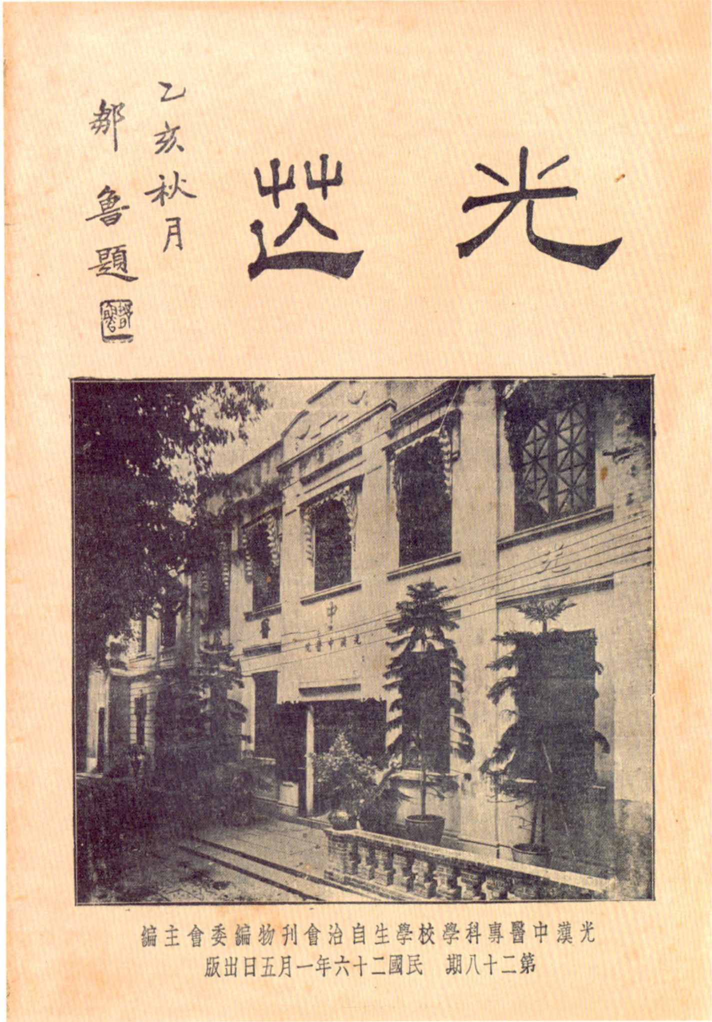
光芒

乙亥秋月 鄒魯題

光漢中醫專科學校學生自治會刊物編委會主編

第二十八期 民國二十六年一月五日出版

展品116

1937年《光芒》第二十八期

长26厘米，宽19厘米，厚0.5厘米，一册

纸质

第六部分

杏林芳菲 续传医灯

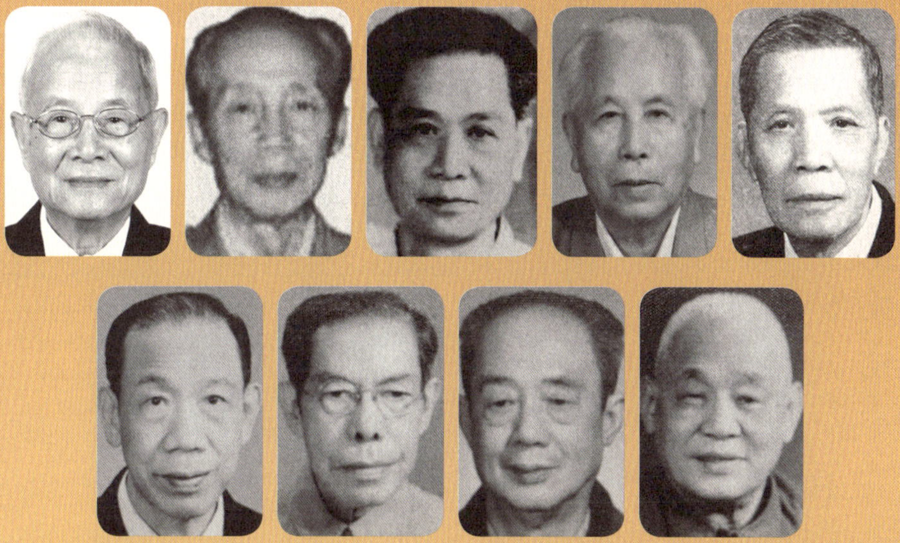

近代，中医学的发展历程蜿蜒曲折，但中医学的大河川流不息。近代广东中医院校培养了大批优秀的中医药人才，其中不乏广州市、广东省、全国名老中医，为新中国成立后建立广东省中医进修学校、广州中医学院奠定了坚实的人才基础。名医先师们以传播和振兴中医药为己任，栽桃育李、救死扶伤，用自己的学识和临床经验培养岐黄后学之人，传承薪火，造福苍生。

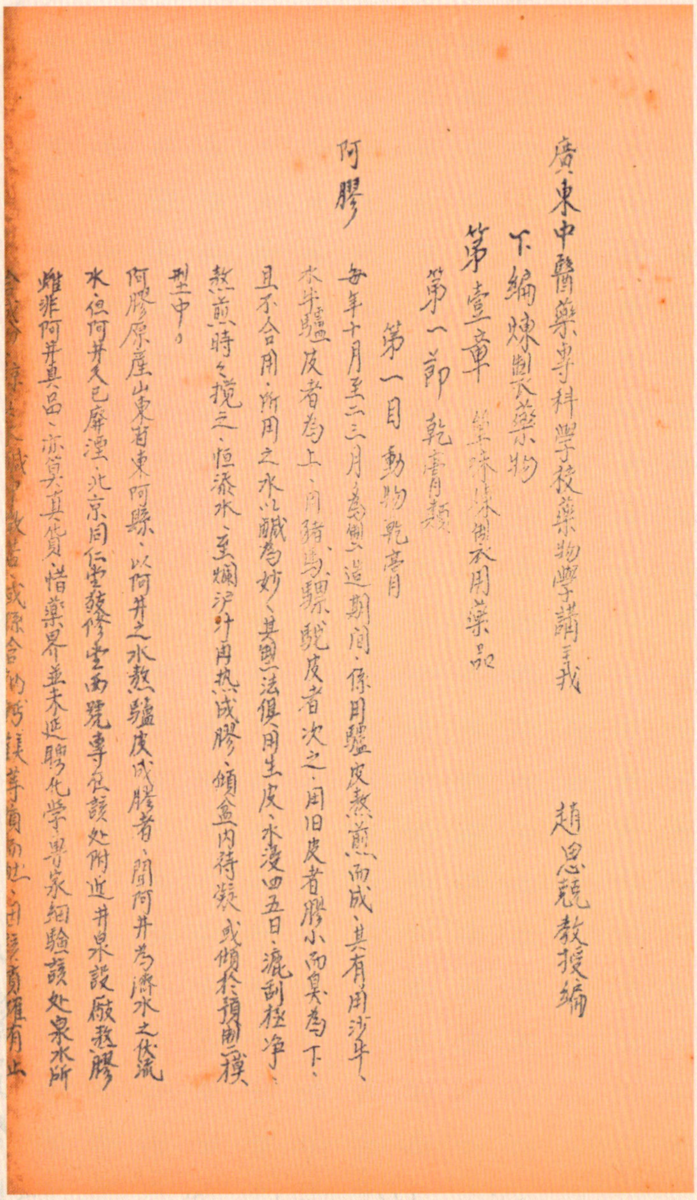
廣東中醫藥專科學校藥物學講義

趙思兢教授編

下編　煉製藥物

第壹章　經煉製而用藥品

第一節　乾膏類

第一目　動物乾膏

阿膠

每年十月至二三月為製造期間，係用驢皮熬煎而成，其有用沙牛、水牛驢皮者為上，用豬、馬、騾、駝皮者次之，用舊皮者膠小而臭為下，且不合用。所用之水以鹹為妙。其製法須用生皮，水浸四五日，漉刮極淨，熬煎時時攪之，恒添水，至爛，濾汁再熬成膠，傾盆內待凝，或傾於預製之模型中。

阿膠原產山東省東阿縣，以阿井之水熬驢皮成膠者，聞阿井為濟水之伏流水，但阿井久已廢湮，北京同仁堂發修堂兩號專在該處附近井泉設廠熬膠，雖非阿井真品，亦算是真貨，惜藥界並未延聘化學專家細驗該處泉水所

展品117

赵思兢编《广东中医药专科学校药物学讲义下编炼制药物》

长27.5厘米，宽20厘米，厚1厘米，一册

纸质

说明：

赵思兢（1914—2000）：广东中医药专门学校毕业。广东省名老中医，全国名老中医药专家。曾任广东中医药专门学校教师、教导主任，广东省中医药研究所中药研究室主任、广州中医学院中药系教授等。

展品118

1989年广州中医学院研究生毕业论文（马宪民　导师：邓铁涛等）

长26.2厘米，宽18.3厘米，厚0.5厘米，一册

纸质

说明：

邓铁涛（1916—2019）：1937年毕业于广东中医药专门学校。首届国医大师，广东省名老中医。先后担任广东中医专科学校、广东省中医进修学校教务处主任，广州中医学院教务处副处长、副院长等。

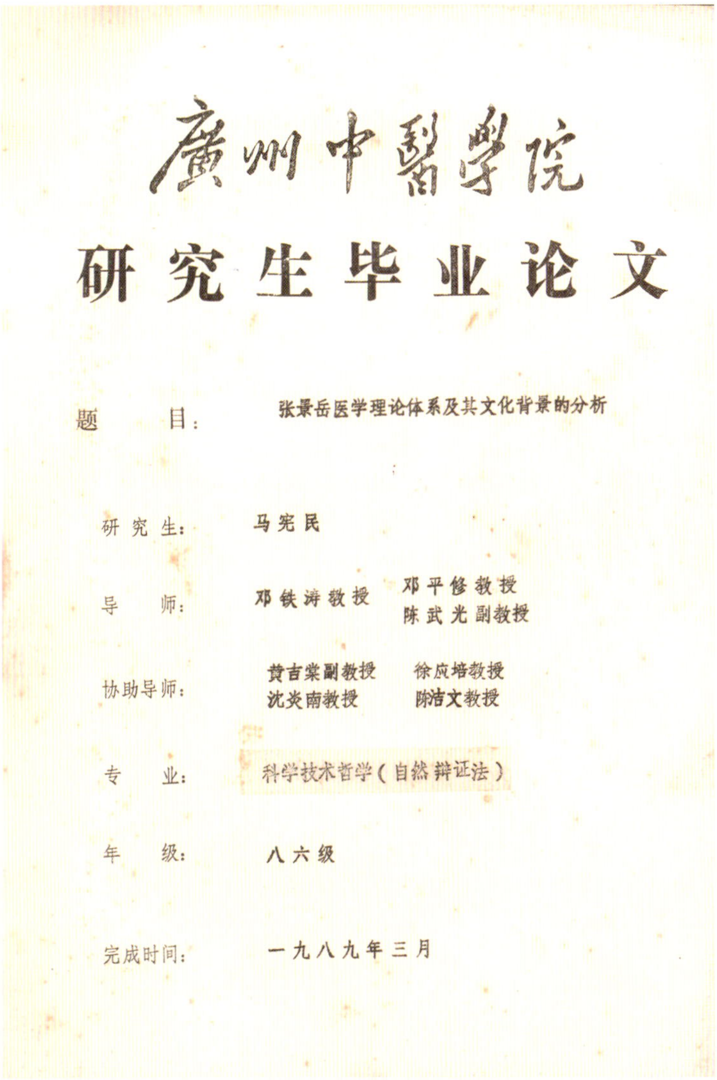

廣州中醫學院

研究生毕业论文

题　　目：张景岳医学理论体系及其文化背景的分析

研 究 生：马宪民

导　　师：邓铁涛教授　邓平修教授　陈武光副教授

协助导师：黄吉棠副教授　徐应培教授　沈炎南教授　陈洁文教授

专　　业：科学技术哲学（自然辩证法）

年　　级：八六级

完成时间：一九八九年三月

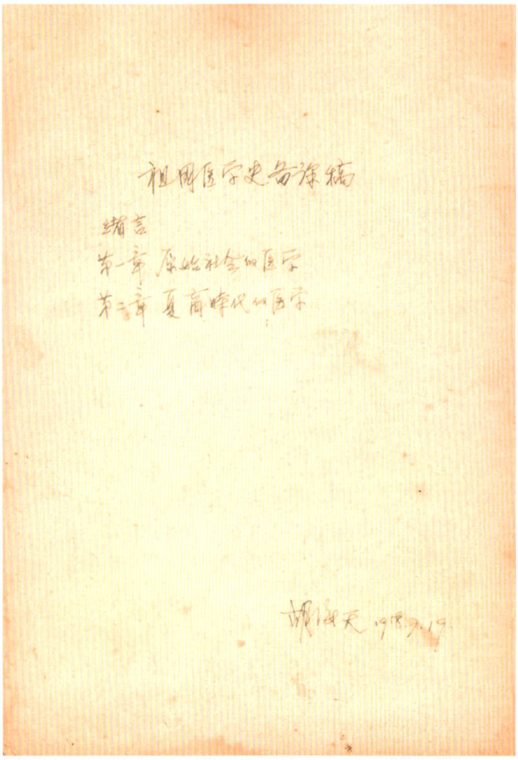

展品119

1958年胡海天《祖国医学史》备课手稿

长27厘米，宽19厘米，厚0.4厘米，一册

纸质

说明：

胡海天（1929—1980）：1949年毕业于广州汉兴国医学校。曾任广州中医学院讲师，讲授《内经》《中国医学史》《针灸经络学说》《中药学》等课程。

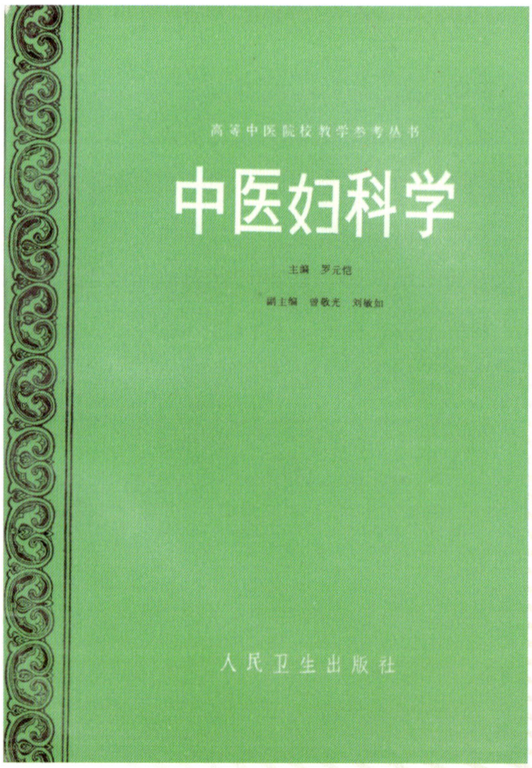

展品120

1988年罗元恺主编、人民卫生出版社出版《中医妇科学》

长26厘米，宽18.5厘米，厚1厘米，一册

纸质

说明：

罗元恺（1914—1995）：1935年毕业于广东中医药专门学校。广东省名老中医、中医妇科学家、中医教育学家。曾任广东中医药专门学校校长、广东中医院院长、广州中医学院副院长等。

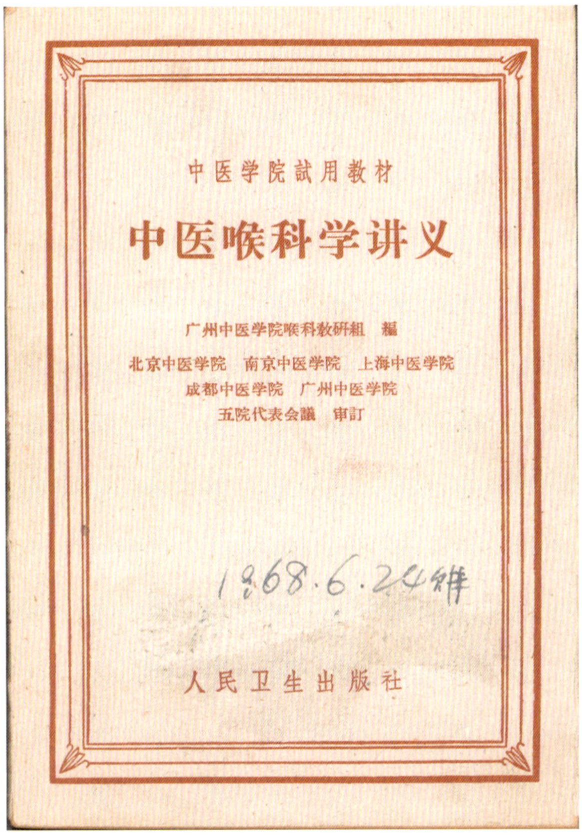

展品121

1960年广州中医学院喉科教研组编中医学院试用教材《中医喉科学讲义》

长18.3厘米，宽13厘米，厚0.4厘米，一册

纸质

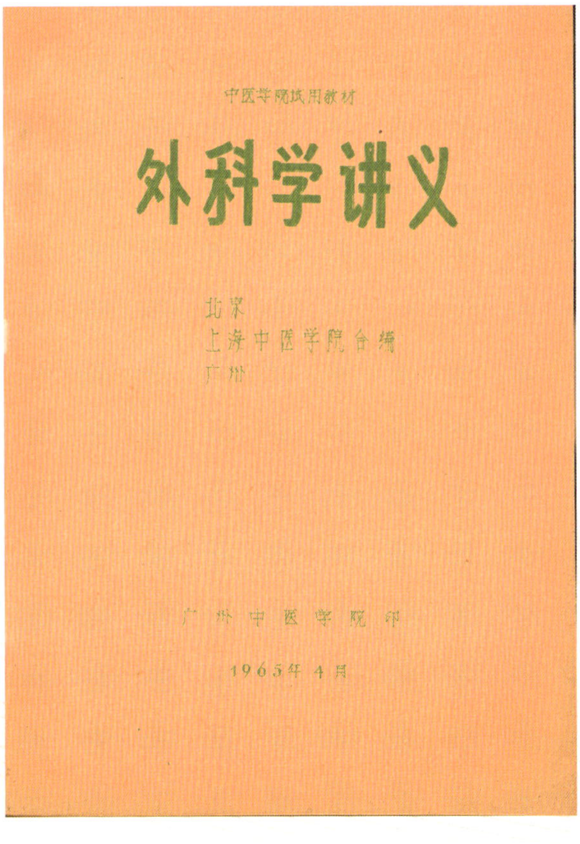

展品122

1965年北京、上海、广州中医学院合编中医学院试用教材《外科学讲义》

长24.8厘米，宽17厘米，厚1.4厘米，一册

纸质

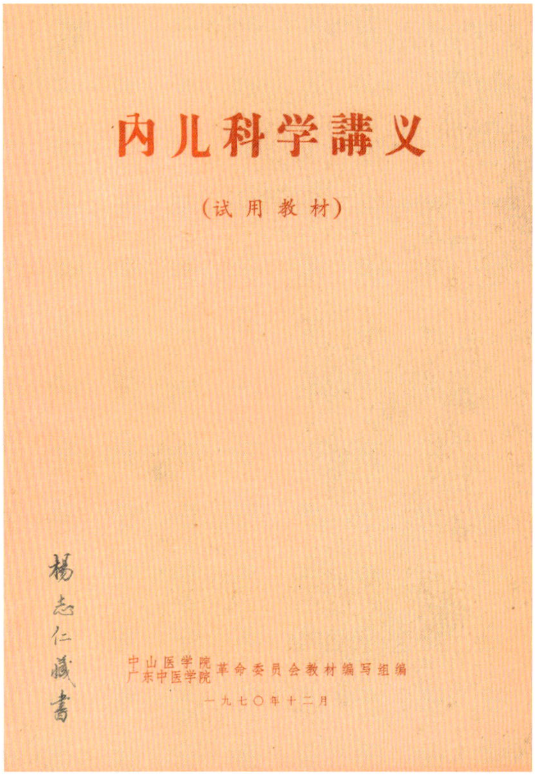

展品123

1970年中山医学院、广东中医学院革命委员会教材编写组编《内儿科学讲义（试用教材）》

长26.3厘米，宽18.5厘米，厚1.4厘米，一册

纸质

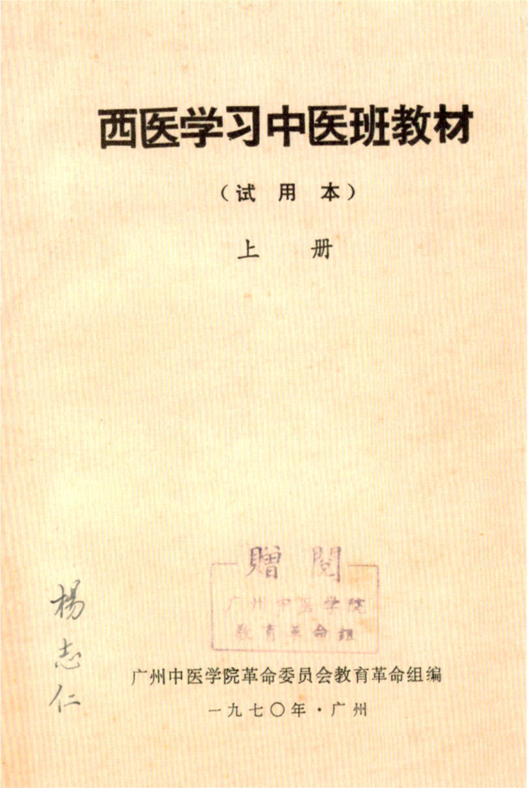

展品124

1970年广州中医学院革命委员会教育革命组编《西医学习中医班教材（试用本）（上册）》

长18.7厘米，宽12.9厘米，厚0.7厘米，一册

纸质

结语

面对西方医学的挑战和种种外在压力的冲击，从清代末年中西医汇通之探索到民国年间中医科学化运动，从分散个体执业到结团集社争取合法权益，从传统习俗秘而不传到出版刊物公开宣传学术主张，从以师带徒到创办中医学校倡导新型中医教育，近代中医进行着深刻的变革。历史悠久的中医药学表现出顽强的生命力，焕发出新的生机。

教育为国家之基础，医学实民命之攸关。中医药教育，关乎中医药生存发展。近代广东中医学校的创办，在艰难困苦的抗争历程中创出了一条教育自立之路，奠定了现代中医教育的基础，谱写了中医近代史的光辉篇章。

致谢

广州市档案馆

广州中医药大学图书馆

主要参考文献

[1] 邓铁涛，程之范. 中国医学通史：近代卷［M］. 北京：人民卫生出版社，2000.

[2] 邓铁涛，郑洪，刘小斌. 民国广东中医药专门学校中医讲义系列·附编：南天医薮——广东中医药专门学校校史［M］. 上海：上海科学技术出版社，2016.

[3] 冯沛祖. 广州沧桑路：1911—1949［M］. 广州：花城出版社，2020.

[4] 高日阳，刘小斌. 岭南医籍考［M］. 广州：广东科技出版社，2011.

[5] 广东省地方史志编纂委员会. 广东省志·医药志［M］. 广州：广东人民出版社，1995.

[6] 韩宇霞. 广东近代中医学校教育史研究［D］. 广州：广州中医药大学，2009.

[7] 刘小斌，郑洪. 岭南医学史（中）［M］. 广州：广东科技出版社，2012.

[8] 刘小斌，邓铁涛. 广东中医育英才［G］. 广州：广东省卫生厅，1988.

[9] 罗元恺. 广东中医药专科学校史略［J］. 新中医，1985(6)：55-57.

[10] 孟江，张英，曹晖，等. 岭南中药业史略探［J］. 中国实验方剂学杂志，2021，27(2)：203-209.

[11] 慕景强. 西医往事——民国西医教育的本土化之路［M］. 北京：中国协和医科大学出版社，2010.

[12] 张耀荣. 广东高等教育发展史［M］. 广州：广东高等教育出版社，2002.

[13] 郑洪，陆金国. 国医之殇：百年中医沉浮录［M］. 广州：广东科技出版社，2010.

[14] 政协广东省委员会办公厅等. 岭南中医药名家［M］. 广州：广东科技出版社，2010.

[15] 朱建平. 百年中医史［M］. 上海：上海科学技术出版社，2016.

展品目录

民国西医教学模具“饮酒人与寻常人胃之比较”

民国上海仁济医馆版英国合信著《西医略论》

1858年英国合信著《妇婴新说》

民国合信著《全体新论》

民国《广东陆军军医学堂讲义·内经摘要·卷一》

民国《广东陆军军医学堂讲义·外科各论》

民国《光华医学堂讲义·药物学卷一》

民国《广东光华医学专门学校讲义·调剂学》

1930年光华医科学院学生自治会出版《光华特刊》

1920年《广东公医医学专校规程》

民国《广东公医医科大学讲义·外科总论》

民国《神州医药总会章程》

1931年余云岫著《皇汉医学批评》

民国梁湘岩撰《中医药关于全国存亡生死之宣言书·广东中医工会、医学卫生社全体同人为中央卫委余岩议废中医中药案宣言》

民国广州市中医药改进公函《华人对于本国医药亟宜提倡改良说》

1934年广州市卫生局布告《修正广州市卫生局中医考试章程》

民国《广东中医药学社医学史讲义》

1912年《医学求益社课卷》

民国“广州医学求益社最优等毕业生”广东石湾医师关寿民处方

1937年医学卫生社证书（廖韶恺）

民国《广州医学卫生社课本》第一期

民国李光策编纂《广州医学卫生社金匮讲义·下卷》

民国《中医教员养成所伤寒科讲义》

1921年《中医教员养成所第五期讲义·温病科》

民国《广东医学实习馆课艺》

1931年城西方便医院药笺（甘伊周订）

民国城西方便医院赠“热心劝募”铭铜徽章

民国“第一津志德婴孩医院”瓷盘

1929年3月10日顺德乐从同仁善堂招收医生章程

民国广州庸常善社赠送急救时症散方

1933年《广东省药材行联名抗议书》

民国广州市南北药材职业工会会员证章

1940年《香港中药联商会所征信录》第14期

1947年陈李济药行创办人及药厂图广告单、价目表

民国陈李济“附子理中丸”仿单

民国广州陈李济苏合丸、万应油广告单

集兰堂精制急救时症丸广告

民国粤港澳黄中璜药厂乌鸡白凤丸广告单

1953年同安泰参茸国药行广告单

梁财信联合总铺活血止痛跌打药丸说明书

广东保滋堂潘务庵活络丹说明书

民国太和堂黄祥华万应如意油仿单

民国二天堂药行万应二天油说明书

民国二天堂药房二天膏铁皮招牌

民国广芝馆万应如意油方形玻璃药瓶

民国广州广源堂双料参茸铁药盒

广州潘高寿联合制药厂川贝枇杷露广告

广东佛山联合制药厂保滋堂宁坤丸说明书

民国香港仍昌和中药材报价册

民国香港诚信隆昌记参茸行广告单

民国香港麦广记参茸行广告单

民国广东中医药专门学校徽章
民国广东中医药专科学校校徽（教工）
民国《广东中医药专科学校图书馆图书目录》
1929年卢朋著编《广东中医药专门学校医学通论讲义》
民国冯瑞鎏编《广东中医药专门学校伤寒论讲义》
民国陈汝来辑《广东中医药专门学校病理学讲义》
民国陈汝来辑《广东中医药专门学校生理学讲义》
民国《广东中医药学校内科杂病学讲义》
民国卢朋著编《广东中医药专门学校药物学讲义》
民国周仲房编《广东中医药专门学校针灸学讲义》
民国管炎威编《广东中医药专门学校伤科讲义》
民国管霈民重订《广东中医药专门学校外科讲义》
民国冯守平纂《广东中医药专门学校无机化学讲本》
民国朱绍东编《广东中医药专科学校救护学讲义》
广东中医药专门学校第一届毕业纪念刊
广东中医药专门学校民二三年级毕业同学录
广东中医药专门学校第三届毕业同学肖像题名
1939年广东中医药专科学校学生毕业证书（谭广超）
广东中医药专门学校二十二年班毕业同学全体合影
1940年《广东光汉中医专科学校招生章程》
民国《光汉中医学校招日夜班男女生章程》
1932年、1933年广东光汉中医专门学校学生证（廖韶恺）
民国广东光汉中医学校告假单
民国《广东光汉中医学校讲义·难经》
民国梁翰芬编辑《广东光汉中医专门学校诊断学讲义》
民国《广东光汉中医学校讲义·伤寒门径》

民国卢朋著编《广东光汉中医专门学校讲义·本草学》

民国黄少禄编《广东光汉中医专门学校讲义·医学通论》

民国管炎威编《广东光汉中医专门学校讲义·花柳科》

民国梁湘岩编辑《广东光汉中医专门学校讲义·病理学》

民国鞠日华选述《广东光汉中医学校讲义·脉学源流》

民国《光汉中医学校救护训练讲义·担架术》

民国梁国栋编《光汉中医学校救护训练讲义·战时卫生勤务》

民国光汉中医院留医证

1935年光汉医院处方用笺

1939年蔡简沛实习表（光汉中医专科学校）

1939年广东光汉中医专科学校第十一届毕业同学录

民国广东光汉中医专科学校香港分校用笺（选课表）

1935年广东光汉中医专门学校毕业证书（杨炳逢）

民国邓柏游编《汉兴国医学校讲义·伤寒论》

民国《汉兴中医学校讲义·金匮》（上册）

民国汉兴国医专科学校试稿（胡海天）

1931年伯坛中医学校员生合照

民国陈伯坛著《伯坛中医专校讲义·读过金匮卷十九》

民国陈伯坛著《伯坛中医学校讲义》第七册《麻痘蠡言》

民国李超甫著《中西脏腑讲义》

1938年岭南国医药专门学院毕业证书（黄惠琼）

民国《香港华南国医学院研究丙班同学录》

民国华南国医学院毕业证明书（梁永亨）

民国陈任枚编辑《广东中医药专门学校温病学讲义》

1927年陈任枚署、胡真著广东中医药专门学校丛书之一《脏腑药式》

民国卢朋著编《广东中医药专门学校方剂学讲义》

民国梁翰芬编辑《广东中医药专门学校诊断学讲义》

民国刘赤选编述《广东中医药专门学校温病学讲义》

民国管炎威编《广东中医药专门学校伤科讲义》

1926年《广东医药杂志》创刊号

民国《广东中医药学校校刊》第四、第五、第九期

1934年《广东中医药专门学校第六届毕业纪念特刊》

民国《杏林医学月报》第76、第77、第87期及百期纪念刊

1932年《医林一谔》

民国《克明医刊》创刊号、第一卷第六期、第二卷第三期

民国《光汉校刊》第一期（创刊号）

1933年《光汉医学》第七期

1931年《广东光汉医药月刊》第四期

1937年《光芒》第二十八期

赵思兢编《广东中医药专科学校药物学讲义下编炼制药物》

1989年广州中医学院研究生毕业论文（马宪民　导师：邓铁涛等）

1958年胡海天《祖国医学史》备课手稿

1988年罗元恺主编、人民卫生出版社出版《中医妇科学》

1960年广州中医学院喉科教研组编中医学院试用教材《中医喉科学讲义》

1965年北京、上海、广州中医学院合编中医学院试用教材《外科学讲义》

1970年中山医学院、广东中医学院革命委员会教材编写组编《内儿科学讲义试用教材》

1970年广州中医学院革命委员会教育革命组编《西医学习中医班教材（试用本）（上册）》

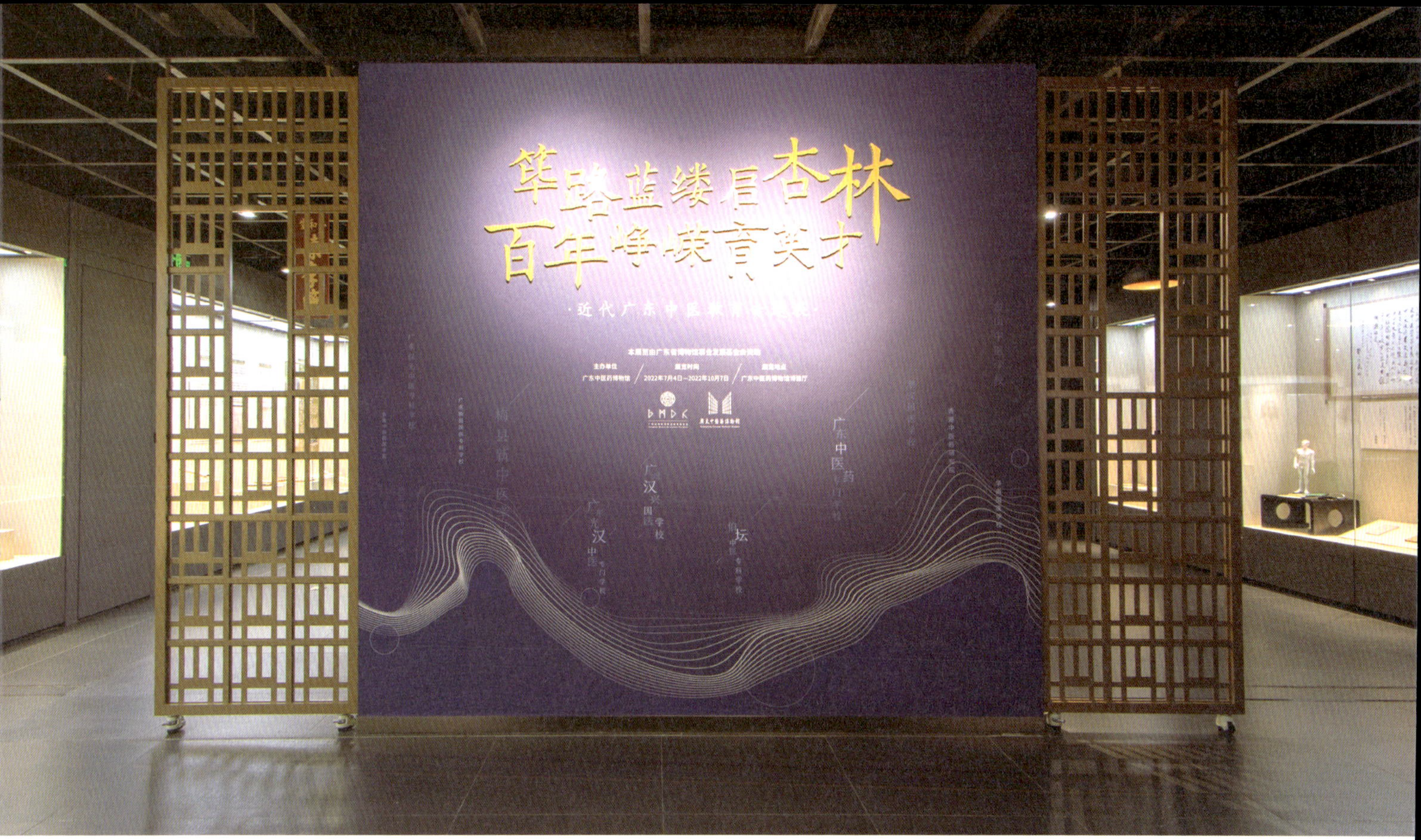
筚路蓝缕启杏林
百年峥嵘育英才

展厅掠影

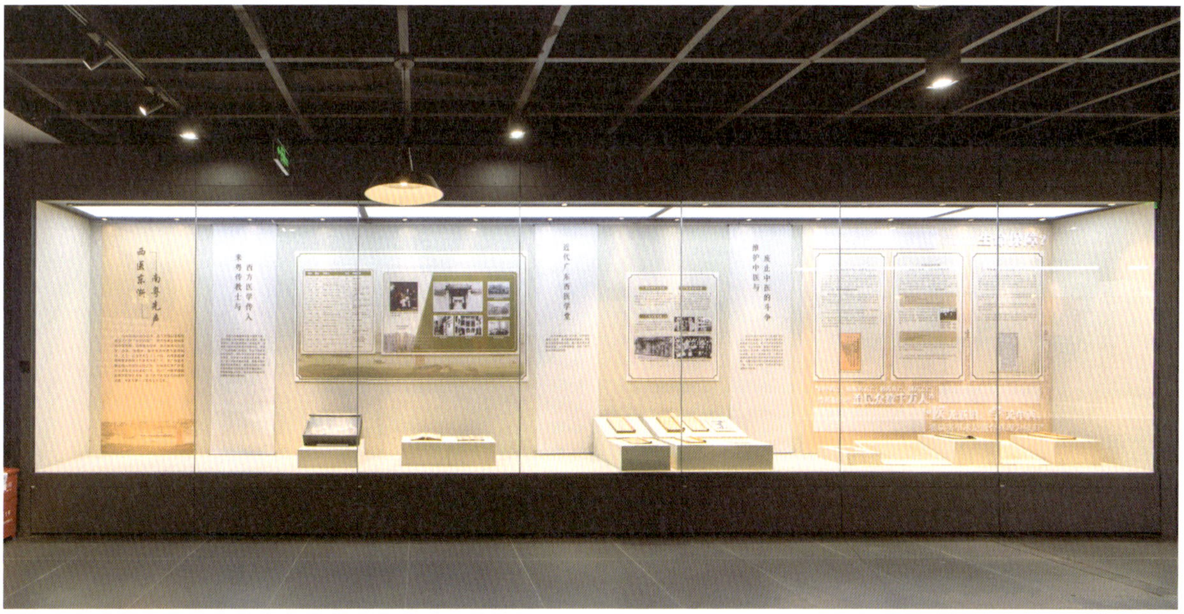

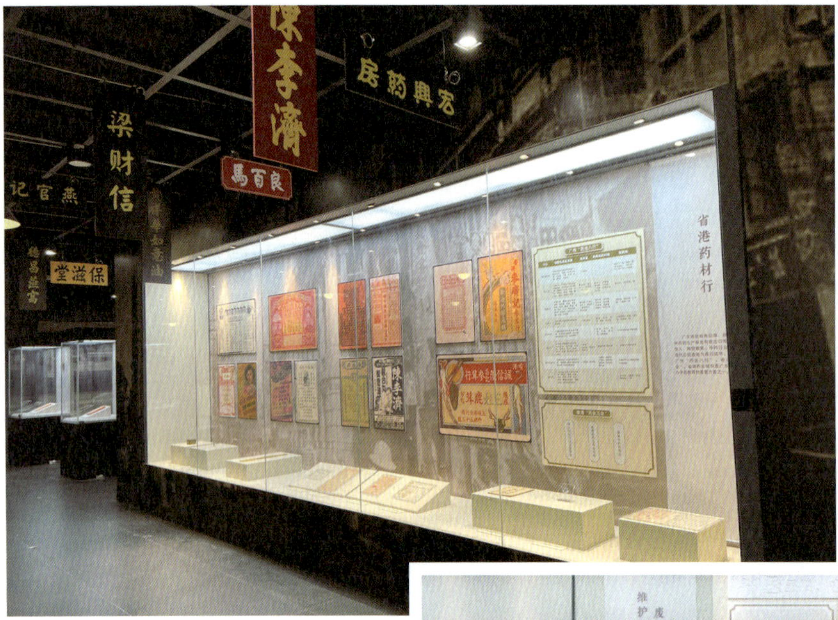
梁财信
馬百良
省港药材行

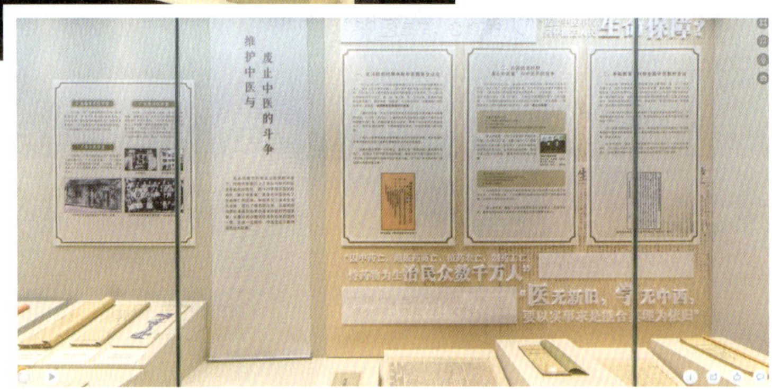
废止中医与维护中医的斗争

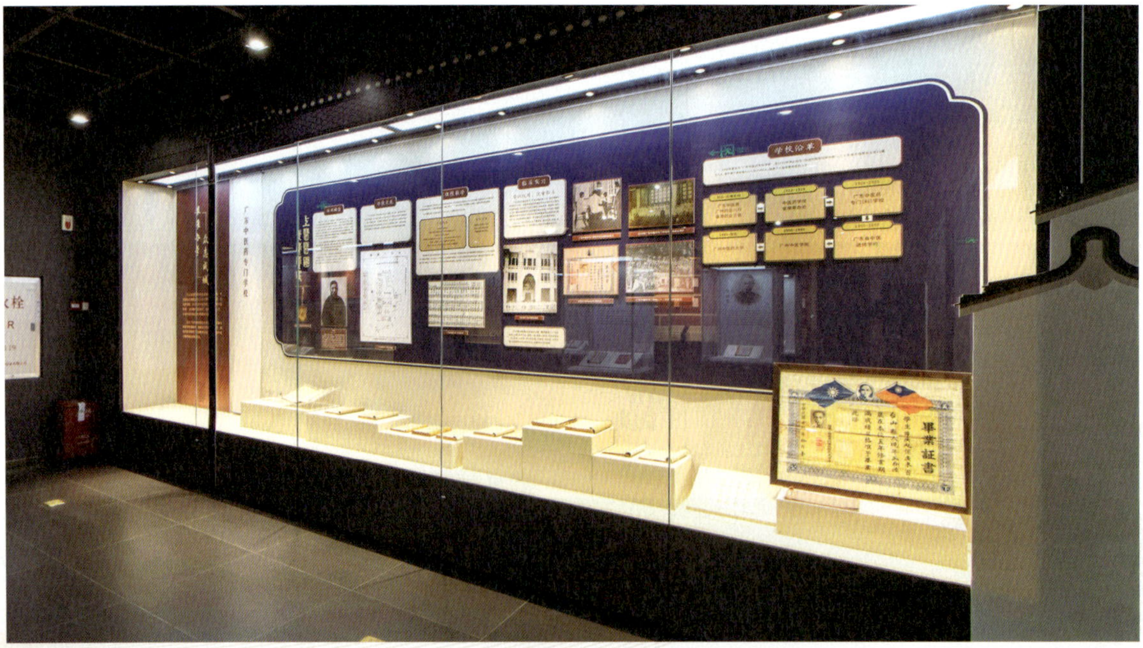
学校沿革
畢業証書

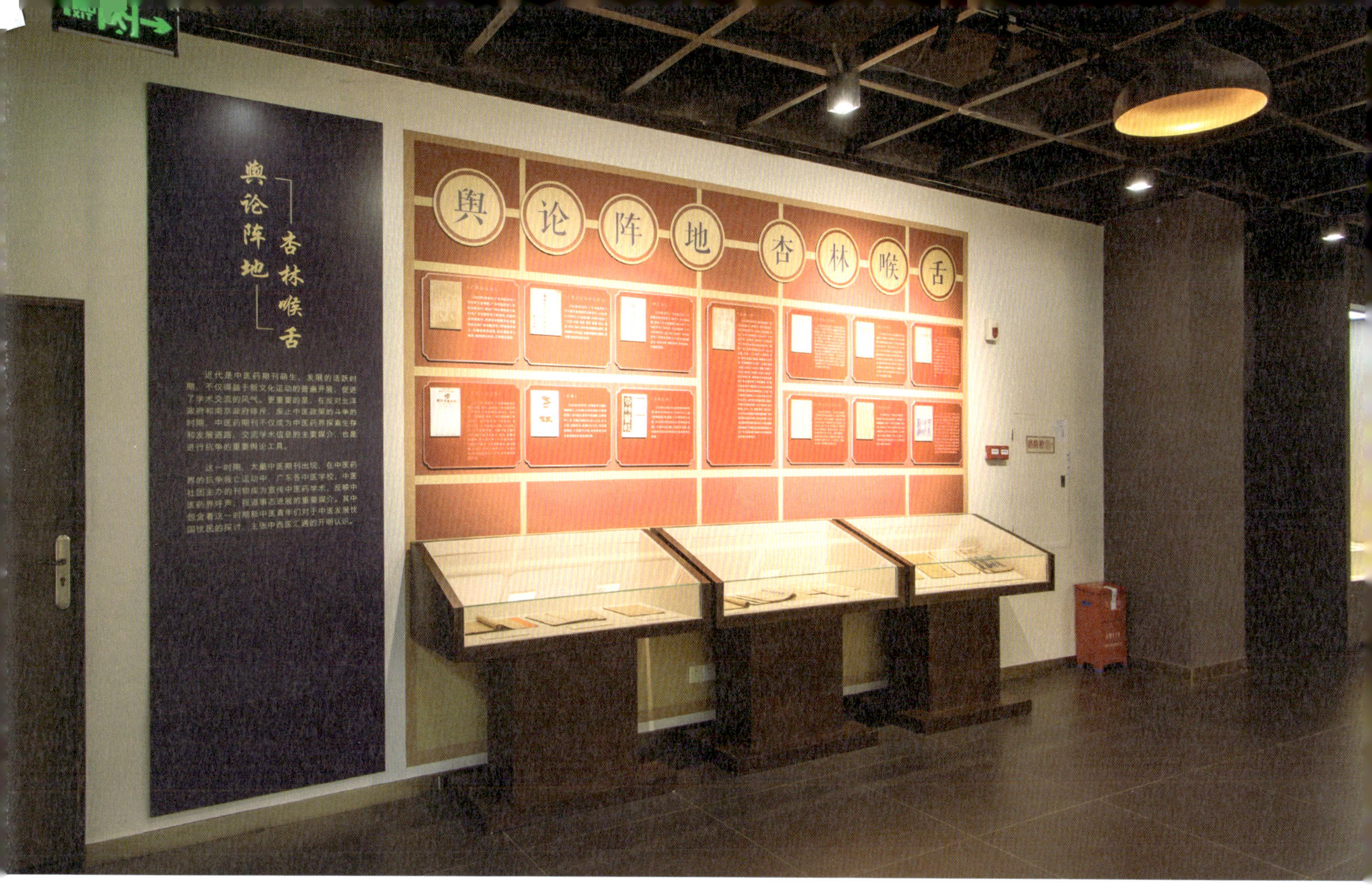
舆论阵地
杏林喉舌
舆论阵地
杏林喉舌
近代是中医药期刊萌生、发展的活跃时期，不仅得益于新文化运动的普遍开展，促进了学术交流的风气。更重要的是，在反对北洋政府和南京政府排斥、废止中医政策的斗争的时期，中医药期刊不仅成为中医药界探索生存和发展道路、交流学术信息的主要媒介，也是进行抗争的重要舆论工具。
这一时期，大量中医期刊出现，在中医药界的抗争救亡运动中，广东各中医学校、中医社团主办的刊物成为宣传中医药学术、反映中医药界呼声、报道事态进展的重要媒介。其中包含着这一时期新中医青年们对于中医发展忧国忧民的探讨，主张中西医汇通的开明认识。

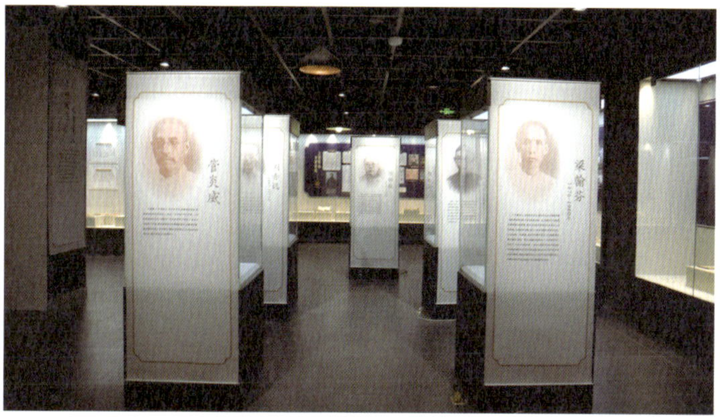

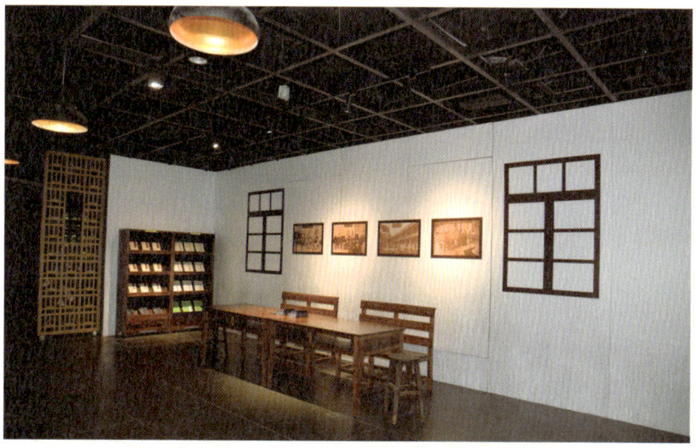

本书编委会

主　编：张永慧　蓝韶清　林　彬
副主编：张书河　杨　蔚　张秋镇
编　委：周红黎　薛暖珠　林　琦
摄　影：吴锐锋

展览团队

总体统筹：蓝韶清　张书河
执行策展：张永慧
文本校定：周红黎　薛暖珠
学术指导：陈凯佳
藏品管理：张永慧　林　琦
宣教推广：张秋镇　李娉婷　江启煜
展务后勤：林　蓉　洪媛媛　吴锐锋　黄妙连